全国高职高专药学类专业规划教材

中药炮制学

（第二版）

主　编　邵　芸
副主编　姜建辉
编　者（按姓氏汉语拼音排序）
段国峰（中国药科大学高等职业技术学院）
傅海珍（江苏大学药学院）
黄泉明（中国药科大学高等职业技术学院）
姜建辉（四川中医药高等专科学校）
邵　芸（中国药科大学高等职业技术学院）

科学出版社
北　京

内 容 简 介

本书是全国高职高专药学类专业规划教材之一,内容共分15章,重点论述了中药炮制的起源与发展,中药炮制与临床疗效,中药炮制的目的及对药物的影响,中药炮制的分类及辅料,炮制品的质量要求与贮藏保管,净选加工,饮片切制,炒法,炙法,煅法,蒸、煮、燀法,复制法,发酵、发芽法,制霜法,及其他制法等内容。注重实际运用,内容丰富。

本书可供全国高职高专中药学及药学类等专业学生使用,也可供药业从业人员及中医药爱好者自学和备考国家执业药师考试使用。

图书在版编目(CIP)数据

中药炮制学/邵芸主编. —2版. —北京:科学出版社,2009
全国高职高专药学类专业规划教材
ISBN 978-7-03-025961-5

Ⅰ. 中… Ⅱ. 邵… Ⅲ. 中药炮制学-高等学校:技术学校-教材 Ⅳ. R283

中国版本图书馆CIP数据核字(2009)第200732号

策划编辑:裴中惠/责任编辑:裴中惠/责任校对:陈玉凤
责任印制:徐晓晨/封面设计:黄　超

科 学 出 版 社 出版
北京东黄城根北街16号
邮政编码:100717
http://www.sciencep.com
北京虎彩文化传播有限公司 印刷
科学出版社发行　各地新华书店经销
*
2004年9月第　一　版　开本:787×1092　1/16
2009年12月第　二　版　印张:15 1/2
2018年7月第八次印刷　字数:359 000
定价: 39.80元
(如有印装质量问题,我社负责调换)

第二版前言

本教材是根据我国高等职业教育改革和发展的需要，以全面推进中药从业人员素质为目的，以《中华人民共和国药典》(2005 年版，一部)为指南，由各院校从事中药炮制学教学的一线骨干教师编写。

本教材立足改革，更新观念，力求突出中医药特色、高职特色和医药行业特色。全书分总论、各论共二篇。总论着重论述了中药炮制的基本理论、基本知识及基本技能；各论按药材的主要炮制方法分类，列举了中药饮片的处方用名、来源、炮制方法、成品性状、炮制作用、炮制研究、贮存等内容。全书各章节均设有学习目标、链接、小结、目标检测等内容，书后附有参考文献、中药炮制学教学基本要求、目标检测选择题参考答案。

在本书的编写过程中，引用的文献资料除本教材附主要参考文献外，还参考了与中药炮制学有关的期刊论文等，并得到了编者所在单位的领导和有关同志的支持和帮助，在此一并致谢。

由于编者水平有限，不足之处在所难免，敬请各院校师生及其他读者提出宝贵意见，以便进一步修改提高。

编　者

2009 年 9 月

第一版编写说明

本教材是根据我国高等职业教育改革和发展的需要，以2000年版《中国药典》为指南，由中国药科大学高等职业技术学院教师集体编写而成。本教材编写分工是：邵芸负责第1章到第7章内容的编写；陈春云负责第8章内容的编写；段国峰负责第9章内容的编写；黄泉明负责第10章到第15章内容的编写。

本教材立足改革，更新观念，力求突出中医药特色、高职特色和医药行业特色。全书分15章，第1~5章着重论述了中药炮制的概念、中药炮制的起源与发展、中药炮制与临床疗效的关系、中药炮制的目的意义、炮制对药材化学成分的影响、炮制法分类、炮制辅料、炮制品的质量要求与贮藏及中药材的净选、加工、切制等内容。第6~15章论述了药材的主要炮制方法，中药饮片的处方用名、来源、历史沿革、炮制方法、成品性状、性味归经、炮制作用、炮制研究、贮存等内容。

在本书的编写过程中，得到了各级领导的热情鼓励和支持，并得到了主审叶定江教授的大力支持和指导，在此一并致谢。

由于编者水平有限，不足之处难免，敬请各院校师生及其他读者在使用过程中提出宝贵意见，以便进一步修改提高。

编　者

2004年4月

目　　录

第1篇　总　　论

第2篇 各 论

第1篇 总 论

第1章 绪 论

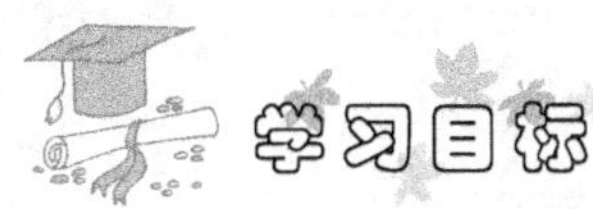

1. 掌握中药炮制与中药炮制学的基本概念
2. 理解中药炮制的有关法规以及现代科学研究的内容与途径
3. 了解中药炮制的起源和发展概况

第1节 概 述

一、中药炮制与中药炮制学

中医在临床用以治病的物质是中药饮片和成药制剂。绝大多数中药材经过炮制成饮片之后入药,这是中医临床用药的一个特点,也是中医药学的一大特色。中药炮制是根据中医药理论,按照医疗、调配、制剂的要求,依照辨证施治用药的需要和药物自身性质所采取的一项制药技术。历来有“炮炙”、“修事”、“修治”之称。炮炙最早的含义,是指用火烧、火烤加工的两种方法。这种方法用于制药、炮炙两字连用,就成为整个中药炮制的总称。这种称谓直到新中国成立以后,《中华人民共和国药典》*(1977年版)在“炮制通则”下分为“净制”、“切制”、“炮炙”三类。以后的《中国药典》(1985年版)和《中国药典》(1990年版)等就依照此法分类。现“炮制”一词成为中药炮制的总称。基于现代的中药炮制技术方法,早已超出只用火加工中药材的范围,故将古代的“炮炙”改称为“炮制”更为实用。“炮”代表各种与火有关的加工方法,“制”则更为广泛地包括了各种现代的加工技术。中药材的加工在业内还习称有“饮片加工”和“饮片炮制”两种。饮片加工通常指的是中药材净制后的切制加工程序;而饮片炮制则指的是药材切制后进行的蒸、炒、炙、煅、煮、浸等,用火制及水火共制等再行加工的技术。

现在中药炮制广义的概念包括净选加工、饮片切制、炮炙三个方面,狭义的概念仅指炮炙项。

中药炮制学是专门研究中药炮制理论、工艺、质量标准、炮制品的临床应用、历史沿革及其发展方向的学科。中药炮制是中医药理论在临床用药上的具体表现,是世界上独特的制药技

* 以后简称《中国药典》。

术，是保证饮片质量的关键，是一门既传统而又新兴的综合性的应用学科。中药炮制学的基本任务是遵循中医药理论体系，在继承中药传统炮制技术和理论的基础上，应用现代科学技术进行整理、研究、探讨炮制原理，改进炮制工艺和设备，制订饮片质量标准，提高中药饮片质量，同时应加强对中成药中药物炮制的研究，来保证医疗用药的安全和有效，从而逐步实现炮制学科的现代化。

发展前景

我国中医药有九个项目首次列入国家公布的非物质文化遗产代表名录。这九个项目是：中医生命与疾病认知方法、中医诊法、中药炮制技术、中医传统制剂方法、针灸、正骨疗法、同仁堂中医药文化、胡庆余堂中药文化及藏医药。中药炮制技术是我国非物质文化遗产中具有特色的重要部分，要继承并发扬光大。

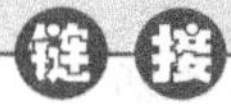

二、中药炮制学和其他学科的关系

中药炮制学是一门综合性的应用学科，与其他学科有着密切的联系。中药炮制学是在学习中医学基础、中药学、方剂学、药用植物学、分析化学、中药化学、中药鉴定学等课程基础上进行学习的一门学科。

缘由探究

医生处方中某种药材须用哪种炮制品才能保证临床疗效，这就需要具有中医学、中药学和方剂学的基础理论知识；又如要确认炮制品的质量优劣，就必须知道原药材的质量优劣，这就用到中药鉴定学的知识；在进行中药炮制的开发研究时，如何确定炮制前后有效成分的变化，这又需要分析化学、中药化学的知识。因此，学习本学科时，必须以其他课程作为基础，灵活运用各种知识与技能。

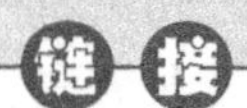

第2节　中药炮制的起源与发展

一、中药炮制的起源

中医药学是数千年来中华民族祖先在生活实践和同疾病抗争过程中的经验总结，中药炮制技术也是在此基础上创造发展积累起来的，它的出现是在具备如下条件的前提下产生的：①天然药物的发现和应用；②火的发现和利用；③酒的发明和应用；④陶器的发明和应用。

（一）天然药物的发现和应用

中药炮制起源于用药实践，是随着中药的发现和应用而产生的，其历史可追溯到原始社会。人类为了生存必须集体采猎、分享食物。由于人类的繁殖，鸟兽鱼之类不敷食用，则尝试草木之类充饥,因此,会误食某些有毒植物和动物,发生呕吐、泄泻、昏迷,甚至于死亡;而有时吃了食物之后却使上述情形减轻或消失。久而久之,他们将这种感性知识积累形成了最初的药物知识。随着医药技术的进步,为了更好地发挥药效作用,而后又将天然药物进行一定的采集加工。相传在我国黄帝时期(公元前5世纪)的《桐君采药录》中就记有将天然药物采来清洗、除去泥土杂质、劈开、打碎、用牙齿咬成碎粒或锉、捣为粗末的加工方法,进而这些简单加工技能逐步积累和发展成早期中药饮片炮制的"净洗法"和"切捣法"。这便是中药炮制的萌芽(净制、切制)。

(二) 火的发现和利用

人类从控制、利用、保存天然火种到逐步学会了人工取火,是一大进步。我国古代早就有"钻木取火"的传说。有了火不但对于防御和进攻野兽具有重要作用,还可以用以排寒取暖、炮生为熟等。《韩非子·五蠹篇》载:"上古之世……民食果蓏蚌蛤,腥臊恶臭,而伤害腹胃,民多疾病。有圣人作钻燧取火,以化腥臊,而民悦之,使王天下,号之曰燧人氏。"《礼纬·含文嘉》明确指出:"燧人氏始钻木取火,炮生为熟,令人无腹疾,有异于禽兽。"这种制备熟食的方法被应用于处理药物,使其也有了生、熟之分,如炮、烧等,就形成了中药炮制的雏形(火制)。

(三) 酒的发明和应用

古代人们在采集食物时,注意到了野果的天然发酵。随着农业发展,出现了谷物造酒。考古发掘的资料证明,酒的发明与应用在我国非常久远,起源于旧石器时代,在新石器时代有所进展,而广泛应用于奴隶制社会时期。在新石器晚期的龙山文化,则发现有专用酒器,殷商文化中则发现更多的专用酒器,其中甲骨文中的"色其酒","色"就是指芳香的药酒,供祭祖用。《尚书·商书》记载了公元前13世纪的商帝武丁和他的大臣的对话:"若作酒酸,尔唯曲粟。"说明殷商时期就有酒曲,之后采用酒治病或制造药酒来治病的记载还有很多。酒的发明与应用,丰富了用药经验并被引用于炮制药物,充实了药物炮制的内容(辅料制)。

(四) 陶器的发明和应用

人类在长期利用火的过程中,对土壤的可塑性也有了感性的认识,这也为陶器的发明准备了条件。

> 制陶在我国新石器中期的仰韶文化时期已有相当水平,出现了小口尖底瓶、平底瓶、小口壶等盛水或盛酒的陶器。
>
> 链接

有了陶制的烹饪器、饮食器和贮存器,即可应用于液体食物的制备和饮料的贮放。这为早期中药炮制的蒸制法、煮制法、煅制法(陶制煅药罐)以及存放中药汤剂等创造了必要的工具条件。陶器的发明和应用,极大地丰富和拓展了炮制的内容。

二、中药炮制的发展

中药炮制是根据中医药学理论,在辨证施治的基础上逐渐形成的独特的中药加工技术,是中医用药特点所在,有悠久的历史和丰富的内容,它的发展经历了由浅到深、由简单到复杂的过程。通过整理中医药中有关中药炮制的文献,可以发现中药炮制的发展大致可分为四个时期:春秋战国至宋代(公元前722~公元1279年)是中药炮制技术的起始和形成时期;金元、明时期(1280~1644年)是炮制理论的形成时期;清代(1645~1911年)是炮制品种和技术的扩大应用时期;现代(1911年以后)是炮制振兴、发展时期。各个时期的炮制特点和主要文献如下:

(一) 春秋战国至宋代

1.春秋战国时期　在文字产生以前,人类大量的用药实践靠口耳相传,一代一代的保存下来。汉代以前,古文献中所记载的都是比较简单的炮制内容。

《五十二病方》是我国现存较早的医方书,大约成书于春秋战国时代,是最早有炮制内容记载的医方书,书中包括了净制、切制、水制、火制、水火共制等炮制内容,并记载有药物具体的操作方法。

《黄帝内经》约为战国至秦汉时代的著作,其中涉及炮制的记载有《寿夭刚柔篇》论作药酒时,将药材"㕮咀"(后世为饮片),这是较为原始的粉碎方法。在《灵枢经·邪客》中"秫米半夏汤"治疗"邪气客人"的记载。"治半夏",即为修治过的半夏。《素问·缪刺论》中所说的"角发"、"燔治"即是最早的炭药"血余炭"。

2.汉代　到了汉代,中药炮制技术已有了较大发展。对中药炮制的目的、原则已初步确立,并出现了大量的炮制方法和炮制品。我国第一部药学专著《神农本草经》在纪元前后问世,它总结了汉代以前的药物知识。序录载:"凡此七情,合和视之……若有毒宜制,可用相畏相杀者,不尔勿合用也。"这是当时对有毒药物炮制方法与机制的解释。书中还指出:"药有酸咸甘苦辛五味,又有寒热温凉四气,及有毒无毒,阴干曝干,采造时月,生熟,土地所出,真伪新陈,并各有法。"这里所说的阴干曝干是指产地加工,并已经开始注意生品与熟品之间的差别。而此书有关各药炮制的内容很少。

在炼丹术的推动下,当时矿物药的炮制也取得了很大的成就。提出了"丹砂能化汞,矾石炼饵服之,石胆能化铁为铜",说明通过炮制可以改变其药性。

我国第一部临床医学专著是汉代张仲景的《伤寒杂病论》,原著已散失,经后世分辑为《伤寒论》和《金匮要略》,而《金匮玉函经》是《伤寒论》不同体裁的辑本。两书中炮制的记载,多在药物品名下脚注中,已有70种之多,与药物配伍、剂型、煎法、服用相联系。如抵当汤:"水蛭三十个,熬;虻虫十三个,去翅足,熬;桃仁二十枚,去皮尖;大黄三两,酒浸"。对毒剧药应用更谨慎,用法也很有分寸。如"附子炮去皮,破八片";"巴豆去皮心,熬黑、研如脂"。其中,有些炮制方法已趋成熟。对制药火候提出"烧、炼、熬"三者不同。

3.两晋、南北朝　东晋葛洪的《肘后备急方》成书于动乱年代,为解百姓之苦,多采用简便易得之药,如大蒜、姜、灶下黄土、墨、鸡鸭等禽畜及其血、粪等。记载的炮制内容有烧为末、烧灰、熬、炒焦等,如桑白皮烧为灰,干漆熬烟绝等。其中烧制品的品种大有增加,达24种以上,这可能与后世所沿用的炭药有一定关系。在"诸药毒救解方"中,曾提到生姜汁解半夏毒,大豆汁解附子毒,常山、牛膝酒渍服,为后世用姜制半夏,豆腐、黑豆制附子,酒制常山、牛膝这些炮制方法提供了依据。而且,这时对辅料质量要求严格,如酒炒多用糯米甜酒、酒蒸用封缸酒、酒洗用白酒;醋制用陈年米醋;蜜炙用橙花蜜汁;米炒用糙米;土炒用灶心土等。

梁代陶弘景所著的《本草经集注》是我国第二部中药专著,载药730味,它在"合药分剂料制法"中,第一次将各类药材的炮制法加以归纳,已较系统地提出制造成药的需要,对原药材的纯度、炮制等均有一定的要求,并按不同的要求,逐条加以讨论,说明了部分炮制作用。如"凡汤中用完物皆擘破”;“凡汤酒膏中用诸石,皆细捣之如粟米”;“凡丸散中用阿胶,炙至通体沸起,燥乃可捣,有不沸处,更炙之”;并将“㕮咀”改为细切等,这些都为中药材炮制技术的推广提供了依据。

南北朝刘宋时代,雷敩所著的《雷公炮炙论》三卷,总结了当时炮制学的成就。它是我国医学史上最早的药物炮制专著。书中载药300种,涉及内容广泛。

药物净制方面有挑拣、刷、刮、削、揩、拭,药物切制方面有劈、剥、刮、切、挞、捣、捣筛、碾、研、磨、飞,以及蒸、煮、炒、炙、焙、炮、煅、浸、飞等十几种炮制方法(其中,蒸法分清蒸、酒浸蒸、药汁蒸,煮法分醋煮、酒煮、盐水煮、甘草水煮、生姜汁煮、乌豆汁煮、浆水煮,炙法分蜜炙、酥蜜炙、酥炙、猪脂炙、羊脂炙、药汁涂炙,浸法分水浸、盐水浸、蜜水浸、米泔水浸、乌豆水浸、浆水浸、牛乳浸、药汁浸、酒浸、醋浸等,炒法分清炒、麸炒、米炒、酒炒、黄精汁炒,所用药汁有甘草汁、生姜汁、黄精汁、枸杞汁、百部汁等)。

链接

本书对炮制的作用也做了较多的介绍,如“……用此沸了水飞过白垩,免结涩人肠也”。该书中许多炮制方法具有科学道理,对后世中药炮制的发展有较大的影响。本书开创了很多炮制方法,“当归止血、破血、头尾效各不同”及“心痛欲死,速觅延胡”等,这是当归分头尾和延胡索止痛作用的最早记载。关于巴豆减毒记载为“凡修事巴豆,敲碎,以麻油并酒可煮巴豆了,研膏后用”。巴豆为剧毒药,经过上述处理后,部分巴豆油溶于麻油中,减轻了巴豆的烈性,现代研究也证明此方法能使巴豆中具有溶血作用和引起组织坏死的毒性蛋白质(巴豆毒素)变性而减毒。又如:矿物药石钟乳用水飞使其纯净、极细;对挥发性药物茵陈,指出“勿令犯火”;白芍需用“竹刀刮上粗皮”;知母、没食子“勿令犯铁器”;“远志去心用甘草汤浸一宿,曝干或炒干用”等,都具有一定的科学道理,至今在中药炮制实际操作中仍有指导意义。

4.唐代 在炮制原则系统化和炮制新方法方面有较详细的记载。孙思邈所著的《备急千金要方》是我国最早的临床实用百科全书,其内容包括医方、医理、本草、针灸等方面的知识,可谓唐代现存的较全面的医方书。书中对炮制技术有了较详细的记载,并将炮制方法归纳在“和合篇”中加以讨论。全书提到炮制品种达170多种,在炮制技术上有了新的发展,并指出:临床用药“有须烧炼炮炙,生熟有定,一如后法,顺方者福,逆之者殃。”指出了炮制的重要性。

《新修本草》又称《唐本草》,是唐代官府组织苏敬等22名医官修订的世界上最早的药典。全书54卷,载药844种,它将炮制内容列为法定内容并收载了很多炮制方法。除了煨、煅、燔、炒、蒸、煮等外,还记有作蘖、作曲、作豉、作大豆黄卷、芒硝提净等法。它对矿物药的炮制方法也有较为详尽的记载,炮制内容更加丰富。

5.宋代 炮制方法有很大改进,炮制目的多样化,开始进入了从减少副作用到增加和改变疗效,从汤剂饮片的炮制到同时重视成药饮片炮制的崭新阶段。

宋朝颁行的《太平惠民和剂局方》,是我国第一部成药制剂规范,它强调“凡有修合,依法炮制……”并在附录“指南总论”中有“论炮炙三品药石类例”,专门讨论炮制技术,收录了185种中药的炮制方法和要求,并逐渐注意到药物经炮制后性味功效的改变,如蒲黄“破血消肿即生使,补血、止血即炒用”,成为国家法定制药技术标准的重要组成部分,对保证药品质量起了很大的作用。

《经史证类备集本草》简称《证类本草》,为唐慎微所编撰,本书是集宋以前本草大成,全书共30卷，载药1746种，综合了《雷公炮炙论》、《千金方》、《日华子诸家本草》及《本草衍义》，集各家的记述，每种药物之后都附有炮制方法，为后世制药行业提供了药物炮制资料，是炮制方面有价值的参考书。

总之，春秋战国至宋代，炮制的原则、方法，适用品种已渐具规模，是炮制技术的起始和形成时期。

（二）金元、明时期

1.金元时期　出现了许多各具特色的医学流派及名医，"金元四大家"及王好古等均特别重视药物炮制前后的不同应用以及炮制辅料的作用，开始总结各类炮制作用，明代又进一步系统整理，逐渐形成了传统的炮制理论。

元代王好古在《汤液本草》中引李东垣"用药心法"有："黄芩、黄连、黄檗、知母，病在头面及手梢皮肤者，须用酒炒之，借酒力以上腾也；咽之下、脐之上，须酒洗之；在下生用。大凡生升熟降。大黄须煨，恐寒则损胃气。至于川乌、附子须炮，以制毒也。"再如"大黄酒浸入太阳经，酒洗入阳明经，余经不用酒"等。对乌头附子的炮制提出了"乌附，皆水浸，炮裂，多有外黄里白，劣性尚在，莫若趁热切作片子再炒。令表里皆黄……劣性皆去。"

张元素在《珍珠囊》中说白芍"酒浸行经，止中部腹痛。""木香行肝气，火煨用，可实大肠。"

葛可久在《十药神书》中首先提出炭药止血的理论："大抵血热则行，血冷则凝……见黑则止。"著名的"十灰散"就是该书的方剂之一，至今仍作为止血常用方剂应用于临床。

2.明代　对医药比较重视，其医药学方面的进步超过了以往任何时代。如在中药炮制技术方面有较大的进步，在炮制理论上也有显著的建树。

明朝朱棣等撰《普济方》，它是我国的最大一部方书，共收集61 739方，在六经药性中提到炮制内容有"当归身行血，尾止血，治上酒浸，治下酒洗"等。在方剂药品脚注均有炮制方法。

明张景岳撰《景岳全书》，其中"本草正"一篇提到214种药物性能及炮制方法，对炮制作用也有较详尽的说明。如黄芪"制以乳欲润其燥，炒以壁土欲助其固"，他还认为有些药物的治疗作用即是利用其毒性，如果炮制得毒性全无则性味皆失，对附子的认识就是如此。该书虽然论述不多，但其中有很多独特的观点，是研究古代炮制的重要材料。

明代陈嘉谟著《本草蒙筌》，本书对炮制方法有较系统的说明，后世炮制多以为据，该书在总论中多处涉及炮制内容，如"咀片分根梢"、"制造资水火"、"五用"、"修合条例"等。其中最有意义的就是"制造资水火"，第一次对炮制方法进行了很有意义的理论归纳，其为"水制"、"火制"、"水火共制"三法，这种分类法直到今天还使用。具体描述为："凡药制造，贵在适中，不及则功效难求，太过则气味反失，火制四，有煅有炮有炙有炒之不同，水制者三，或渍或泡或洗之弗等，水火共制若蒸若煮而有二焉，余外制虽多端总不离此，匪故弄巧各有意存。"对辅料炮制作用也有进一步认识："酒制升提，姜制发散，入盐走肾脏，仍仗软坚，用醋注肝经且资住痛，童便制除劣性降下，米泔制去燥性和中，乳制滋润回枯助生阴血，蜜制甘缓难化增益元阳，陈壁土制窃真气骤补中焦，麦麸皮制抑酷性勿伤上膈，乌头汤、甘草汤渍曝并解毒致令平和，羊酥油、猪脂油涂烧，咸渗骨容易脆断，有剜去瓤免胀，有抽去心除烦……"第一次系统概括了辅料炮制的原则。在炮制技术上特别值得提出的是"五倍子"条下所载的"百药煎"的制备方法，实际上就是没食子酸的制法，比瑞典药学家舍勒制备没食子酸早200多年。

明代李时珍的《本草纲目》是一部划时代的药学巨著。其载药1892种，其中有330味列有"修治"专目。在"修治"专目中，综述了前代炮制经验，载有李时珍本人炮制经验或见解的就有144条。如木香、高良姜、茺蔚子、枫香脂、樟脑等的炮制方法就是李时珍个人的经验记载。全书记载炮制方法近 20 类,有水制、火制、水火共制、加辅料制、制霜、制曲等法。其中,半夏、天南星、胆南星等的炮制方法,至今仍沿用。他在炮制方面多有发明,如石膏,古法打碎如豆大,绢包入汤煮之,近人因其性寒,火煅过用,或糖拌炒用;白芍,今人多生用,唯避中寒者以酒炒,入女子血药以醋炒耳……

李中梓所撰的《本草通玄》对炮制操作的注意事项、辅料制的目的、净选的目的做了精辟概括,指出:"制药贵得中,不及则无功,太过则伤性。……酒制升提,盐制润下,姜制温散,醋取收敛,……去穰者宽中,抽心者除烦。"

缪希雍所撰的《炮炙大法》是第二部炮制专著,较《雷公炮炙论》内容更为丰富。收载了 439 种药物的炮制方法,并将前人的炮制方法归纳为:炮、爁、煿、炙、煨、炒、煅、炼、制、度、飞、伏、镑、摋、
、曝、露十七种方法,即称雷公炮炙十七法。本书叙述了药物的产地、采集时间、优劣鉴别、炮制所用辅料、操作方法及药物贮藏等内容,并加入了很多新知识。正如作者所说的"自为阐发,以益前人所未逮"。

总之,金元、明时期,炮制技术有进步,是中药炮制理论的形成时期。

(三) 清代

清代多在明代的理论基础上增加炮制,并有专项记载炮制方法和作用,并对前人的炮制理论提出不同看法。

清代刘若金所著的《本草述》,收载有关炮制的药物 300 多种,记述药物的各种炮制方法、作用、目的,以及理论解释,内容丰富,经杨时泰修改删节为《本草述钩元》,使得原著的意旨更为明确易解。如黄芪"治痈疽生用,治肺气虚蜜炙用,治下虚盐水或蒸或炒用等"。生地黄"用姜汁拌炒,免致泥膈"。熟地黄"其性滞泥,得砂仁之香窜,乃能和五脏冲气,归宿丹田也"等。

张仲岩所著的《修事指南》,为清代炮制专书,收录药物 232 种,为我国第三部炮制专著。内容多来源于《证类本草》和《本草纲目》等前人的著作,张氏做了进一步的归纳、整理,它较为系统地叙述了各种炮制方法,认为炮制在中医药学中非常重要,指出:"炮制不明,药性不确,则汤方无准而病证无验也。"在炮制理论上也有所发挥,如提出:"吴茱萸汁制抑苦寒而扶胃气,猪胆汁制泻胆火而达木郁,牛胆汁制去燥烈而清润,秋石制抑阳而养阴,枸杞汤制抑阴而养阳……炙者取中和之性,炒者取芳香之性……"

赵学敏的《本草纲目拾遗》是清代颇有影响的本草著作,除记载当时很多炮制方法外,还特别记载相当数量的炭药,并在张仲景"烧灰存性"的基础上明确提出"烧炭存性"的要求。炭药的炮制与应用,在清代有相当大的发展,很有特色。

总之,清代对某些炮制作用有所发挥,炮制品有所增多,是炮制品种和技术进一步扩大应用时期。

(四) 现代

新中国成立以后,党和政府十分关心和重视中药炮制的整理和研究,中药炮制学才真正成为一门专属学科。

在继承方面,《中国药典》(1963~2005 年版)都有中药炮制的内容,附有中药炮制通则,都对辅料及各种药物的炮制方法做了明确的规定。各地卫生行政部门,又陆续以地方法规的形式,编订并颁行了地方一级的《中药炮制规范》,1988 年卫生部药政管理局组织编订出版了《全国中药炮制规范》。另外还相继出版了一些炮制专著,如中国中医科学院和卫生部药品生物制品检定所于 1965 年合编并出版了《中药炮炙经验集成》,较全面地总结了传统的中药炮制技术;

20世纪60年代开始，中国中医科学院中药研究所等单位在国家的支持下，摘录汉代至清代167部古代中医药书籍中的炮制资料，辑成的《历代中药炮制资料辑要》；20世纪80年代中期，科技人员又在此基础上，整理成《历代中药炮制法汇典》（古代部分），并将包括《中国药典》在内的30部炮制规范资料，编辑成《历代中药炮制法汇典》（现代部分）出版。

在教学方面，20世纪50年代后期以来，在党和政府的大力支持下，成都、河南、北京、南京等4家中医药院校相继创办了中药专业。20世纪70年代初期，又有近20家中医药院校开办了中药专业教育。20世纪80年代以来，各地中医药院校在中药专业本科教育的基础上，逐渐建立了中药专业的硕士研究生、博士研究生和博士后完整的研究生教育体系。目前，全国各中医药院校的中药专业都设有中药炮制学课程，中药炮制学被列为专业课，制订了教学大纲，编订出版了一系列的教材。

在“七五”、“八五”、“九五”期间，中药炮制研究被列入国家攻关项目，先后完成了芫花、马钱子、白附子、肉豆蔻、栀子、棕榈炭、朱砂、雄黄、何首乌、白芍、草乌、半夏、附子等60余种中药饮片炮制工艺及质量的研究，在中药炮制历史沿革、工艺方法筛选优化、饮片质量标准、炮制基本原理等方面都取得了很大的进展，并产生了较好的经济效益和社会效益。“十五”国家科技攻关计划又将川芎、巴戟天、千金子、大戟等80个品种列入攻关项目，开展中药饮片炮制规范化研究，实行中药饮片批准文号管理，使中药炮制这门学科日趋完善。

第3节　有关中药炮制的法规

2001年12月1日施行的修订后的《中华人民共和国药品管理法》，是目前药品生产、使用、检验的基本法律。其中，第2章《药品生产企业管理》中第十条明确规定：“中药饮片必须按照国家药品标准炮制；国家药品标准没有规定的，必须按照省、自治区、直辖市人民政府药品监督管理部门制定的炮制规范炮制。省、自治区、直辖市人民政府药品监督管理部门制定的炮制规范应报国务院药品监督管理部门备案。”这便是中药炮制所必须遵守的法规。

一、国家级药物炮制质量标准

自《中国药典》（1963年版，一部）开始收载中药及中药炮制品，正文中规定了饮片生产的工艺流程、成品性状、用法、用量等；附录设有“中药炮制通则”专篇，规定了各种炮制方法的含义、具有共性的操作方法及质量要求，是属于国家级的药物炮制质量标准。

《中国药典》（2005年版）经国家食品药品监督管理局批准颁布实施，为新中国成立以来的第八版药典。

二、省、部（局）级药物炮制质量标准

1994年，国家中医药管理局颁发了关于“中药饮片质量标准通则（试行）”的通知，规定了饮片的性状、净度、片型、水分标准等，是属于部级的质量标准。

1988年，卫生部药政局组织编订出版了《全国中药炮制规范》，为部级中药饮片炮制标准（暂行）。共收载常用中药554种及其不同规格的炮制品（饮片）。该书主要精选全国各省（市）、自治区现行实用的炮制品及其最合适的炮制工艺，以及相适应的质量要求，附录中收录了“中药炮制通则”及“全国中药炮制法概况表”等。对于继承传统炮制经验，统一全国的炮制方法，实行饮片质量管理奠定了良好的基础。

中药炮制经验的流传发展除了靠医药书中的文字记载之外,还有不同的流派和地区间的差异,因此,有些炮制工艺还不能全国统一,为了保留地方特色,各省(市)先后都制订了适合本地的炮制质量标准,而且随时间的不断推移,启用最新的版本作为中药炮制的法律性文件。如1994年浙江省卫生厅颁发的《浙江省中药炮制规范》使用13年后,于2007年1月启用浙江省食品药品监督管理局颁发的《浙江省中药炮制规范》(2005年版),作为浙江省中药生产经营、管理、使用、质量检验所依据的法定技术标准;《江苏省中药饮片炮制规范》(2002年版,江苏省药品监督管理局编著)等。这类标准应与最新版的《中国药典》和《全国中药炮制规范》相一致,如有不同之处,应执行最新版的《中国药典》和《全国中药炮制规范》等国家级及部(局)级的有关规定。

小结

本章讲述了中药炮制与中药炮制学的定义,通过对历史的回顾更确切地掌握内涵,叙述了中药炮制学这门学科与其他中药专业学科之间的关系,明确中药炮制学的基本任务。

通过中药的发现、火的发现和利用、食物中辅料酒的运用、陶器的发明来阐述中药炮制的起源;按照时间顺序将中药炮制的发展分为中药炮制技术的起始和形成时期(春秋战国至宋代)、炮制理论的形成时期(金元及明时期)、炮制品种和技术的扩大应用时期(清代)、炮制振兴、发展时期(现代),并介绍各时期有关中药炮制的相关文献及现代中药炮制的研究方向。介绍有关中药炮制的国家级及省、部(局)级法规,以此作为中药炮制必须遵守的法律基础。

目标检测

一、名词解释

1. 中药炮制　　2. 中药炮制学

二、填空题

1. 中药炮制是随着________的发现和应用而产生的,其历史可追溯到________。
2. 中药材必须经过________才能入药。

三、选择题

(一) A型题

1. 第一部成药制剂规范是　(　)
   A.《备急千金要方》　B.《炮制大法》
   C.《雷公炮炙论》　D.《太平惠民和剂局方》
2. 提出"雷公炮制十七法"的是　(　)
   A.陈嘉谟　B.缪希雍
   C. 李时珍　D.雷敩

3. “凡药制造，贵在(　　)，不及则功效难求，太过则气味反失。”

A. 适中　　B. 炮制

C. 研究　　D. 辨证施治

4. “……若有毒宜制，可用相畏相杀者，不尔勿合用也……”取自　(　　)

A.《五十二病方》　　B.《黄帝内经》

C.《神农本草经》　　D.《雷公炮炙论》

(二)B 型题

A. 金元、明时期　　B. 现代

C. 春秋战国至宋代　　D. 清代

5. 中药炮制技术的起始和形成时期　(　　)

6. 中药炮制理论形成时期为　(　　)

7. 中药炮制品种和技术的扩大应用时期为　(　　)

8. 炮制振兴、发展时期　(　　)

A.《修事指南》　　B.《炮炙大法》

C.《雷公炮炙论》　　D.《五十二病方》

9. 我国医学史上最早的药物炮制专著　(　　)

10. 我国第二部炮制专著　(　　)

11. 我国第三部炮制专著　(　　)

12. 最早有炮制内容记载的医方书　(　　)

A. 修治　　B. 炮制

C. 制造　　D. 炮炙

E. 修事

13.《修事指南》中药物炮制称　(　　)

14.《炮炙大法》中药物炮制称　(　　)

15.《雷公炮炙论》中药物炮制称　(　　)

16.《本草蒙筌》中药物炮制称　(　　)

17.《本草纲目》中药物炮制称　(　　)

(三)X 型题

18. 狭义的中药炮制含义包括下列哪些项目　(　　)

A. 净制　　B. 切制

C. 炒法　　D. 制霜

E. 炙法

四、简答题

1. 叙述中药炮制技术出现的四个条件和发展的四个时期。

2. 今天中药炮制必须遵守的法规有哪些？

(邵　芸)

第 2 章　中药炮制与临床疗效

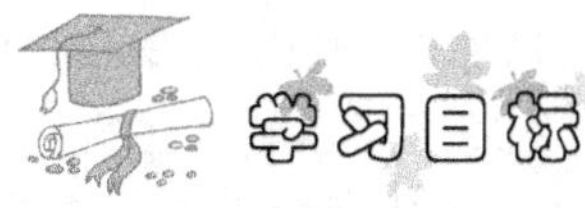

1. 掌握不同的中药炮制方法与临床疗效的关系及炮制对药性的影响
2. 理解传统的炮制原则
3. 了解中药炮制和中医临床用药之间的关系

第 1 节　炮制是中医临床用药的特点

中医临床诊治疾病，非常重视人体本身的统一性、完整性及其与自然界的相互关系；同时，也很注意患者的个体差异。从诊断到治疗整个过程中，都要考虑人体阴阳的盛衰、气血及脏腑的寒热虚实、外在环境及自身的生活起居对人体的影响，因此，辨证施治是中医治病的一大特色。但中药多源于自然界的植物、动物、矿物，药用部位含有一定的药用成分，也会带有一些非药用部分，并且不同的药用部位药效可能有异。这就是说，原药材在发挥治疗作用的同时，也可能出现一些不良反应，所以要保证用药“安全、有效”，就不得不对药物进行加工处理，通过炮制来调整药性，解毒纠偏，提高临床疗效。

知识点延伸

中药素有一药多效之能，这表明其一般含有多种有效成分，而治疗疾病多以复方为主，这就对药物提出了具体要求。选择药物有用的效能，舍弃无用的效能，发挥药物特定的疗效。因此，中药必须经过炮制，才能适应中医辨证施治、灵活用药的要求。所以，中医运用中药大多数是制成饮片配方，而炮制工艺是否恰当，将直接影响到临床疗效。

链接

第 2 节　中药炮制与临床疗效

中药炮制与临床疗效关系紧密。

历史回顾

宋代《太平圣惠方》就有“炮制失其体性，筛罗粗恶，分剂差殊，虽有疗疾之名，永无必愈之效，是以医者必须殷勤注意”。明代《本草蒙筌》又载：“凡药制造，贵在适中，不及则功效难求，太过则气味反失”。清代《修事指南》又载：“炮制不明，药性不确，则汤方无准，而病症不验也。”

结论：《太平圣惠方》表明炮制不合法度，就会失去固有的性能，达不到原有的治疗效果。《本草蒙筌》表明药物炮制应遵循一定的标准。《修事指南》指明炮制目的要明确。这些均说明了中药炮制与临床疗效密切相关。

链接

一、中药炮制方法与临床疗效的关系

（一）净制与临床疗效

中药来源复杂，种类繁多，同一来源的药材，因入药部位不同作用亦异。所以，必须通过包括挑拣、筛簸、剔挖、洗刷、碾轧、刮除、漂洗等一系列工艺，以除去泥沙杂质、霉败品及非药用部位，或分离其不同的药用部位。净制（又称净选）就是中药材的初加工过程。净制方法虽然比较简单，但可以提高药品质量，增加药物纯度，对药效的影响很大。因此，中药在用于临床之前，基本上都要经过净制处理，方能入药。从古至今，医药学家对中药的净制都非常重视。中药亦要求以净制后的“净药材”入药。

历史回顾

如刘宋时代《雷公炮炙论》在记述远志的炮制时说“凡使，先须去心，若不去心，服之令人闷。”唐代《新修本草》载：“用枇杷叶须火炙，以布拭去毛，毛射入肺，令咳不已”。宋代在论述人参去芦的理由时说：“采根用时，去其芦头，不去时吐人”。明代《医学入门》在叙述栀子不同药用部位的时效时提出了“用仁去心胸热，用皮去肌表热，寻常生用。”明代《本草纲目》亦云：“治上焦中焦连壳用，下焦去壳……”

结论：净制很重要，有些药材净制需除去非药用部分，有些药材需将不同药用部位分开，分别入药。

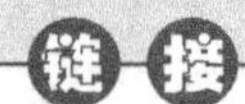

《中国药典》（2005年版）炮制通则将净制列为三大炮制方法之一。如麻黄茎具有发汗作用，而根具有敛汗作用，故麻黄要分开根和茎；紫苏叶发汗解表，茎理气安胎，果实降气宽中，所以将紫苏叶（苏叶）、茎（苏梗）和果实（苏子）区分开来；巴戟天的木心为非药用部分，且占的比例较大，若不除去，则用药剂量不准，因此须去心；山茱萸涩精止汗，但其核能滑精，须去核；远志散郁化痰，其心却令人烦闷，必须去心。有的原药材中还可能混有外形相似的其他有毒药物，如八角茴香中混入莽草，半夏中混入水半夏等，这些异物若不拣出，轻则中毒，重则造成死亡。上述药材均需通过净制来达到药用净度标准，才能更好地发挥药效。

（二）加工切制与临床疗效

切制是中药饮片的加工过程，饮片规格是根据药材自身的性质并结合临床需要而制成的。通过切制不仅可制成一定规格的片、段、丝、块等饮片，还可以进一步除去杂质。中药材切制的目的是为了有利于中药有效成分煎出、便于对中药进一步炮制及临床按剂量给药。

另外，药材在切制之前，须经过泡润等软化处理，使软硬适度，便于切制。此时，控制水处理的时间和吸水量就很关键。若浸泡时间过长，则吸水量过多，药材中的成分会大量流失，并给饮片的干燥带来困难。用蒸汽软化药材时，同样应控制温度和时间，以免有效成分被破坏。若切制时饮片不均匀，厚薄、长短、粒度相差太大，在煎煮过程中就会出现药用成分溶出不一；若需进一步加热炮制，还会出现受热不均，生熟不一，药效有异的情况。如调和营卫的桂枝汤，方中桂枝以气胜，白芍以味胜。若白芍切厚片，则煎煮时间不易控制。煎煮时间短，虽能全桂枝之气，却失白芍之味；若煎煮时间长，虽能取白芍之味，却失桂枝之气。方中桂枝、白芍均为主药，均切薄片，煎煮适当时间，即可达到气味共存的目的。

饮片切制后的干燥亦很重要，切制后的饮片因含水量高，若不及时干燥，就会发霉变质。如果选择的干燥方法或温度不当，也会造成有效成分损失，特别是含挥发性成分、黏液质含量较多的或对日光敏感的成分，尤其要注意避免有效成分的损失。

(三) 加热炮制与临床疗效

加热炮制又分为干热炮制及湿热炮制。

干热炮制，主要是用火加热。既是最早的炮制方法，也是最重要的手段之一，对药效有明显的影响。干热炮制的各种方法中以炒制和煅制应用最广泛。药物炒制，虽方法简便，但在提高疗效，抑制偏性和减少毒副作用方面都能收到很好的效果。许多中药炒制后，可产生不同程度的焦香气，收到启脾开胃的作用，如炒谷芽、炒麦芽、炒扁豆等。种子和细小果实类药物炒后不但有香气，而且其皮壳膨胀破裂，易于捣碎和煎出有效成分，如炒牛蒡子、炒王不留行等。作用较峻猛的药物炒后可缓和峻烈之性，如炒牵牛子。有些药材具有毒性，炒后可减毒，如砂炒马钱子、米炒斑蝥。苦寒药物易损脾阳，炒后可缓和苦寒之性，免伤脾阳，如炒栀子、炒槐花。温燥药物易耗气伤阴动火，炒后可缓和其辛燥之性，以免助热伤阴，如炒芥子。有异味的药物炒后可矫臭矫味，利于服用，如麸炒僵蚕、米炒斑蝥。另外，有些药物炒炭可增强或产生止血作用，如大蓟炭、小蓟炭。由此可见，中药采用清炒或加辅料炒等法处理，能从不同途径改变药效，以满足临床用药的不同要求。

煅制法常用于处理矿物药、动物甲壳及化石类药物，或者需要制炭的药物。煅制后可改变药材原有的性状，便于粉碎和煎出有效成分，提高药效或产生新的药效。如煅石膏、石决明、牡蛎及头发煅炭等。

此外，煨制、干馏等法对疗效也有明显影响。尤其是煨制后，药效常有明显的变化，如木香生品行气止痛作用明显，煨木香则专于实肠止泻；干馏法则常用于制造新药，如干馏蛋黄。

湿热炮制为水火共制的一类炮制方法。其特点是加热温度比较恒定，受热较均匀，因此较易控制火候，加热时间可根据需要灵活掌握。常用的有蒸法、煮法、燀法、提净法，部分复制药物也离不开蒸、煮的方法。湿热法炮制药物，若加热时间掌握不好，会降低或丧失疗效。如何首乌蒸制时间太短，服后可出现便溏或腹泻，甚至有轻微腹痛现象；桑螵蛸、天麻蒸的时间过长，则会“上水”，不但难干燥，且会降低疗效；川乌煮制时间太短，则达不到去毒效果；另外，煮法和燀法水量也很重要，若水过少或过多都会达不到炮制要求。

(四) 辅料(包括药汁)制药与临床疗效

历史回顾

用辅料制药起源甚早，春秋战国时期的《五十二病方》就有酒醋的记载。以后辅料种类逐渐增多，较系统地阐述辅料作用的首推明代陈嘉谟的《本草蒙筌》，但以明、清时期资料较多。明代《证治准绳》在论述黄柏的炮制作用时指出：“生用则降实火，熟用酒制则治上，盐制则治下，蜜制则治中而不伤。”清代《本经逢原》在论述香附各种炮制方法与疗效的关系时指出：“入血分补虚童便浸炒；调气盐水浸炒；行经络酒浸炒；消积聚醋浸炒；气血不调，胸膈不利，则四者兼制；肥盛多痰，姜汁浸炒；止崩漏血，便制炒黑；走表药中，则生用之。”

结论：不同辅料炮制药材后其适应证、作用部位等都会发生变化；中药加入不同辅料炮制，可符合不同的治疗要求。

链接

甘草生用性平,以泻火解毒、祛痰止咳为主,用在辛凉解表的银翘散、桑菊饮等方中;炙甘草性温味甘、以补中益气缓急止痛为主,用在补中益气汤、炙甘草汤中。麻黄有发汗散寒、宣肺平喘、利水消肿的功效。生用适于外感风寒的表证,长于发汗除表邪,经蜜炙后突出了润肺止咳作用。再如生大黄苦寒峻泻,易伤阴血败胃气,经酒炒或醋炒后泻下作用会显著降低,而大黄炭几乎无泻下作用,而收敛作用相对增强,有止血止泻的作用。

总之,不同的中药炮制手段或方法,对中药的临床疗效有密切的影响,应合理选择应用。

二、中药炮制与临床用药的关系

中药炮制与疾病表、里的关系:病有表里之别,药有升降敛散之殊。临床上,治疗表里病位不同的病证时,常常通过对药物进行炮制来强化复方的表里作用趋势,满足治表治里的需要。如干姜,本以温中散寒,兼而发汗见长,但通过煨制后,则消除了解表作用,而专于温中止呕,炒炭后,不仅发汗解表作用荡然无存,就连温中作用也明显降低,而专于止血;再如柴胡,原本是典型的发汗解表药,作用趋向于表,经过醋炒后,其发汗解表作用明显削弱,而引药入肝经的作用明显增强,作用趋向于里。由此可见,通过炮制可以改变药物的表里作用趋势,更好地满足疾病表里治疗的需要。

中药炮制与不同脏腑、不同部位疾病的关系:病有在肤、在腠、在经、在腑、在脏的层次区别,药物作用趋势有走表走里,入经入腑入脏之异。可以通过对药物进行炮制来治疗不同层次的病证。如清热燥湿药黄连,《本草纲目》谓其"生则上行走胸膈、熟则下行走肝肾、炒黑则入血分而止血……酒浸炒则行经络而祛瘀热、醋浸炒则消聚积,姜汁炒则化痰"。可见,通过炮制确能改变药物的作用部位,更好地满足不同层次、不同部位疾病的治疗需要。

中药炮制与疾病寒、热的关系:治疗寒热性质不同的病证时,常常需要通过对药物进行炮制来强化复方的温清作用特点,来满足治寒治热的需要。如天南星,原本性温有毒,用治寒痰和湿痰,用苦寒的胆汁炮制成胆南星后,其性偏凉,则适用于肺热多痰的证候。由此可见,通过炮制可以改变药物的寒热温凉性质特点,更好地满足寒热病证治疗的需要。

中药炮制与疾病虚、实的关系:治疗虚实性质不同的病证时,常常需要通过对药物进行炮制强化复方的补泻作用特点,来满足治虚治实的需要。如甘草,生用平而偏凉,能泻火毒,润肺止咳,经蜜制后,其性变温,功能则由泻而补,成为补脾益气的要药;再如生地,原本性寒,是典型的清热凉血之品,用酒浸加热蒸制成熟地后,则成为滋阴补血的代表性药物。由此可见,通过炮制可以改变药物的补泻功能特点,更好地满足疾病虚实治疗的需要。

中药炮制与患者体质、年龄的关系:治疗疾病时,除需要随证遣方外,还常常需要通过对药物进行炮制来针对不同个体特点作出不同选择。如麻黄,是典型的发汗解表作用较强的药,主要用于外感风寒,表实无汗之证,非体弱者及老幼所宜,制绒后其发汗力明显减弱;蜜制后刚燥之性得到抑制,更适用于老幼及体弱患者。再如大黄,是典型的苦寒峻下的药物,主治瘀热内结之证,经酒炒制后,寒性及峻下之力都明显减退,更适合用于脾胃虚弱患者。由此可见,通过炮制可以改变药物的刚柔特性,更好地满足患者不同体质的治疗需要。

第3节 传统的制药原则

清代徐灵胎在其《医学源流论》的制药论中提出:"凡物气厚力大者,无有不偏,偏者有利必有其害,欲取其利,而去其害,则用法以制之,则药性之偏者醇矣。其制之义又有不同,或以相反为制,或以相资为制,或以相恶为制,或以相畏为制,或以相喜为制;而制法又复不同,或制其形,或制其性，或制其味，或制其质”。

据此得知传统的制药原则是：相反为制，相资为制，相畏（或相杀）为制，相恶为制。其具体炮制方法为：制其形，制其性，制其味，制其质。

相反为制：是指用药性相对立的辅料（包括药物）来制约中药的偏性或改变药性。如用辛热升提的酒来炮制苦寒沉降的大黄，使药性转降为升。用辛热的吴茱萸炮制黄连，可杀其大寒之性，主散肝胆郁火。用咸寒润燥的盐水炮制益智仁，可缓和其温燥之性。

相资为制：是指用药性相似的辅料或某种炮制方法来增强药效。资，有资助的意思。如用辛热的酒炮制红花、川芎可加强活血祛瘀之功用；用苦温的醋酸制延胡索可增强行气止痛之功效；用甘平的蜂蜜分别炮制麻黄、甘草后能加强润肺止咳或补中益气之功用；用咸寒的盐水炮制苦寒的知母、黄柏可增强滋阴降火作用。

相畏（或相杀）为制：是指利用某种辅料来炮制药物，以制约该药物的毒副作用。如生姜能杀半夏、南星毒（即半夏、南星畏生姜），故用生姜来炮制半夏、南星；川乌性味辛苦热，有大毒，常用甘草并金银花水煮以缓其性，解其毒。

相恶为制：在中药配伍关系中“相恶”本指两种药物合用，一种药物能使另一种药物作用降低或功效丧失，属于配伍禁忌。引申至中药炮制学科指利用某种辅料或某种方法来减弱药物的烈性。如麸炒枳实可缓和其破气作用；米泔水制苍术可缓和苍术的燥性。

具体的制药方法为制其形、制其性、制其味、制其质。内容是指改变药物的外观形态和分开药用部位、改变药物的性能、调整中药的五味或矫正劣味、改变药物的性质或质地。

第 4 节　炮制对药性的影响

中药性能是用来认识和概括中药作用性质的理论，是在长期医疗实践过程中发展形成的一套体现中医药特色的理论体系，是以阴阳、脏腑、经络等学说为理论基础，以治则、治法为指导思想，并以药物的作用为依据加以认识、概括的药性理论。中药性能从不同角度概括了中药的多种特性，其内容主要有四气五味、升降浮沉、归经、毒性。而中药经过炮制，其性味、升降浮沉、归经、毒性都可能发生一定的变化。

一、炮制对四气五味的影响

四气五味是中药的基本性能之一。四气，又称四性，即指药物具有的寒、热、温、凉四种药性；五味是指辛、甘、酸、苦、咸五种药味。

历史回顾

《黄帝内经》最早明确提出四气，《神农本草经》补充了平性，反映药物影响人体寒热变化的作用性质；《神农本草经》载“药有酸、咸、甘、苦、辛五味”，《黄帝内经》则多出淡味，后世又增加涩味。五味始源于口尝味觉，是药物真实滋味的具体表示。《素问·脏气法时论》最早概括滋味与功能的关系，即“辛散、酸收、甘缓、苦坚、咸软”。随着用药经验的逐渐积累，采用了以功能类推定味的方法，反映药物补泻散敛等作用性质。

链接

性和味是一个不可分割的整体，不同的药物各有其不同的性能，不同的性和味相配合，就造成了药物作用的差异，既能反映某些药物的共性，又能反映各药物的个性，并且各有所偏，中医就是借助它的偏性来治疗阴阳偏胜偏衰的病变。中药常常通过炮制影响药物的性味，损其有余，扶其不足，从而达到调整药物治疗作用的目的。

炮制对性味的影响大致有三种情况：

（1）通过炮制纠正药物性味偏胜的情况。如黄连其性味太苦、太寒，能清热燥湿，清心除烦，泻火解毒。但黄连的苦、寒能伤胃阳，使胃气不足，影响和降，易产生食欲不振，消化不良。若将黄连与性味辛温的吴茱萸汁或姜汁炮制后用于以上病证时，则减低苦寒之性，即能清泻心火胃热，又能降逆止呕，即所谓以热制寒；补骨脂辛热而燥，易于伤阴，用咸寒润燥的盐炙后可缓和辛热温燥之性，即所谓以寒制热。这种逆着药物性味炮制的方法（辅料抑制偏性）称为"反制"。

（2）通过炮制，使药物的性味增强。如用胆汁炮制黄连，则是利用胆汁苦寒之性来加强黄连清热燥湿，泻火解毒的功效，所谓寒者益寒；以辛热的酒制仙茅，增强了仙茅的温肾壮阳作用，所谓热者益热，用于命门火衰，阴寒偏盛的阳痿精冷、宫寒不孕或寒湿痹痛。这种顺着药物性味炮制的方法（辅料起协同作用）称为"从制"。

（3）通过炮制，改变药物性味，扩大药物的用途。如生地甘寒，具有清热凉血、养阴生津作用，主清；制成熟地后，则转为甘温之品，具有滋阴补血的功效，主补。天南星辛温，善于燥湿化痰，祛风止痉；加胆汁制成胆南星，则性味转为苦凉，具有清热化痰、熄风定惊的功效。何首乌生用性平味苦涩，能解毒散结，滑肠致泻；而黑豆拌蒸炮制的首乌，性转温味转甘厚，可消除其滑肠致泻的作用，增强了滋阴补肾、养肝益血、乌须发的功能。

二、炮制对升降浮沉的影响

升降浮沉是指药物作用于机体的趋向，它与性味有密切的关系。一般而言，性温热、味辛甘的药，属阳，作用升浮；性寒凉、味酸苦咸的药，属阴，作用沉降。

历史回顾

明代《本草纲目》李时珍云："升者引之以咸寒，则沉而直达下焦；沉者引之以酒，则浮而上至巅顶。"强调了辅料的作用。清代《本草备要》云："气厚味薄者浮而升，味厚气薄者沉而降，气味俱厚者能浮能沉，气味俱薄者可升可降。"说明升降浮沉还与气味厚薄有关。

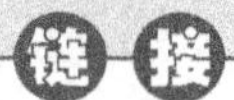

一般而言，辛甘辅料作用升浮，苦酸咸味辅料作用沉降。如辅料酒趋向升浮，盐趋向沉降，麦麸趋向守中。药材经辅料炮制后可改变作用趋向。如黄柏专清下焦热。经酒制后，作用向上，兼能清上焦头面之热，即所谓升浮。砂仁能行气开胃、化湿醒脾，作用于中焦，盐制后能下行而温肾，以治小便频数。因此，不难看出，辅料的升降浮沉可以改变药材的作用趋向。另外，有些具有双向性能的药物经炮制后可以改变其作用趋向。如莱菔子能升能降，生品以升为主，用于涌吐风痰；炒后则以降为主，长于降气化痰，消食除胀。由此可见，通过炮制可以改变药物的作用趋向。

三、炮制对归经的影响

归经是中药药性理论的重要组成部分，是指药物对机体某一或某些部位（脏腑或经络）的选择性作用，而对其他脏腑或经络的作用不明显或无作用。它是用以表示药物作用部位、作用范围的一种性能。

历史回顾

归经理论源始于《内经》"五入五走"。归经学说起于春秋秦汉，在金元时代基本确立，明清时代渐趋完善。

链接

如生姜能发汗解表，故入肺经，又能和胃止呕，故入胃经。中药炮制很多都是以归经理论作指导的，特别是用某些辅料炮制药物，如酒制入心经、醋制入肝经，蜜制入脾经、姜制入肺经，盐制入肾经等。很多中药都能归几经，可以治几个脏腑或经络的疾病。临床上为了使药物更准确地针对主证，作用于主脏，发挥其疗效，需通过炮制来达到目的。药物经炮制后，作用重点可以发生变化，对其中某一脏腑或经络的作用增强，而对其他脏腑或经络的作用相应地减弱，使其功效更加专一。如生地入心经清营凉血，制成熟地后则主入肾经，养血滋阴、益精补肾。

四、炮制对药物毒性的影响

"毒"的概念：

1.广义概念　泛指一切中药或中药的偏性。

(1) 与"药"通义。凡药皆毒，"毒药"在古代文献中常常是药物的总称，如《周礼·天官冢》上记载"医师掌医之政令，聚毒药以供医事。"可见，周代"毒"与"药"是不分的，"毒"的概念是广义的。药即是毒、毒即是药。

(2) 指中药的偏性。明代医家张景岳阐述："药以治病，因毒为能，所谓毒药，是以气味之有偏也……是凡可辟邪安正者，均可称之毒药，故曰毒药攻邪也。"

2.狭义概念　则指药性刚强、作用峻猛者。魏晋以后，毒药的含义逐渐衍变成专指那些药性强烈、服后容易出现毒副作用甚至致死的药物，如斑蝥、砒石等。隋·巢元方在《诸病源候论》中提到："凡药物云有毒及大毒者，皆能变化，于人为害，亦能杀人。"

"毒性"通常指药物对机体伤害的性能。毒性与药性是有区别的，但又是密切相关的。有的药物虽有较好的疗效，但因毒性或副作用太大，临床应用不安全，则需要通过炮制降低其毒性或副作用。常用的炮制方法有净制、水泡漂、水飞、加热、加辅料处理、去油制霜等。这些方法可以单独运用，也可以几种方法联合运用。如乌头属植物川乌、草乌等可采用水浸、水漂后蒸、煮或加入一定辅料(如生姜、豆腐、甘草等)蒸、煮等热处理1小时以上的方法，使其剧毒的乌头碱水解为乌头原碱，毒性大为降低；柏子仁具宁心安神、润肠通便等作用，如果用于宁心安神，就可通过去油制霜法炮制，消除滑肠致泻的副作用；肉豆蔻为涩肠止泻药，但含有大量的油质和部分毒素，可刺激胃肠而产生痉挛，炮制时用面裹煨可以去其油质和毒素；马钱子砂炒，半夏用饱和明矾水浸泡，斑蝥去头、足、翅后米炒，巴豆去油制霜，雄黄水飞等均可去毒。

知识点延伸

某些中药的毒性成分也是有效成分，因此，既要降低毒性又要保持疗效，这时一定要注意去毒与存效并重，不可偏废，并且应根据药物的性质和毒性表现，选用恰当的炮制方法；反之，可能会毒去效失，达不到用药要求。

链接

因为对中药毒与毒性的认识是不断深化、有所发展的，所以要加强临床监测工作并要多层次进行系统研究。

小结

本章讲述了中药炮制是中医临床用药的特点，中药炮制（净制、加工切制、加热炮制、辅料制）与临床疗效密切相关。

中药传统的制药原则为：相反为制，相资为制，相畏（或相杀）为制，相恶为制。可通过制其形、制其性、制其味、制其质来达到炮制要求。

中药炮制对药物的性能（四气五味、升降浮沉、归经、毒性）有一定的影响，可以改变药物的寒、热、温、凉四气及辛、甘、酸、苦、咸五味，可以改变药物作用的趋向及对机体某一部位（脏腑或经络）的选择性作用，并可以减毒存效。

目标检测

一、名词解释

1. 相反为制　2. 相资为制　3. 相畏（或相杀）为制　4. 相恶为制

二、填空题

1. ________必须经过炮制，才能适应中医辨证施治、灵活用药的要求。所以，中医运用中药大多数是制成________配方，而________是否恰当，将直接影响到临床疗效。

2.《中国药典》（2005 年版）炮制通则将________列为三大炮制方法之一。如麻黄茎具有________作用，而根具有________作用，故麻黄要分开根和茎。

3. 药材在切制之前，需经过软化处理。此时控制水处理的________和________就很关键。

三、选择题

（一）A 型题

1. 炮制后能改变药物作用趋向的药物组（　）

A. 黄芩、地黄　B. 黄柏、大黄

C. 黄连、延胡索　D. 半夏、南星

2. “或制其形，或制其性，或制其味，或制其质”由（　）提出。（　）

A. 李时珍　B. 孙思邈

C. 陈嘉谟　D. 徐灵胎

（二）B 型题

A.《医学入门》　B.《本草纲目》

C.《修事指南》　D.《太平圣惠方》

3. “炮制失其体性，筛罗粗恶，分剂差殊，虽有疗疾之名，永无必愈之效”见于（　）

4. “升者引以咸寒，则沉而直达下焦；沉者引之以酒，则浮而上至巅顶”见于（　）

5. “用仁去心胸热，用皮去肌表热，寻常生用”见于（　）

6. “炮制不明，药性不确，则汤方无准，而病证不验也。”见于（　）

A. 相反为制　　B. 相资为制

C. 相恶为制　　D. 相畏为制

7. 用药性相对立的辅料(包括药物)来制约中药的偏性或改变药性的称　(　　)

8. 用药性相似的辅料或某种炮制方法来增强药效的称　(　　)

9. 用某种辅料来炮制药物,以制约药物的毒副作用的称　(　　)

10. 用某种辅料或某种方法来减弱药物烈性的称　(　　)

四、简答题

1. “制其形、制其性、制其味、制其质”含义是什么?

2. 举例说明炮制对药性的影响。

(邵　芸)

第3章　中药炮制的目的及对药物的影响

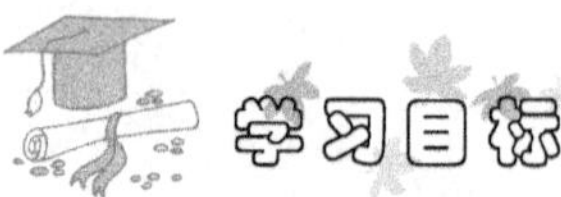

学习目标

1. 掌握中药炮制的目的及理论依据

2. 理解炮制对药物中生物碱、苷类、挥发油及鞣质等化学成分的理化性质的影响

3. 了解炮制对各类药物化学成分的影响规律

第1节　中药炮制的目的

中药材来源于自然界野生或人工栽培或养殖的植物、动物和矿物。在采收加工时,有的因质地坚硬、个体粗大,影响药效的发挥;有的因含有泥沙杂质、非药用部位,影响调配剂量的准确性;有的因具有一定的毒副作用,影响用药的安全性。所以,中药材一般不可直接用于临床,需要经过特定的炮制成为饮片以后才能应用。宋代颁行的《太平惠民和剂局方》中指出对药物要"依法炮制"、"修制合度"。明代陈嘉谟在《本草蒙筌》中论述:"凡药制造贵在适中,不及则功效难求,太过则气味反失"。中药成分复杂,疗效多样,因此,中药炮制的目的也是多方面的。往往一种炮制方法或者炮制一种药物,同时具有几方面的目的,这些虽有主次之分,但彼此之间又有密切的联系。一般认为,中药炮制的目的有以下九个方面。

一、降低或消除药物的毒性或副作用

有的药物虽有较好的疗效,但因毒性或副作用较大,临床应用不安全,通过炮制,可以降低其毒性或副作用。

炮制可降低药物的毒性。如古代对川乌的炮制,或浸渍,或漂洗,或清蒸,或单煮,或加入辅料共同蒸、煮。现经实验研究表明有一定的科学性。川乌的毒性成分主要是双酯型二萜类生物碱,性质不稳定,易水解,水解产物苯甲酰单酯碱和乌头原碱的毒性相对较小,在炮制工艺中,或漂洗,或蒸,或煮,能使其分解,从而达到"解毒"的目的。又如苍耳子、蓖麻子、相思子等一类含有毒性蛋白质的中药,经过加热炮制后,其中所含毒性蛋白因受热变性而达到降低毒性的目的。又如中药雄黄主要成分为As_2S_2,但同时亦含有游离砷及As_2O_3,长期服用易造成人体中毒,经水飞处理,氧化物As_2O_3(有毒)含量则显著下降,降低为原药材的1/5~1/3,且随着用水量增加而下降愈明显。另有些毒性药物炮制除降低毒性外,还可缓和药性,如甘遂、芫花醋炙,巴豆制霜均可缓和泻下作用。

炮制可降低药物的副作用。汉代张仲景在《金匮玉函经》中明确指出:麻黄"生则令人烦,汗出不可止"。说明麻黄生用有"烦"和"出汗不止"的副作用,用时"皆先煮数沸",便可除去其副作用;又如临床上遇到失眠、心神不安而又大便稀溏的患者,此时需用柏子仁宁心安神,但生柏子仁有滑肠通便的副作用,服后可使患者发生腹泻,此时可将柏子仁压去油脂制成柏子仁霜应用,以消除其致泻的副作用;另外,马兜铃蜜炙可减少恶心或呕吐的副作用;厚朴姜炙、黄精蒸制

可消除对咽喉的刺激性;鹅不食草炒制或蜜制可消除对胃的刺激性。

二、增强药物疗效

中药除了可以通过配伍来提高疗效外,还可以对中药进行炮制来达到该目的。能否将药物活性成分较好地从药材组织细胞内溶解释放出来,将直接关系到药效成分的生物利用度。而炮制可改变药物的质地,使其质地酥脆、易于粉碎、利于有效成分的煎出而提高疗效。如种子类药物炒黄,可使种子外皮爆裂,有效成分便于煎出,这就是现代"逢子必炒"的根据和用意。质地坚硬的矿物药、贝壳类药物煅制,易于粉碎和有效成分的煎出。如炉甘石($ZnCO_3$)煅后,氧化锌含量提高约13.3%~29.5%,从而增强了抗感染收涩作用。此外,还可借助辅料的作用增强疗效,如蜜炙款冬花、紫菀等,由于炼蜜有甘缓益脾、润肺止咳之功,作为辅料被应用后与药物起协同作用,从而增强了疗效。又如胆汁制南星能增强其镇痉作用,甘草制黄连可使黄连的抑菌效力提高5~6倍,羊脂炙淫羊藿可增强其治疗阳痿的效能,可见炮制能增强药物的疗效。

三、改变或缓和药物的性能

中医常以寒、热、温、凉(即"四气")和辛、甘、酸、苦、咸(即"五味")来表示中药的性能。性味偏盛的药物,临床应用时往往会给患者带来一定的副作用。如太寒伤阳,太热伤阴,过辛损津耗气,过甘生湿助满,过酸损齿伤筋,过苦伤胃耗液,过咸助痰湿。中医一方面可通过配伍的方法,另外,可用炮制的方法改变或缓和药物偏盛的性味,以达到改变药物作用的目的。

炮制可以改变药性。如天南星温燥之性强,且有毒,能燥湿化痰,治疗寒痰咳嗽等病证,但若治热痰咳嗽,其温燥毒性不为病情所需,则常用性味苦寒的猪胆汁炮制处理(即胆南星),其性变为寒凉而宜于热痰咳喘;又如生地黄,性寒,具清热、凉血、生津之功,常用于血热妄行引起的吐衄、斑疹、热病口渴等症。经蒸制成熟地黄后,其药性变温,能补血滋阴、养肝益肾,凡血虚阴亏,肝肾不足所致的眩晕,均可应用;又如甘草"生则泻火,炙则温中"。传统认为是生则性凉,故能泻火;熟则性温,故能补中。所以古代就有"补汤宜用熟,泻药不嫌生"之说。

炮制也可以缓和药性。如麻黄生用辛散解表作用较强,经蜜炙炮制后,其所含具辛散解表作用的挥发油含量减少,辛散作用缓和。且炼蜜可润燥,能与麻黄起协同作用,故而止咳平喘作用增强。后人常用炒制、蜜炙等炮制方法来缓和药性,并总结出"甘能缓"、"炒以缓其性"的规律。又如苍术、枳壳麸炒缓和燥性;黄连、大黄酒炙缓和苦寒之性;牛蒡子炒黄缓和寒滑之性等。

四、改变或增强药物作用的趋向

中医对药物作用的趋向是以升、降、浮、沉来表示的。疾病在病机和证候趋势上表现为向上:如咳嗽、呕吐、吐血等,向下:如泻痢、崩漏、遗精等,中药通过炮制,可以改变其作用趋向,来利用药物的升降浮沉的作用趋势来纠正机体功能的失调。例如,大黄苦寒,为纯阴之品,其性沉而不浮,其用是走而不守,经酒制后能引药上行,先升后降;黄柏禀性至阴,气薄味厚,主降,生品多用于下焦湿热,酒制可略减其苦寒之性,并借助酒的升腾作用,以清上焦之火,如上清丸中酒制黄柏的应用;莱菔子辛甘平,偏温,作用升浮。但为种子,质量沉降,生莱菔子涌吐风痰,升多于降;炒莱菔子降气化痰,消食除胀,降多于升。

五、改变药物作用的部位或增强对某部位的作用

中医对药物作用部位常以经络、脏腑来表示。所谓某药归某经,即表示该药对某些脏腑和经络有明显的治疗作用,而对其他脏腑和经络没有作用或作用不明显。很多药物归几经,如杏仁入肺经止咳平喘、入大肠经润肠通便。由于一药入多经,会使其作用分散,可通过加辅料炮制,加强对某经的作用。明陈嘉谟著《本草蒙筌》指出辅料的炮制作用:“……入盐走肾脏,仍仗软坚,用醋注肝经且资住痛,……”如柴胡、香附等醋制后引药入肝经治疗肝经疾病;小茴香、益智仁、橘核等盐制后引药入肾经治疗肾经疾病。

六、制备新药,扩大临床用药范围

某些药物用一些特殊工艺加工,使得药物改变原有性能,而产生新的治疗作用,从而扩大用药品种。例如,头发不生用,入药必需煅制成炭,煅后方具有止血化瘀作用;另外蛋黄经干馏成蛋黄油,具有清热解毒之功能;苦杏仁、赤小豆等经发酵成六神曲等,改变了原有性能,产生了新的治疗作用,扩大了临床用药范围。

七、改变药物性状,便于调剂和制剂

植物根、根茎、茎木、果实、全草等药材,经水制软化处理,切制成一定规格的片、丝、段、块后,便于进一步炮制和调剂时剂量的分取;而质地坚硬的矿物类、甲壳类及动物化石类药材很难粉碎,不利于药效成分的煎出,因此,必须经过炮制处理,使之质地酥脆而便于粉碎,并增加其药效成分的溶出,利于调剂和制剂。如砂烫醋淬穿山甲、龟甲、鳖甲,砂烫马钱子,蛤粉烫阿胶,煅代赭石、寒水石,煅淬自然铜等。

八、洁净药物,利于贮藏保管

中药在采收、运输、贮藏过程中常混有泥沙杂质,并有残留的非药用部位和霉败品,因此,必须经过严格的分离和洗刷,使其达到所规定的洁净度,以保证临床用药的卫生和剂量的准确。例如,根类药材去残茎、皮类药材去栓皮、昆虫类药物去头足翅等。有的药材来源于同一植物,但药用部分不同,作用不同,必须分开应用。如麻黄茎能发汗,麻黄根能止汗;莲子心清心热,而莲子肉健脾止泻;川椒的果实能温脾胃、散寒气,而种子(椒目)能行水平喘。有些含苷类成分的药物,如黄芩、苦杏仁等,经过加热处理,能促使其中与苷共存的酶失去活性,从而避免苷类成分在贮藏过程中被酶解而降低疗效。又如桑螵蛸、五倍子必须蒸制,杀死虫卵或蚜虫,利于贮藏保管;植物种子类药物经过蒸、炒、燀等加热处理,能终止种子发芽,便于贮存而不变质,如紫苏子、莱菔子等。

九、矫味矫臭,便于服用

中药中的某些动物类药材(如紫河车、乌贼骨)及树脂类药材(如乳香、没药)或其他有特殊不良气味的药物,往往因气味恶劣,患者服后会有恶心、呕吐、心烦等不良反应。为了便于服用,常用酒制、蜜制、水漂、麸炒、炒黄等方法炮制,能起到矫臭矫味的效果,有利于患者服用。如酒

制乌梢蛇、紫河车、麸炒僵蚕、椿根皮，醋制乳香、没药，长流水漂洗人中白等。

第2节　炮制对药物化学成分的影响

药物的化学成分是药物发挥临床作用的物质基础。中药的化学成分组成相当复杂，其所含各类成分之间有协同作用，也有对抗作用。中药炮制后，由于加热、水浸及酒、醋、药汁等辅料处理，使得中药的化学成分发生一系列变化，有的可能是量变，一些成分含量增加了，另一些成分含量减少或消失了；也有的可能是质变，改变了药物中某些成分的结构，即产生新的化合物。要了解炮制对主要活性成分的影响，应先了解各类成分的理化性质，再决定采取什么炮制方法来增加有效成分，降低毒性等来达到治疗作用。因此，研究中药炮制前后化学成分的变化，对探讨中药炮制作用和原理、制定中药饮片质量标准、确保用药安全有效具有重要意义。因为，每味中药具有哪些有效成分现在大多状况不明，在炮制时有效成分如何变化情况复杂，所以，目前还不能全面深刻地论述这个问题。但是炮制的理论研究一直在进行，就炮制对主要活性成分的影响，大体有以下几方面。

一、炮制对含生物碱类药物的影响

生物碱是一类含氮的有机化合物。通常有似碱的性质，能与酸结合成盐，具有明显的药理活性。生物碱广泛地分布于植物界，迄今为止在动物中发现的生物碱极少。

游离生物碱一般不溶或难溶于水，但有些小分子生物碱如槟榔碱易溶于水，一些季铵类生物碱如小檗碱也能溶于水，在炮制过程中如用水洗、水浸等操作时，应尽量减少与水接触，在切制这类药材时，宜采取少泡多润的原则，尽量减少在切片浸泡过程中生物碱的损失，以免影响疗效。游离生物碱易溶于乙醇、氯仿等有机溶剂，亦可溶于酸水（形成盐）。大多数生物碱盐类则可溶于水，难溶或不溶于有机溶剂。

生物碱常用酒、醋等作为炮制辅料，其中酒具有稀醇性质，中药的化学成分的提取最常用就是乙醇，乙醇是亲水性的有机溶剂，不论是游离生物碱或其盐类都能溶解。所以，药物经过酒制后能提高生物碱的溶出率，从而提高药物的疗效。醋是弱酸，醋能与游离生物碱结合成盐。生物碱的醋酸盐易被水溶出，增加水溶液中有效成分的含量，提高疗效。如延胡索主要有效成分是延胡索乙素、延胡索甲素等，是具有止痛和镇静作用的生物碱，这两种生物碱以游离形式存在于植物中，难溶于水，但与醋酸结合生成醋酸盐，能溶于水，所以延胡索经醋制后，在水溶液中溶出量增加，从而增强镇痛和镇静作用。另外，生物碱在植物体中也往往与植物体中的有机酸、无机酸生成复盐，如鞣酸盐、草酸盐等，这是一种不溶于水的复盐，若加入醋酸后，可以取代上述复盐中的酸类，而形成可溶于水的醋酸盐复盐，因而增加了在水中的溶解度。

各种生物碱都有不同的耐热性。高温情况下某些生物碱不稳定，可产生水解、分解等变化。炮制常用煮、蒸、炒、烫、煅、炙等方法，可改变生物碱的结构，以达到减毒、增效的目的。如草乌中剧毒的乌头碱在高温条件下水解成毒性小得多的乌头原碱；马钱子中的士的宁在加热条件下转变为毒性较小的异士的宁及其氮氧化物等，可保证临床用药安全有效。另外，有些药物如石榴皮、龙胆草、山豆根等，其所含有效物质生物碱遇热活性降低，影响疗效，因而在炮制过程中较少热处理，以生用为宜。

不同药用部位所含生物碱类成分及其生物活性可有不同，在净选加工时应严格区分不同药用部位，以确保疗效。如麻黄茎含有较多的麻黄碱和伪麻黄碱，具有升高血压作用，而麻黄根所含麻根碱则具有降低血压作用，两者作用不同，需分离，分别入药。

二、炮制对含苷类药物的影响

苷是指由糖或糖的衍生物(如氨基糖、糖醛酸)与另一非糖物质(称为苷元或配基)通过糖的端基碳原子连接而成的一类化合物。苷在自然界中分布极广,广泛地存在于植物体中,尤其在果实、树、皮和根部最多。

苷一般易溶于水或乙醇中,故中药在炮制过程中用水处理时应尽量少泡多润,以免苷类成分溶于水而流失,或发生水解而减少。常见者如大黄、甘草、秦皮等,均含可溶于水的各种苷,切制前用水处理时要特别注意。有些苷也易溶于氯仿和醋酸乙酯,但难溶于乙醚和苯。溶解度主要受糖分子的种类、数目和苷元所含极性基团的影响,若苷元极性基团多,则在水中的溶解度大,反之,在水中的溶解度就小。

酒是炮制中常用的辅料,它可以提高含苷药物的溶解度,而增强疗效。苷类成分在酸性条件下容易水解,不但减低了苷的含量,也增加了成分的复杂性。因此,苷类为药物的有效成分时,除医疗上有专门要求外,一般少用或不用醋处理。

含苷类成分的药物往往在不同细胞中含有相应的分解酶,在一定温度和湿度条件下可被相应的酶所水解,从而使有效成分减少,影响疗效。如槐花、苦杏仁、黄芩等含苷药物,采收后长期放置,相应的酶便可分解芦丁、苦杏仁苷、黄芩苷,从而使这些药物的药效降低。花类药物所含的花色苷也可因酶的作用而变色脱瓣,所以,含苷类药物常用炒、蒸、烘、燀或曝晒的方法破坏或抑制酶的活性,以保证药物有效物质免受酶解,保存药效。

还有在生产过程中,药物中一些有机酸会被水或醇溶出,使水呈酸性,促进苷的水解,应加以注意。

三、炮制对含挥发油类药物的影响

挥发油也称精油,它是指水蒸气蒸馏所得到的挥发性油状成分的总称,通常也是一种具有治疗作用的活性成分。常温下为易流动的油状液体,有一定的香味和挥发性,一般具有芳香性,在常温下可以自行挥发而不留任何油迹,大多数比水轻,溶于多种有机溶剂及脂肪油中,在70%以上的乙醇中可全溶,在水中的溶解度极小,呈油状液体。

挥发油在植物体内,多数是以游离状态存在,有的则以结合状态存在。对游离状态存在的薄荷、荆芥等宜在采收后或喷润后迅速加工切制;有些药材所含挥发油是以结合状态存在于植物体内,则宜经堆积发酵后香气方可逸出,如厚朴、鸢尾等必须经过埋藏发酵后,才能生产出优质的饮片来。

很早以前,人们就知道在许多植物中含有挥发性的香气物质,并指出要尽量少加热或不加热。如《雷公炮炙论》中就对茵陈等注明“勿令犯火”。《本草纲目》在木香条下云:“凡入理气药,不见火。若实大肠,宜面煨熟用”。所以凡含挥发油的药材应及时加工处理,加水处理宜“抢水洗”,以免挥发油损失,也不宜带水堆积久放,以免发酵变质;干燥宜阴干,或以不超过50℃人工干燥。

但也有些药物需要通过炮制以减少或除去挥发油,以达到临床治疗的需要。如苍术经炮制后除去部分挥发油,可以降低其燥性;乳香所含挥发油具有明显的毒性和强烈的刺激性,通过炮制后可大部分除去,有利于临床应用;通过蜜炙麻黄,麻黄中具发汗作用的挥发油可减少1/2以上,而具有平喘作用的麻黄碱量则基本未受影响,再加上蜂蜜的辅助作用,可使炙麻黄更适用于喘咳的治疗。据某些药物实验结果表明:炒炭减少挥发油约80%,炒焦减少约40%,煨或土炒减少约 20%，醋炙、酒炙、盐炙、米泔水制及麸炒减少约 10%～15%，故应根据临床不同要求，相应选用不同的方法进行炮制。

药物经炮制后，不仅使挥发油的含量发生变化，有的也发生了质的变化，如颜色加深，折光率增大，有的产生新的成分，有的还可改变药理作用。如荆芥炒炭后，挥发油产生九种生荆芥油所没有的成分，并且具有止血作用。

四、炮制对含鞣质类药物的影响

鞣质是一类复杂的多元酚类化合物，具有一定的生理活性，广泛地存在于植物中，在医疗上作为收敛剂。具有收敛止血、止泻、抗菌、保护黏膜等作用，有时也用作生物碱及重金属中毒的解毒剂。

鞣质含有多元酚羟基，极性较强，所以易溶于水，尤其易溶于热水。因而以鞣质为主要药用成分的药物，在炮制过程中用水处理时要格外注意，如地榆、虎杖、侧柏叶、石榴皮等。

鞣质为强还原剂，暴露于日光和空气中易被氧化，生成鞣红，而颜色加深。中药槟榔、白芍等切片时露置空气中有时色泽泛红，就是这些药物所含的鞣质被氧化所致。鞣质在碱性溶液中变色更快，所以在炮制过程中要特别注意。

鞣质能耐高温，经高温处理，一般变化不大。如大黄含有致泻作用的蒽苷和具有收敛作用的鞣质，经酒蒸、炒炭炮制后，蒽苷的含量明显减少，但鞣质含量变化不大，故可使大黄致泻作用减弱，而收敛作用相对增加，若煎煮时间过长，蒽苷破坏殆尽，不但不能泻下，反而能导致便秘。但也有一些鞣质经高温处理能影响疗效。如地榆炒炭温度过高，其抑菌作用大大降低，因此，炮制时要掌握火候。

鞣质遇铁能发生化学反应，生成黑绿色的鞣质铁盐沉淀，一方面影响药物的色泽，另一方面会引起药效的改变。因而在炮制含鞣质成分的药物时，有用竹刀切、铜刀切、木盆中洗的要求，煎药时要用砂锅，都是为了避免鞣质与铁的反应。

五、炮制对含有机酸类药物的影响

有机酸广泛存在于植物细胞液中，特别是正要成熟的肉质果实内，通常随着果实接近成熟，其含酸量逐渐减低。中药中已经发现了较多种类和数量的有机酸类成分，如桂皮酸、熊果酸、齐墩果酸、咖啡酸、阿魏酸、绿原酸、原儿茶酸、当归酸、琥珀酸、丁香酸、甘草酸、没食子酸、丹酚酸等。有机酸对人体营养及生理上都有重要作用。

有机酸在植物体内有游离状态存在，也有与钾、钠、钙、镁、镍、锶、钡等离子结合成盐类存在。低分子的有机酸大多能溶于水。因此，炮制过程中用水处理时宜采用少泡多润的方法，以防止有机酸类成分的损失。但植物如存在着可溶性的草酸盐，往往有毒，如白花酢浆草，动物食后可产生虚弱、中枢抑制，甚至死亡。炮制时应除去。

加热炮制可使有机酸破坏，因此，对有强烈刺激性的有机酸或含有机酸过多的药材，经过热处理，可破坏一部分，以适应临床需要。如山楂炒焦后有机酸破坏一部分，酸性降低，减少对胃肠道的刺激。有的药物经加热后，有机酸会发生质的变化，如咖啡经炒后，绿原酸被破坏，而生成咖啡酸和奎宁酸；同时，减少酒石酸、枸橼酸、苹果酸、草酸的含量，相应产生挥发性的乙酸、丙酸、丁酸、缬草酸。

有些有机酸能与生物碱生成盐，有利于药效发挥，因而常用甘草水制一些生物碱的药物来增强疗效。

六、炮制对含油脂类药物的影响

油脂大多存在于植物的种子中，它主要成分为长链脂肪酸的甘油酯，通常具有润肠通便或致泻等作用，对于含无毒油脂的药物，若用于润肠通便，则应保留油脂，若用于脾虚便溏，则应去油制霜，以免滑肠，如柏子仁、杏仁等，有的油脂作用峻烈，有一定毒性。对于含有毒油脂的药物，通常都要去油制霜，减少毒性，如千金子、大枫子等。另外，蓖麻子含有脂肪油，具消肿拔毒、泻下通滞作用，但种子中含有毒蛋白，炒熟后可使毒蛋白变性避免中毒。巴豆油既是有效成分，又是有毒成分，宜控制用量，使其安全药用。

七、炮制对含树脂类药物的影响

树脂通常存在于植物组织的树脂道中，当植物体受伤后分泌出来，露于空气中干燥形成一种无定形的固体或半固体物质。它是一类化学组成较复杂的混合物。有的为油树脂，有的为胶树脂，有的为油胶树脂。多具有一定生理活性而被药用，常用作防腐、抗感染、镇静、镇痛、解痉、活血、止血剂。

树脂性脆不溶于水，能溶于乙醇、乙醚、二硫化碳、氯仿等有机溶剂中，在碱性溶液中能部分溶解或完全溶解，但加酸酸化，树脂又会沉淀析出。树脂受热时熔化而后变为液体，具有黏性，燃烧时发生浓烟及明亮的火焰。

炮制含树脂类药物，常用辅料酒、醋处理，可提高树脂类成分的溶解度，增强疗效。如五味子经酒制可提高疗效，因五味子的补益成分为一种树脂类物质。乳香、没药经醋制，能增强活血止痛作用。

加热炮制可增强某些含树脂类药物的疗效，如藤黄经高温处理后，抑菌作用增强。但有的树脂如果加热不当反而影响疗效，如乳香、没药中的树脂如果炒制时温度过高，促使树脂变性，反会影响疗效。另外，可通过加热炮制破坏部分树脂，以适应医疗需要。如牵牛子树脂具有泻下去积作用，经炒制后部分树脂破坏，可缓和泻下作用。

八、炮制对含蛋白质、氨基酸类药物的影响

蛋白质是生物体内所有化合物中最复杂的物质。蛋白质水解产生多种氨基酸，很多种氨基酸都是人体生命活动所不可缺少的。另外，所有的酶也都是蛋白质。蛋白质是一类大分子的物质，多数可溶于水，生成胶体溶液，一般煮沸后由于蛋白质凝固，不再溶于水。纯净的氨基酸大多数是无色结晶体，易溶于水。由于它们具有水溶性，故不宜长期浸泡于水中，以免损失有效成分，影响疗效。

炮制时加热煮沸可使蛋白质凝固变性，某些氨基酸遇热不稳定，如雷丸、天花粉、蜂毒、蛇毒、蜂王浆等以生用为宜。一些含有毒性蛋白质的中药便可通过加热处理，使毒性蛋白变性而消除毒性，如巴豆、白扁豆、蓖麻子加热后毒性大减。另外，一些含苷类药物如黄芩、苦杏仁经沸水焯、煮，破坏酶的活性，也基于此种考虑。

蛋白质加热处理以后，往往还能产生一些新的物质，而取得一定的治疗作用。如鸡蛋黄、黑大豆等经过干馏处理，能得到含氮的吡啶类、卟啉类衍生物而具有解毒、镇痉、止痒、抗菌、抗过敏的作用。

氨基酸还能和单糖类及少量水分存在的条件下产生化学变化，生成环状的杂环化合物，这

是一类具有特异香味的类黑素。如缬氨酸和糖能产生香味可口的微褐色类黑素;亮氨酸和糖类能产生强烈的面包香味。所以麦芽、稻芽等炒后变香而具健脾消食作用。

蛋白质能和许多蛋白质沉淀剂,如鞣酸、重金属盐产生沉淀,一般不宜和鞣质类的药物一起加工炮制。酸碱度对蛋白质和氨基酸的稳定性、活性影响很大,加工炮制时也应根据药物性质妥善处理。

九、炮制对含糖类药物的影响

糖类成分对于植物体具有重大意义,它约占构成植物有机体物质的 85%~90%,是植物细胞与组织的重要营养物和支持物质。其在植物体内的存在种类很多,有单糖、寡糖和多糖。很多中药含有的糖类物质过去不为人重视,随着科学研究的深入开展,糖类物质的生物活性越来越引起人们的注意。如柿霜,主要成分为甘露醇,是治疗小儿口疮的良药,并有轻微的致泻作用。近年来更发现有 10 个分子以上单糖缩合成的高聚物——多糖,如猪苓多糖、茯苓多糖、香菇多糖等成分可表现明显的提高机体免疫功能作用和抗癌活性。

单糖及小分子寡糖易溶于水,在热水中溶解度更大,多糖难溶于水,但能被水解成寡糖、单糖,因此在炮制含糖类成分的药物时,要尽量少用水处理,必须用水泡时要少泡多润,尤其要注意与水共同加热的处理。

糖与苷元可结合成苷,故一些含糖苷类药物在加热处理后,可分解出大量糖。如生地制成熟地后甜度增加;何首乌制后还原糖含量随之增加,这都与糖类成分变化有关。

十、炮制对含无机化合物类药物的影响

无机成分大量存在于矿物和介壳类药物中,在植物药中也含有一些无机盐类,如钾、钙、镁盐等,他们大多与组织细胞中的有机酸结合而成盐共存。

矿物类药物通常采用煅烧或煅烧醋淬的方法,除了可改变其物理性状,使之易于粉碎,有利于有效成分的煎出外,也有利于药物在胃肠道的吸收,从而增强疗效,如磁石、自然铜、牡蛎等。某些含结晶水的矿物,经煅制后,失去结晶水而改变药效,如石膏、明矾、寒水石等。在加热炮制过程中,可改变某些药物的化学成分,产生治疗作用,如炉甘石原来的主要成分为碳酸锌($ZnCO_3$),煅后变为氧化锌(ZnO),具有解毒、明目退翳、收湿止痒、敛疮的作用。

炮制过程中,水处理时间过长,易使所含水溶性无机盐类成分流失而降低疗效。如夏枯草中含有大量钾盐,若经长时间的水处理,会大大降低其降血压、利尿作用。

目前,对微量元素的研究也受到重视,因微量元素是人体健康不可缺少的物质。现已查明,生命活动中必须的微量元素有 16 种,与人体密切相关的有 25 种。例如锌,集中于人体的精液中,缺乏锌,人就长不高,并失去生殖能力。缺乏锰,会造成显著的智力低下和不育。缺乏铜,会造成软骨病,发育不良,关节变形,皮肤出现块块白斑,甚至全身变白。硒可促进机体免疫力,缺乏硒等引起高发癌症。锂可间接控制体内儿茶酚胺的合成,调节中枢神经等。他们一般对热稳定,炮制破坏了其他有机成分,使这些微量元素更易溶出,有利于疗效的发挥。

总之,中药经过各种不同的加工炮制处理以后,各类成分的理化性质发生了各种不同的变化,其中有些已被人们所了解,但绝大多数还有待人们去探索。这就要求我们一定要以中医药理论为指导,应用现代科学方法进行研究,通过炮制对药物成分理化性质的影响来解析中药炮制机制,使古代经验上升、提高,使传统的中药炮制学在新的历史条件下得到发展。

小结

中药炮制的目的主要包括降低或消除药物的毒性或副作用、增强药物疗效、改变或缓和药物的性能、改变或增强药物作用的趋向、改变药物作用的部位或增强对某部位的作用、制备新药,扩大临床用药范围、改变药物性状、便于调剂和制剂、洁净药物,利于贮藏保管、矫味矫臭、便于服用等方面。这是同学们应该重点掌握的内容,通过学习,要求能够举例说明。

中药炮制是通过改变药物所含化学成分的理化性质,使得药物的性味、功效等方面改变,从而发挥特定的临床作用。本章介绍了各种炮制方法对中药中所含各类化学成分产生的影响,从生物碱、苷类、挥发油及鞣质等主要成分在炮制前后的变化,总结出一般规律。另外,中药中化学成分的结构复杂,一种药物中成分众多,炮制对其影响也很复杂,因此探讨炮制对某一种中药的化学成分的影响要综合考虑。

目标检测

一、填空题

1. 川乌的毒性成分主要是________,性质不稳定,易水解,水解产物和________毒性较小。

2. 柏子仁具有宁心安神,但生柏子仁有________的副作用,服后可使患者产生不良反应,可以将制成________应用,以消除其副作用。

3. 麻黄生用________较强,经蜜炙炮制后,________作用缓和,________作用增强。

4. 含挥发油的药材应及时加工处理,加水处理宜________,以免挥发油损失,不宜________,以免发酵变质;干燥宜________,或以不超过________人工干燥。

二、选择题

(一)A 型题

1. 下列哪种药物在炮制过程尽量减少热处理,以生用为宜 (　　)

A.延胡索　　B.乌头

C.杏仁　　D.龙胆草

E.马钱子

2. 苷类为有效成分的中药,一般不用哪种辅料处理 (　　)

A.酒　　B.醋

C.盐　　D.姜

E.蜜

3. 苍术经过不同方法炮制后,燥性降低,原因是 (　　)

A. 挥发油含量降低　　B. 鞣质含量降低

C. 皂苷含量降低　　D. 生物碱含量降低

E. 蛋白质含量降低

4. 下列哪味药炮制后,可矫臭矫味,便于服用 (　　)

A. 柏子仁　　B. 远志

C. 乌梅　　D.牵牛子
E.紫河车

（二）**B 型题**

A.降低药物毒性　　B.缓和药物性能
C.增加药物疗效　　D.矫臭矫味
E.利于贮藏保管

5. 麻黄蜜炙的主要目的是　（　）
6. 蒸制桑螵蛸的主要目的是　（　）
7. 米炒斑蝥的主要目的是　（　）
8. 醋制延胡索的主要目的是　（　）
9. 川乌炮制的主要目的是　（　）

（三）**X 型题**

10. 中药炮制的主要目的有　（　）
A. 降低药物毒性　　B. 增强药物疗效
C. 缓和药性　　D. 便于调剂
E. 便于服用
11. 下面哪些炮制能增强对某部位的作用　（　）
A. 醋制柴胡　　B. 盐制小茴香
C. 蜜制甘草　　D. 炒制山楂
E. 砂烫马钱子
12. 常采用杀酶保苷的炮制方法有　（　）
A. 炒法　　B. 蒸法
C. 煮法　　D. 燀法
E. 煨法

三、问答题

1. 举例说明中药炮制目的有哪些方面？
2. 举例说明炮制对含生物碱类药物的影响有哪些？
3. 举例说明炮制对含苷类药物的影响有哪些？
4. 举例说明炮制对含挥发油类药物的影响有哪些？
5. 举例说明炮制对含鞣质类药物的影响有哪些？为什么加工含鞣质成分的药物忌铁器？

（傅海珍）

第4章 中药炮制的分类及辅料

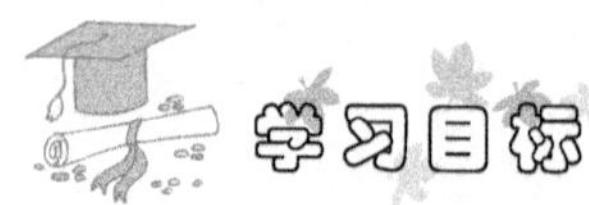

1. 掌握中药炮制常用辅料的性质特点及在中药炮制过程中的运用情况
2. 理解中药炮制的三类、五类及工艺与辅料相结合的分类法
3. 了解古代本草常见的中药炮制分类法

第1节 炮制的分类方法

中药炮制方法是在漫长的医疗实践中积累起来的,大部分内容散见于历代本草著作及医学著作中。炮制方法的分类多见于绪论、专章、专著中。我国第一位总结炮制方法的古代医药学家陶弘景,在《本草经集注·序》"合药分剂料理法则"中,把炮制方法与药用部位结合起来进行记述。如:"凡汤中用完物皆擘破,干枣、栀子、瓜蒌之类是也;用细核物亦打破,山茱萸、五味子、蕤核、决明之类是也。"说明凡是果实种子类中药要打碎用。"凡桂心、厚朴、杜仲、秦皮、木兰之辈,皆去削上虚软甲错处,取里有味者秤之。"它是指药材要除去木栓层后入药。但这种分类方法很粗略,它是炮制分类的开端。

一、雷公炮炙十七法

明代缪希雍在《炮炙大法》卷首把当时的炮制方法归纳为17种,这就是后世所说的"雷公炮炙十七法",现列举如下:

1.炮　古代的"炮"是指将药物埋在灰火中,"炮"到焦黑。现代的"炮"指炒法,即将药物炒至微黑或以高温砂炒至发泡,如炮姜、炮山甲等。

2.爁　是指对药物进行焚烧、烘烤之意。如《太平惠民合剂局方》云:"骨碎补,爁去毛。"

3.煿　是以火烧物,使之干燥爆裂之意。此法常用于具有硬壳果实类药材的炮制。

4.炙　炙的含义历代有变化。《五十二病方》之"炙蚕卵"及"炙梓叶",是将药物置于近火处烤黄。张仲景用的炙阿胶同于"炒"。雷敩的"炙淫羊藿"系用羊脂与淫羊藿拌炒,待脂尽为度。《太平惠民合剂局方》的"炙"与"炒"含义无区别,如该书中"炙香"即"炒香"。现已基本统一,"炙"即药物加液体辅料拌匀后,用文火炒干;或先炒药再加液体辅料,继续以文火炒干。

5.煨　将药物埋在尚有余烬的灰火中缓慢令熟的意思。现在有所发展,已广泛采用面裹煨、湿纸煨或用辅料麦麸、滑石粉煨制。

6.炒　汉代以前"炒"法少见,多为"熬"法,只是使用的工具有所不同,但均是将药放入容器内置火上加热,使之达到所需的程度。雷敩时代已有加辅料炒法,宋代记述的炒法更多,现在炒法包括清炒法(根据加热程度不同分为炒黄、炒焦、炒炭)和加辅料炒法(根据所加辅料的不同分为麸炒、米炒、土炒、砂炒、蛤粉炒、滑石粉炒等),是炮制操作中的一类主要方法。

7.煅　将药物直接放在火上或置耐火容器中烧至红透的方法。多应用于矿物药与贝壳类药物的炮制，如张仲景“炼”钟乳石，“烧”云母、矾石，均与煅意义相同。有些药物煅后常投入液体辅料中冷却，以利于粉碎及煎出有效成分，为煅淬。

8.炼　将药物长时间用文火慢慢加热的方法，其含义比较广泛，如炼丹、炼蜜等。

9.制　为制药之偏性之意。通过制能改变某些固有的性能。现常用辅料制如姜制厚朴、酒制大黄等。

10.度　为计量物体长短的标准，常以此来度量药物的大小、长短、厚薄、范围等，如《五十二病方》中某些药物是以长度来计量的，如黄芩长 3 寸（9.99cm）。后来随着历史发展逐步改用重量来计量。度，也有程度、限度之意。如种子类药材炒至种皮爆裂香气逸出为度等。

11.飞　指“研飞”或“水飞”。研飞为药物干磨成细粉，水飞为加水研磨成糊状，然后加多量清水搅拌，倾取混悬液，下沉的粗粉再如上法反复操作，最后合并混悬液，干燥后可得极细粉末。如水飞朱砂、雄黄。

12.伏　一般指的是“伏火”，即药物按一定程序于火中处理，经过一定时间达到要求。药物不同，伏火的要求亦不同，如伏龙肝，系指灶下黄土经长时间持续加热而成，其中氧化物较多，溶解度较好，呈弱碱性，已非一般黄土。

13.镑　是一种多刃的刀具，可将坚韧的药物刮削成极薄的片，以利调剂和制剂，如镑羚羊角。

14.摋　“侧手击也”，即打击、切割之意，使药材破碎。

15.晒　即晒。如白居易诗中有“其西晒药台”的记载。

16.曝　是指在强烈的阳光下暴晒。

17.露　指药物不加遮盖地日夜暴露，即所谓“日晒夜露”。如露胆南星 。

上述十七法难以准确表达炮制的内涵，现今中药炮制方法已远远超出了雷公炮炙十七法的范围。

二、三类分类法

明代陈嘉谟在《本草蒙筌》中提出：“火制四：有煅，有炮，有炙，有炒之不同；水制三：或渍，或泡，或洗之弗等；水火共制造者：若蒸，若煮而有二焉，余外制虽多端，总不离此二者。”即以火制、水制、水火共制三大类方法对中药炮制进行分类，是中药炮制分类的一大进步，但不能包括中药炮制的全部内容。

《中国药典》（2005 年版，一部）附录收载的“药材炮制通则”中将中药炮制工艺分为净制、切制和炮炙三大类。

三、五类分类法

由于陈嘉谟的三类分类法不全面，后人归纳了五类分类法。五类分类法包括：修治、水制、火制、水火共制及其他制法。此种分类方法对炮制方法的概括较为全面，也比较系统地反映了处理药物的炮制工艺。

四、药用部位分类法

中药炮制专著《雷公炮炙论》按上、中、下三品分类，各种炮制方法散列于各药之后，无规律可循。至宋代《证类本草》及《太平惠民合剂局方》，均依据药物来源属性分类，但仍局限于本草学的范畴。

现今《全国中药炮制规范》及各省市制订的炮制规范，大多以药用部位进行分类，即分为根及根茎类、全草类、叶类等，并在药物项下再分述炮制方法。此种分类方法便于查阅，但体现不出炮制工艺的系统性。

五、工艺与辅料相结合分类法

工艺与辅料相结合的分类方法是在三类、五类分类法的基础上发展起来的。其一是以辅料为纲，以工艺为目的分类法，如分为酒制法、醋制法、蜜制法、盐制法等，在酒制法中再分为酒炙、酒蒸、酒煮、酒炖等。此种分类法在工艺操作上会有一定的重复。其二是以工艺为纲，以辅料为目的分类法。如分为炒、炙、煅、蒸等，在炙法中再分为酒炙法、醋炙法、姜炙法、蜜炙法等。它既能体现中药炮制工艺的系统性和条理性，又便于叙述辅料对药物所起的作用，一般多为教材所用，本书就采用此法。

第2节　中药炮制常用辅料

一、辅料的概念

中药的疗效如何，不仅取决于药物本身的作用，还取决于炮制的方法、程度、火候及选用的辅料，中药炮制应用辅料的历史非常久远，大约可以追溯至春秋战国时代。由于辅料在药物炮制中的广泛使用，增加了中药临床应用的灵活性。由于辅料品种及其性能和作用不同，在炮制药材时所起的作用也各不相同。如《本草蒙筌》指出："酒制升提，姜制发散……"。

辅料包括制剂用辅料和炮制用辅料，其中制剂辅料是除主药以外的一切附加物料的总称，它必须具有较高的化学稳定性，不与主药起反应，不影响主药的释放、吸收和含量测定。而炮制辅料则是指在炮制过程中添加的具有辅助主药达到炮制目的的附加物料。两者概念有明显区别。

中药炮制中常用的辅料种类较多，一般可分为液体辅料和固体辅料两大类。

二、液体辅料

(一) 酒

酒传统名称有：酿、盎、醇、酎、醴、醅、醑、醍、清酒、美酒、粳酒、有灰酒、无灰酒等。当前，用以制药的有黄酒、白酒两大类。

中药炮制辅料酒，传统采用黄酒，古称清酒、米酒。

历史溯源

医生的"医"字，古代是写成"醫"的。"醫"的上半部分的"殹"，是指治病时的叩击声，下半部分的"酉"，则是指用以医疗的酒。可见，酒是最初的中药之一。在长沙马王堆汉墓中出土的《五十二病方》中，用到酒的药方不少于35个，其中至少有5个方可认为是酒剂配方。很明显，酒在古代中医里就是一种常用的药物。

链接

早在秦汉时，酒已经用于制药来增强疗效。我国最早本草专著《神农本草经》记载，用酒作辅料炮炙药材，方法有酒蒸、酒渍、酒煅淬、酒煮等，其酒制品种已达 38 种。现今用于中药炮制以绍兴黄酒最佳。黄酒为非蒸馏酒，是用糯米、麦曲和水为原料，利用多种微生物为糖化发酵剂酿造而成的发酵酒，为棕黄色至深褐色清亮透明液体，味醇气香。黄酒一般含乙醇 15% ~ 20%，并含有麦芽糖、葡萄糖以及琥珀酸、乳酸、氨基酸、酯类、醛类等，其中氨基酸含量居各种酿造酒之首。

有些地区亦用白酒作炮制辅料。白酒又称烧酒，至元代始有应用。据《本草纲目》记载："烧酒非古法也，自元时始创其法。"并强调制药用的酒应为无灰酒，即制造时不加石灰的酒。白酒是中国传统的蒸馏酒，是用粮食加曲酿制并经蒸馏而成，为无色透明液体，气味芳香，且有较强的刺激性。白酒一般含乙醇 50% ~ 60%，以及脂肪酸类、酯类、高级醇类、醛类等。

酒性味甘、辛、大热，能行药势，具有祛风散寒、活血通络、矫味矫臭的作用。如生物碱及盐类、苷类、鞣质、有机酸、挥发油、树脂、糖类及部分色素（叶绿素、叶黄素）等皆易溶于酒。因此，药物经酒制后，有助于有效成分的溶出而增加疗效。此外，酒还能矫味矫臭，如酒制紫河车。其腥膻气味为三甲胺、氨基戊醛类等成分，酒制时此类成分可随酒挥散且酒中含有酯类等醇香物质，故酒制可以矫味矫臭。浸药多用白酒，炙药用黄酒。常用酒制的药物有黄芩、黄连、大黄、白芍、续断、常山、当归、白花蛇、乌梢蛇等。

（二）醋

醋古称酢、醯、苦酒，习称米醋。醋有米醋、麦醋、曲醋、化学醋等多种。炮制用醋为食用醋（米醋或其他发酵醋），化学合成品（醋精）不应使用。我国食醋生产历史悠久，约始于周朝以前，开始仅作为贵族的食品和祭祀用品，后逐渐演变成为饮食调味品，并在中医药领域中得到广泛的应用。自唐开始，历代医家达成共识，均主张米醋入药，且认为陈久者良。明《本草纲目》也指出，制药用醋"唯米醋二三年者入药"。醋长时间存放者，称为"陈醋"，陈醋用于药物炮制佳。

醋是以米、麦、高粱以及酒精等酿制而成。主要成分为乙酸，约占 4% ~ 6%，尚有维生素、灰分、琥珀酸、草酸、山梨糖等成分，一般为淡黄棕色至深棕色透明液体，具醋特异气味，无其他不良气味与异味。

醋性味酸、苦、温，具有引药入肝、活血祛瘀、理气止痛、解毒消肿、矫味矫臭等作用。同时醋具酸性，能与药物中所含的游离生物碱等成分结合成盐，从而增加其溶解度而易煎出有效成分，提高疗效。醋能使大戟、芫花等药物毒性降低而有解毒作用。醋能和具腥膻气味的三甲胺类成分结合成盐而无臭气，故可除去药物的腥臭气味。此外，醋还具有杀菌防腐作用。常用醋制的药物有柴胡、延胡索、甘遂、商陆、大戟、芫花、莪术、香附等。

生活实践

食醋保健成为一种时尚悄然在家庭中流行，醋饮品堂而皇之地登上了餐桌。据了解，不少家庭还常在室内烧醋熏，洗手洗脚时加适量的醋，能起到消毒抑菌、增强人体免疫机能的作用。虽食醋有保健作用，但食用不当反而有害。比如服用磺胺类药物，碳酸氢钠、氧化镁、胃舒平等碱性药，庆大霉素、卡那霉素、链霉素、红霉素等抗生素药物，复方银翘片之类的解表发汗中药时，均不宜同时食醋。

链接

（三）蜂蜜

蜂蜜为蜜蜂采集花粉酿制而成，品种比较复杂，一般以春蜜中的洋槐花蜜、紫云英蜜、枣花蜜、油菜花蜜等色浅，黏度大，气香、味甜，质量为佳。秋蜜如荞麦蜜等色深，气微臭、味稍酸，质量较次。蜂蜜因蜂种、蜜源、环境等不同，其化学组成差异较大。主要成分为果糖、葡萄糖，两者约占蜂蜜总量的65%～80%，蔗糖含量在5%左右，此外，还含有多种氨基酸、维生素、矿物质、酶类、有机酸等物质，现已从中发现180余种不同的物质。

不同蜜源植物的蜂蜜，都有不同的色泽和独特的香味。室温(25℃)相对密度应在1.349以上；不得有淀粉和糊精；水分含量为16%～25%(水分含量越少，蜂蜜的等级越高)；蔗糖不得超过8%(利用这一点可作为判定蜂蜜是否掺假的依据)；还原糖不得少于64%。

蜂蜜性味甘、平。《神农本草经》中把蜂蜜列为原药上品。明李时珍将其功效归纳有五："清热也，补中也，解毒也，润燥也，止痛也。生则性凉，故能清热；熟则性温，故能补中；甘而和平，故能解毒；柔而濡泽，故能润燥；缓可以去急，故能止心腹、肌肉、疮疡之痛；和可以致中，故能调和百药，而与甘草同功。"蜂蜜气味香甜，故能矫味矫臭；不冷不燥，得中和之气，故十二脏腑之病，无不宜之。因而认为蜂蜜有调和药性的作用。

中药炮制常用的是炼蜜，传统炼蜜方法是用敞口容器直火加热熬炼。

历史溯源

《雷公炮炙论》云："凡炼蜜一个，只得十二两半是数，若炒，火过，并用不得"。《本草经集注》载"凡炼沙蜜，每个入水四两，银石器内，以桑柴火慢炼，掠去浮沫，至滴水成珠不散，再取亦佳，且不伤火也。"《备急千金药方》曰"蜜，先火煎掠去浮沫，令色微黄，则丸经久不坏，掠之多少，随蜜粗糙，逐至大稠，于丸称佳"。

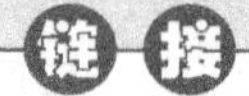

现今炼制方法为取清洁纯净的优质蜂蜜，放入锅内，文火加热，至徐徐沸腾后保持微沸，并用勺子不断上下搅动，以防蜂蜜沸溢，同时除去浮沫及杂质。然后用箩筛或纱布滤去死蜂、杂质，再倾入锅内，加热至116～118℃，当蜂蜜颜色转为老黄，泡沫由大泡局部转为鱼眼泡，用手捻之有黏性，两指间尚无长白丝出现时，迅速出锅，炼蜜的含水量控制在10%～13%为宜。《中国药典》(2005年版)规定，蜜炙中药饮片要用炼蜜，要加适量水稀释后应用。用炼蜜炮制药物，能与药物起协同作用，增强药物疗效或具有解毒、缓和药物性能、矫味矫臭等作用。常用蜂蜜炮制的药物有甘草、麻黄、紫菀、百部、马兜铃、白前、枇杷叶、款冬花、百合、桂枝、桑白皮等。

(四)食盐水

食盐水为食盐加适量水溶化，经过滤而得的澄明液体。主含氯化钠，尚含少量的氯化镁、硫酸镁、硫酸钙等。

食盐性寒、味咸。能强筋骨，软坚散结，清热，凉血，解毒，防腐，并能矫味。《本草纲目》曰："凡盐入药，须以水化，澄去脚滓，煎炼白色，乃良。"药物经食盐水制后，能起协同作用，增强药物的疗效，并能引药入肾经，利小便，软坚。常以食盐水炮制的药物有杜仲、巴戟天、小茴香、橘核、车前子、益智仁、砂仁、菟丝子、知母、黄柏、泽泻等。

(五)生姜汁

生姜汁为姜科植物鲜姜的根茎，经捣碎取的汁；或用干姜，加适量水共煎去渣而得的黄白色液体。生姜汁作为炮制辅料始见于《刘涓子鬼遗方》如"半夏汤洗七遍，生姜浸一宿，熬过。"即是多次漂洗处理后，用姜汁浸炒的。姜汁有香气，其主要成分为挥发油、油中主要为姜醇、α-姜烯、β-水芹烯、柠檬醛、芳香醇、甲基庚烯酮、壬醛、α-龙脑等，尚含辣味成分姜辣素（姜烯酮、姜酮、姜萜酮混合物），另外，尚含有多种氨基酸、淀粉及树脂状物。

生姜是人们常用的佐食调味佳品。它除了供食用之外，还可用于药疗。

历史溯源

《神农本草经》记载："经久食用生姜可通神明也"。在当时中医已用它来治疗疾病，明李时珍曾赞颂生姜："辛而不荤，去邪避恶，生啖熟食，醋、酱、糟、盐、蜜煎，调和，无不宜之；可蔬可和，可果可药，其利博矣。"

链接

生姜性微温、味辛。能解表散寒、温中止呕、温肺止咳，解毒。药物经姜汁制后能抑制其寒性，增强疗效，降低毒性。常以姜汁制的药物有厚朴、竹茹、草果、半夏、黄连、栀子等。

（六）甘草汁

甘草汁为甘草饮片水煎去渣而得的黄棕色至深棕色的液体。甘草主要成分为甘草甜素及甘草苷、多糖类、淀粉及胶类物质等。

甘草性味甘、平。具补脾益气、清热解毒、祛痰止咳、缓急止痛作用。甘草能降低、缓和其他药物的毒性。早在《神农本草经》中就有甘草"解毒"的记载《名医别录》讲得更为明确，甘草能"解百药毒"，附子、南星、半夏、川乌、草乌等品种所以要用甘草炮制，是利用甘草所含的甘草酸与上述药材中的生物碱结合成盐，使毒性减弱。实验证明，甘草对药物中毒、食物中毒、体内代谢物中毒及细菌毒素都有一定的解毒作用。另外，甘草含皂苷，系表面活性剂，能增加其他不溶于水的物质的溶解度。常以甘草汁制的药物有远志、半夏、吴茱萸、乌头等。

（七）黑豆汁

黑豆汁为大豆的黑色种子，加水适量煎煮去渣而得的黑色混浊液体。黑豆含蛋白质、脂肪、糖类、维生素、色素、淀粉等物质。《中国药典》（2005 版，一部）中规定其制法为"取黑豆 10 公斤，加水适量，约煮 4 小时，熬汁约 15 公斤，豆渣再加水煮约 3 小时，熬汁约 10 公斤，合并得黑豆汁约 25 公斤"（1 公斤 = 1kg）。

黑豆性味甘、平。能活血，解毒，祛风，利水，滋补肝肾。药物经黑豆汁制后能增强疗效，降低毒性或副作用等。常以黑豆汁制的药物有何首乌、川乌、草乌、附子等。

（八）米泔水

米泔水为淘米时第二次滤出的灰白色浑浊液体，其中含少量淀粉和维生素等。因易酸败发酵，应临用时收集。

米泔水性味甘、凉，无毒。能益气，除烦，止渴，解毒。米泔水对油脂有吸附作用，常用来浸泡含油质较多的药物，以除去部分油质，降低药物辛辣之性，增强补脾和中的作用。常以米泔水制的药物有苍术、白术等。此外，还可以通过米泔水洗去药物的不良气味或软化药材以利于切制。如紫河车"米泔水洗净"、苦参"米泔浸，去腥气"、何首乌"干者米泔水浸透，竹片刮去皮"等。

（九）胆汁

胆汁系牛、猪、羊的新鲜胆汁，为绿褐色、微透明的液体，略有黏性，有特异腥臭气，主要成分为胆酸钠、胆色素、黏蛋白、脂类及无机盐类等。

胆汁性味苦、大寒。能清肝明目，解毒消肿，润燥。与药物共制后，能降低药物的毒性或燥性，增强疗效。主要用于制备胆南星。

（十）麻油

麻油为胡麻科植物芝麻的干燥成熟种子经冷压或热压所得的油脂，主要成分为亚油酸甘油酯、芝麻素等。

麻油性味甘、微寒。能清热，润燥，生肌。因沸点较高，常用以炮制质地坚硬或有毒药物，使之酥脆，降低毒性。常用麻油制的药物有马钱子、地龙等。

其他的液体辅料还有吴茱萸汁、萝卜汁、羊脂油、鳖血、石灰水等。根据临床需要而选用。

三、固体辅料

（一）稻米

稻米为禾本科植物稻的种仁。主要成分为淀粉、蛋白质、脂肪、矿物质等，尚含少量的 B 族维生素、多种有机酸及糖类。

稻米性味甘、平。能补中益气，健脾和胃，除烦止渴，止泻痢。与药物共制，可增强药物疗效，降低刺激性和毒性。米的种类较多，有糯米、粳米、籼米、糙米、林米、粟米等种类之分。目前，炮制药物时粳米是应用最多、最广泛的一种。常用米制的药物有党参、斑蝥等。

（二）麦麸

麦麸为禾本科植物小麦的种皮，呈黄褐色。主要成分为淀粉、蛋白质及维生素等。

麦麸性味甘、淡、平。能和中益脾，与药物共制能缓和药物的燥性，增强其健脾和中的作用。麦麸还能吸附油质，亦可作为煨制的辅料。此外，麦麸还有矫味、矫臭、赋色的作用。常以麦麸制的药物有枳壳、枳实、僵蚕、苍术、白术、山药等。

（三）白矾

白矾又称明矾，为硫酸盐类矿物明矾石经加工提炼制成。无色或淡黄色，透明或半透明，有玻璃样色泽，质硬脆易碎，气微，味酸，微甜而极涩。主含含水硫酸铝钾[$KAl(SO_4)_2 \cdot 12H_2O$]。

白矾性味酸、涩、寒。能解毒杀虫，燥湿止痒，止血止泻，祛除风痰。与药物共制后，可防止药物腐烂，降低毒性，增强疗效。常以白矾制的药物有半夏、天南星、白附子、郁金等。

（四）豆腐

豆腐为豆科植物大豆的种子粉碎后经特殊加工制成的乳白色固体，主含蛋白质、维生素、淀粉等物质。

豆腐性味甘、凉。能补中益气,生津止渴,清热润燥,清洁肠胃。豆腐具有较强的沉淀与吸附作用,与药物共制后可降低药物毒性,去除污物。豆腐煮制,系将药物植入豆腐中并复以豆腐盖上,用火煮至豆腐呈蜂窝状,药物颜色变浅即可。常与豆腐共制的药物有藤黄、珍珠、硫黄等。

(五) 土

中药炮制常用的是灶心土、黄土、赤石脂等。灶心土又名伏龙肝,呈焦土状,黑褐色,有烟熏气味。主含硅酸盐、钙盐及多种碱性氧化物。

灶心土性味辛、温。能温中和胃,涩肠止泻。与药物共制后可增强药物补脾止泻的功能,降低或消除药物的毒副作用,缓和药物的刺激性,有利于药物粉碎、煎出及矫臭、矫味。常以土制的药物有山药、白术等。

(六) 蛤粉

蛤粉为帘蛤科动物文蛤、青蛤等的贝壳,经煅制粉碎后的灰白色粉末。主要成分为氧化钙、碳酸钙等。

蛤粉性味咸、寒。能清热利湿,软坚化痰。与药物共制可使药物受热均匀并可除去药物的腥味,增强疗效。主要用于烫制阿胶。

(七) 滑石粉

滑石粉为单斜晶系矿物滑石经净选、洗净、干燥、粉碎而制得的细粉。本品为白色或类白色粉末,质地细腻,手捻有滑腻感,无臭、无味。主要成分为含水硅酸镁。

滑石粉性味甘、淡、寒。能利尿通淋,清热解暑,祛湿敛疮。中药炮制常用滑石粉作中间传热体拌炒药物,可使药物受热均匀。常用滑石粉烫炒的药物有刺猬皮、鱼鳔胶、狗肾、水蛭等。

(八) 河砂

筛取粒度均匀适中的河砂,淘尽泥土,除尽杂质,晒干备用。中药炮制常用河砂作中间传热体拌炒药物,具有温度高、传热快、受热均匀的特点,药物经砂炒后质地松脆,利于粉碎和煎出有效成分。另外,砂烫炒还可以破坏药物毒性成分,或除去非药用部分。常以砂烫炒的药物有穿山甲、骨碎补、狗脊、龟甲、鳖甲、马钱子、鸡内金等。

(九) 朱砂

朱砂为三方晶系矿物辰砂经净选而得。主要成分为硫化汞。中药炮制用的朱砂,系经研磨或水飞后的洁净细粉。

朱砂性味甘、微寒。具有清心镇惊,安神解毒等功效。与药物共制后能增强疗效。常用朱砂拌制的药材有麦冬、茯苓、茯神、远志等。

(十) 羊脂

羊脂为牛科动物山羊等的脂肪经低温熬制而得。主要成分为油脂,含脂肪酸等。

羊脂性味甘、温。能补虚助阳,润燥,祛风解毒等。与药物共制后能增强补虚助阳的作用。

小结

本章讲述了中药炮制常用的分类方法，而本书采用的是以工艺为纲，以辅料为目的的分类法。并且讲述了中药炮制常用辅料的性质、作用、适用药物。其中，液体辅料有酒、醋、蜂蜜、食盐水、生姜汁、甘草汁、黑豆汁、米泔水、胆汁、麻油等，常用于炙法等炮制方法；固体辅料有稻米、麦麸、白矾、豆腐、土、蛤粉、滑石粉、河砂、朱砂、羊脂等，常用于加辅料炒法等炮制方法。通过学习，我们能确知中药炮制选用辅料的原则及常用辅料的性质特点，为各论不同药材炮制方法的学习打下基础。

目标检测

一、填空题

1.《中国药典》(2005年版，一部)附录收载的“药材炮制通则”采用了__________分类法，即分为：__________、__________、__________。

2. 炮制用辅料是指在炮制过程中添加的具有________达到炮制目的的附加物料。一般分为________辅料和________辅料两类。

3. ________首次提出炮制三类分类法，主要炮制著作________。

二、选择题

B 型题

A. 盐　　B. 酒　　C. 醋

D. 姜汁　　E. 黑豆汁

1. 液体辅料中，能强筋骨，软坚散结　（　）
2. 液体辅料中，能解表散寒、温中止呕　（　）
3. 液体辅料中，能引药入肝，理气止痛　（　）
4. 液体辅料中，能行药势，活血通络　（　）
5. 液体辅料中，能祛风利水、滋补肝肾　（　）

A. 滑石粉　　B. 麦麸　　C. 土

D. 河砂　　E. 羊脂

6. 固体辅料中，能作为中间传热体　（　）
7. 固体辅料中，能吸附油质　（　）
8. 固体辅料中，能补虚助阳　（　）
9. 固体辅料中，能利尿通淋、祛湿敛疮　（　）
10. 固体辅料中，能温中和胃、涩肠止泻　（　）

三、问答题

1. 写出中药炮制常见液体辅料酒、醋、蜜、盐水、姜汁的功效及在炮制中所起的作用。
2. 写出中药炮制常见固体辅料米、麦麸、土、滑石粉、河砂的功效及在炮制中所起的作用。

（邵　芸）

第5章　炮制品的质量要求及贮藏保管

学习目标

1. 掌握中药炮制品的外观及内在质量要求如饮片净度、色泽、片形、气味、水分、灰分、有效成分、浸出物等内容和中药炮制品常见的保管方法

2. 理解中药炮制品的变异现象及其影响因素

3. 了解中药炮制品贮藏保管的发展趋势

中药炮制品(饮片)的质量优劣直接影响临床疗效,因此,对中药饮片要有一定的质量要求。另外,还要保证其质量在贮藏保管期间的稳定。这两者是整个炮制过程中最重要的两个环节。如果炮制工艺不是很合理或炮制操作不很正确,那么炮制品就达不到相应的标准或质量要求。另外,由于炮制品种类繁多,内含成分各异,各种炮制辅料的加入及外界因素的影响均给饮片的贮藏带来困难。所以炮制是一个系统工程,既需要具备合理的炮制工艺、正确的炮制操作,又需具备良好的贮存条件、合理的保管方法,方能得到标准合格的中药饮片。

第1节　炮制品的质量要求

现代科学技术的发展,为中药炮制品(饮片)质量的检测与评价提供了科学依据。控制中药饮片质量主要从外观和内在质量来检测。外观质量主要看饮片的净度及形、色、气、味、包装等;内在质量主要看饮片的水分、灰分、浸出物、有效成分、有毒成分、有害物质、卫生学检查等。检测方法也由传统方法向现代方法过渡,使饮片的质量也逐步客观化、合理化、科学化和现代化。

一、净　　度

净度是指中药饮片的纯净程度,可以用中药饮片中含杂质及非药用部位的限度来表示。中药饮片应有一定的净度标准,以保证调配剂量的准确。要求是:不应该含有泥沙、灰屑、杂物、霉烂品、虫蛀品及非药用部位等。非药用部位主要是果实种子类药材的皮壳及核,根茎类药材的芦头,皮类药材的栓皮,动物类药材的头、足、翅,矿物类药材的夹杂物等。饮片中所含的杂质,必须符合有关规定。

法 规 要 求

国家中医药管理局关于《中药饮片质量标准通则(试行)》的通知中规定:根类、根茎类、藤木类、花类、叶类、皮类、动物类、矿物类及菌藻类等含药屑、杂质不得过2%;果实种子类、全草类、树脂类含药屑、杂质不得过3%;炒制品中的炒黄品、米炒品等含药屑、杂质不

得过 1%；炒焦品、麸炒品等含药屑、杂质不得过 2%；炒炭品、土炒品等含药屑、杂质不得过 3%；炙品中酒炙品、醋炙品、盐炙品、姜炙品、米泔炙品等含药屑、杂质不得过 1%；药汁煮品、豆腐煮品、煅制品等含药屑、杂质不得过 2%；发酵制品、发芽制品等含药屑、杂质不得过 1%；煨制品含药屑、杂质不得过 3%。 检查方法：取定量样品，拣出杂质，草类、细小种子类过 3 号筛，其他类过 2 号筛。 药屑、杂质合并称量计算。

链接

二、片型及破碎度

（一）片型

片型是中药饮片的外观形状，无论哪种片型都要符合《中国药典》(2005 年版，一部)及《全国中药炮制规范》的规定。切制后的饮片应均匀、整齐，色泽鲜明，表面光洁，无污染，无泛油，无整体，无枝梗，无连刀片、掉边片、翘边片等。

法 规 要 求

《中药饮片质量标准通则(试行)》规定：异形片不得超过 10%；极薄片不得超过该片标准厚度 0.5mm；薄片、厚片、丝、块不得超过该片标准厚度 1mm；段不得超过该标准厚度 2mm。

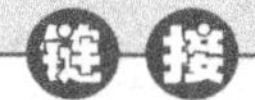

（二）破碎度

一些药物不宜切制成饮片，或有临床上的特殊需要，或为了更好地保留有效成分，经净制处理后，用手工或机器粉碎成不同规格的颗粒，这种颗粒的大小就是破碎度。它不同于粉碎，因为粉碎必须过筛，多数是越细越好。而颗粒饮片可以用粉碎机不加筛子或用粗筛子，也可以用特制的破碎机来制备。颗粒饮片也是中药饮片改革的一个产品，它可以避免药材软化时有效成分的流失。这种颗粒应粒度均匀，无杂质，粉末的分等应符合《中国药典》(2005 年版)的要求。

三、色　　泽

中药饮片都有固有的颜色光泽，若加工或贮存不当均可引起颜色光泽的变化，从而影响药品的质量。药材经炮制成饮片后应显其固有的色泽，有些饮片炮制后比原来颜色加深，有的改变了原来的颜色，通常在炮制操作中常以饮片表面或断面的色泽变化作为控制炮制程度的质量指标。如山楂生品外皮红色，炒后颜色加深，焦山楂表面焦褐色，山楂炭表面焦黑色。另外，药材软化切制的过程也会影响饮片的色泽，如黄芩冷浸后变绿，蒸则保持原色。饮片色泽的不正常变化说明其内在质量的变异。

法 规 要 求

《中药饮片质量标准通则(试行)》对炮制品的色泽要求规定：各炮制品的色泽除应符合该品种的标准外，各炮制品的色泽要均匀，炒黄品、麸炒品、土炒品、蜜炙品、酒炙品、醋炙品、盐炙品、油炙品、姜汁炙品、米泔水炙品、烫制品等含生片、糊片不得超过 2%；炒焦品含生片、糊片不得超过 3%；炒炭品含生片和完全炭化者不得超过 5%；蒸制品应色泽黑润，内无生心，含未蒸透者不得超过 3%；煮制品含未煮透者不得超过 2%，有毒药材应煮透；煨制品含未煨透者及糊片不得超过 5%；煅制品含未煅透及灰化者不得超过 3%。

四、气　　味

中药及其饮片均有其固有的气味，气味与中药饮片的内在质量有着密切的关系，也是鉴定饮片品质的一个重要依据。一方面饮片虽经炮制，但应具有原有的气和味，或气味稍变淡。另一方面由于炮制具有矫臭矫味的作用，因此有些有异味的中药常用酒炙、醋炙、盐炙、蜜炙、姜炙、水漂、麸炒、炒黄等方法除去异味，如树脂类药材乳香、没药；动物类药材蕲蛇、紫河车、乌贼骨等。同时可能还会具有其所用辅料的气味，如酒炙品应具有酒香气；盐炙品应有咸味等。应注意鉴别。

五、水　　分

水分是控制中药材及其炮制品质量的一个基本指标。中药炮制有水制、水火共制和火制，前两者的含水量都很大，若干燥不彻底，水分超标，必然会发霉变质。因此，切制的饮片，或蒸、煮的制品必须干燥完全。

饮片中含水过多时容易造成发霉变质等，从而降低其疗效。同时由于含水量过多，会影响调剂的准确性，进而影响治疗效果。而含水量过少也会造成饮片干裂，甚至成碎块。所以，控制饮片中的水分，对于保证饮片的质量和贮存保管都有重要的意义。按炮制方法及各药物的具体性状，一般饮片的水分含量宜控制在 7%～13%。

法 规 要 求

《中药饮片质量标准通则(试行)》对各类饮片的含水量规定：蜜炙品不得超过 15%；酒炙品、醋炙品、盐炙品、姜汁炙品、米泔水炙品、蒸制品、煮制品、发芽制品、发酵制品均不得超过 13%；烫制后醋淬制品不得超过 10%。

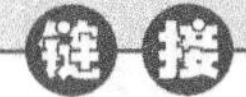

六、灰　　分

灰分是将中药材或饮片在高温下灼烧、灰化，所剩残留物的重量。将干净而又无任何杂质的饮片高温灼烧，所得灰分称为"生理灰分"。如果在生理灰分中加入稀盐酸滤过，将残渣再灼烧，所得灰分为"酸不溶性灰分"。两者都是控制中药材及其饮片的基本指标。因为中药材或饮片质量稳定时这两者都在一定范围之内。在检测饮片的质量，特别是纯净度方面，灰分是极其有用的指标。如果测得的灰分值高于正常范围，则必有其他无机物掺杂；如果测得的灰分值低于正常范围，则可能为伪品或劣质品。

七、浸 出 物

浸出物是中药饮片用不同的溶媒进行浸提，所得的干膏的重量。饮片加入溶媒后，经过浸润、渗透—解吸、溶解—扩散、置换等作用，饮片中某些成分（包括有效成分）被提取出来。因此，测定浸出物的含量是衡量饮片质量的一项有用的指标，尤其是对于那些有效成分尚不完全清楚或没有准确定量方法的饮片。根据饮片中主要成分的性质和特点，可选用不同性质的溶媒，常见的有水溶性浸出物、醇溶性浸出物、挥发性醚浸出物。

中药材的不同炮制加工方法其浸出物含量不同，中药材饮片的浸出物含量高低，能反映出饮片的质量，所以以浸出物含量为指数，能有效地控制中药材饮片的质量。

八、有 效 成 分

测定炮制品中有效成分的含量，是评价炮制品质量的最可靠、最准确的方法。炮制品的含量测定，一般要比生药更加复杂和困难，不只是因为炮制品的品种多（一种生药通常制成多种不同规格的饮片），更重要的是由于辅料的加入或长时间的加热处理，势必对原生药的某些成分发生了质和量的改变，增加了测定的难度。有效成分的含量测定是炮制品评价中不可缺少的内容，它不仅关系到饮片的临床应用的疗效，同时它能检查炮制方法与工艺是否合理，并且为工艺的改进提供准确的理论依据。对于有效成分明确的中药炮制品，一定要对有效成分的含量有所规定，凡是一药有多种有效成分的亦应建立多个指标，并制订相应的检测方法。

九、有 毒 成 分

药物的毒副作用是由于药物中所含的毒性成分引起的，对于这类有毒的药物，建立有毒成分限量指标是必不可少的。这个限量指标的建立，可以保证临床用药安全。有毒成分的限量指标一般应包括：毒副作用成分、重金属的含量、砷盐含量、农药残留量等。

十、卫生学检查

中药材、中药饮片及其制剂，由于药物在采收、加工、生产、贮运等过程中，会受到细菌对其产生的污染，因此对炮制品作卫生学检查也是必不可少的。一般要对药物中可能含有的致病菌、大肠埃希菌、细菌总数、真菌总数及活螨等做必要的检查，并客观地做限量要求。

十一、包 装 检 查

包装的目的是为了保护药物不受污染，便于贮存、运输和装卸。检查炮制品的包装是否完好无损，是保证炮制品质量的一个重要环节。

第 2 节　中药炮制品的贮藏保管

中药炮制品的贮存是一项细致而复杂的工作。明代陈嘉谟在《本草蒙筌》中就有这样的论述:“凡药贮藏,宜常提防,倘阴干,暴干,烘干,未尽去湿,则蛀蚀霉垢朽烂不免为殃,……见雨久者火频烘,遇晴明向日旋曝。粗糙悬架上,细腻贮坛中”。在临床用药中,中药功效的好坏与否,七分在制,三分在贮。中药炮制品的贮藏保管在中药的采集、加工、炮制中是最后一个环节,如果药材炮制得当,但贮存不善亦直接影响临床用药疗效。

一、中药炮制品贮藏中的变异现象

(一) 发霉

发霉是中药贮藏最常遇到的问题,系干燥不透或干燥后未放凉即贮存,或贮存处潮湿所致。如山药、白芍、白术、当归、麻黄、黄芩、泽泻等易霉变。霉变危害最大,我国特别是长江以南地区,夏季炎热、潮湿,药材极易发生霉变。

发霉是指药物受潮后,在适宜的温度下表面或内部滋生和繁殖了真菌。刚发霉时可见许多白色毛状、线状、网状物或斑点,继而萌发成黄色或绿色的菌丝,这些真菌逐渐分泌一种酵素,溶蚀药材组织,严重的能使某些药物中的有效成分分解,最终导致不堪药用。如果药物表面只有少数霉点、质地较硬、霉味不大、内部无变化者为轻,可逐个刷去霉点,类白色者可用硫黄熏,然后干燥;如果表面霉斑占到 1/4 以上面积,斑色呈黄、绿、黑、灰等杂色,质地较软,霉味很浓,内部色、质发生变化者则不可再用。

(二) 虫蛀

虫蛀是指中药及其炮制品被仓虫啮蚀的现象,是中药贮藏过程中危害最严重的变异现象之一。虫蛀一般也在夏季炎热、潮湿时发生,当炮制品中含有大量的蛋白质、脂肪、淀粉等,极易生虫,导致虫蛀。害虫将中药材或饮片蛀蚀成洞孔,严重时可被蛀空成粉末,使有效成分损失殆尽。另外,害虫蛀蚀药材或饮片时留下的物质均可污染药物,影响质量。如果蛀孔少、内部正常者为轻;如果蛀孔多、内部虚空甚至一捏就碎者为重。可按感染度标准分级处理。

(三) 变色

变色是指药物的固有颜色发生了变化,或由浅变深、或由深变浅、或由鲜艳变黯淡。颜色的变化不仅改变药物的外观,而且也影响药物的内在质量。由于贮存不当,常使某些药物的颜色由白色变为黄色,如白芷、天花粉、山药等;或由深变浅,如黄芪、黄柏等;或由鲜艳变黯淡,如花类的金银花、菊花、红花等,叶类的大青叶、荷叶等。

(四) 气味散失和挥发

气味散失是指药物应有的气味(药材中含有的芳香性成分或挥发油挥发所产生)在受外界因素影响下或贮存不当、日久而散失变淡薄。如薄荷、川芎、当归、细辛、麝香、柴胡、冰片等;另外某些含挥发油的药物，挥发油散失，药物失去油润，变得干枯或破裂，如肉桂、沉香、厚朴等。气味散失也是中药饮片质量受到影响的标志之一。

（五）风化

风化是指某些含有结晶水的矿物药，因长期风吹日晒或过分干燥而逐渐失去结晶水成为粉末的现象。风化了的药物是由于失去了结晶水，改变了成分结构而发生的，其质量和药性也随之改变。如芒硝极易风化失水，成为风化硝。

（六）潮解

潮解是指某些盐类固体药物容易吸收潮湿空气中的水分，使其表面慢慢溶化成液体状态，如咸秋石、硇砂、芒硝等。这些药物变异后不仅难以贮存，也不易配方、发药。

（七）粘连

粘连是指某些熔点比较低的固体树脂类或动物胶类药物，受潮、受热后容易黏结成块。同时，还可能将灰尘杂物黏于其表面，影响药物纯净，也给配方带来难度。如乳香、没药、阿胶、鹿角胶、龟板胶等。

（八）腐烂

腐烂是指某些鲜活药物，因受温度、空气中的微生物的影响，引起发热，继而受细菌侵蚀而发生败坏现象，如鲜生地、鲜生姜、鲜芦根、鲜石斛、鲜茅根、鲜菖蒲等。药物一经腐烂，即不能再入药。

（九）冲烧

冲烧又叫自燃，质地轻薄松散的植物药材，如红花、艾叶等，由于本身干燥不适度，或在包装码垛前吸潮，在紧实状态中细胞代谢产生的热量不能散发，当温度积聚到67℃以上时，热量便能从中心一下冲出垛外，轻者起烟，重者起火。如柏子仁。

（十）泛油

泛油又称走油，是指含有挥发油、脂肪油的药物，因受热或受潮而在其表面出现油状物质，质地发软变黏、颜色变浑，并发出油败气味的现象。如苦杏仁、桃仁、柏子仁、郁李仁、炒莱菔子、炒酸枣仁等。出现泛油，说明药物的成分已经变化，一般不宜药用。含糖类药材或饮片也同样可出现类似泛油的现象，而称为“泛糖”。如天冬、麦冬、牛膝、黄精、熟地等。药物泛油是一种酸败变质现象，改变了中药原有成分的性质，影响了疗效，甚至可产生不良反应。

二、中药炮制品贮藏中变异的原因

中药炮制品在贮存过程中会发生很多变异现象，与炮制品本身的性质和贮存的外界条件密切相关。而炮制品本身的性质是固有的，所以，影响炮制品变异的原因主要是外部因素。归纳起来主要有生物因素、自然因素、人为因素。

(1) 生物因素:真菌、仓库害虫和鼠类的活动。

(2) 自然因素:温度、湿度、光线和空气的影响。

(3) 人为因素:仓贮设施不佳及验收、养护、堆码等工作失误。

生物因素对药材的直接危害最大;自然因素决定着生物因素的危害程度;人为因素是造成变质的关键所在。

三、中药炮制品的贮藏保管方法

中药及其炮制品的贮藏保管是一门综合性学科,是一项比较复杂的技术性工作。中药材性质复杂,品种繁多,保管技术要求较高,我国药学工作者在长期的生产实践中积累许多贮藏保管的经验,现介绍如下。

(一) 传统时期的贮藏保管方法

中药炮制品贮藏的传统时期指的是春秋战国至清代,这个时期贮藏地方法主要有清洁、控制温度、防湿、密封(密闭)、对抗同贮法。

1. 清洁养护法　仓虫是指各种危害药材的仓库害虫,约有210种以上。其中,以甲虫类最多,其次是蛾类和螨类。清洁卫生是一切防治工作的基础,凡重视仓库的清洁卫生工作,就能杜绝害虫感染途径,恶化了害虫的生活条件,是防止仓虫侵入最基本和最有效的方法。其内容主要包括保持中药及其炮制品、仓库及其周围环境的清洁和库房的消毒工作。

2. 控制温度法　对大多数真菌和仓虫来说,18~35℃是最适宜生长、繁殖的温度,所以夏季最宜生虫、发霉。因此,只要能把药材周围的气温控制在17℃以下或36℃以上,便可避免霉、蛀。

3. 防湿养护法　常用的方法有通风、晾晒、吸湿。

知识拓展

湿度包括药材的含水量和空气相对湿度。药材含水量是指药材中水分的含量,以百分比表示。如"含水量为15%",是指100g(或千克)药材中含有15g(或千克)水分。相对湿度是指在一定温度时,空气中水蒸气的饱和程度,也用百分比表示。如果相对湿度等于100%,那就说明空气中水蒸气已经完全饱和;如果相对湿度等于0%,那么在空气中就不含有水蒸气,而是绝对干燥。一般来说,当药材含水量在13%以下、空气相对湿度在70%以下时,各种真菌和仓虫会因缺水而迅速死亡。

链接

(1) 通风法:首先在保证库房及其周围环境清洁卫生、避免污染的情况下要经常通风,通风的目的是把库房的潮湿空气换出去,但阴雨天库外湿度高于库内,就不宜通风。

(2) 晾晒法:随时观察库房的潮湿程度,药材如有受潮现象,应及时晾晒,所谓"遇晴明向日旋曝"。但也要根据药材性质而定。

(3) 吸湿法:传统的吸湿方法是在库房内放置若干石灰箱吸收空气中的水蒸气(生石灰的吸水率为20%~30%)。还可用无水氯化钙(吸水率为100%~130%)、硅胶(吸水率为30%~50%)、钙镁吸湿剂(吸水率100%以上)、炉灰(吸水率为5%)、木炭(吸水率为3%)等。另外,可利用空气除湿机吸收空气中的水分,降低库房的相对湿度,也可达到防蛀、防霉的效果。该法费用较低,不污染药物,是一种较好的除湿方法。

4. 密封(密闭)养护法　是隔绝空气、湿气、微生物、害虫的一种贮存方法。目的是使中药及其炮制品与外界的空气、温度、湿度、光线、细菌、害虫等隔离,尽量减少这些因素对药物的影响,保持中药及其炮制品原有质量,以防虫蛀、霉变。如细贵药人参、鹿茸、冰片、熊胆、牛黄、猴枣等可单独密封,可用罐、坛、瓶、桶、箱、柜或缸等密封,也可用塑料袋密封。同时,还可以加入干燥剂,其防霉、防蛀效果更好。

生活实践

鹿茸,极易生虫,贮藏前,可将细辛末调成稠糊状,涂在其缝或边缘处,尤其是茸的末端最易生虫的地方,然后再烤干,可置密闭的木箱内(樟木箱为佳),防虫效果更好。

链接

大量贮存可建密封库、密封室。密封的现代技术已经发展到真空密封,将药物放入合适的容器,密封后抽真空。这样保存药物会更为保险。

需要注意的是,不论采用何种方法密封中药和饮片,都必须检查其是否干燥,含水量是否符合标准,并检查确实无虫蛀、霉变现象才可进行操作。

5. 对抗同贮法　是将某种有驱虫香气的药材与易生虫的药材放在一起保存,来防止易生虫药材虫蛀或霉变的一种贮存方法。常用的驱虫药材有牡丹皮、花椒、细辛、荜澄茄、冰片、薄荷脑、肉桂、丁香、大蒜、茴香等。如牡丹皮与泽泻同贮,牡丹皮不易变色,泽泻不易虫蛀;花椒与蕲蛇、白花蛇、蛤蚧、全蝎、海马等同贮;人参与细辛同贮;冰片与灯心草同贮;土鳖虫与大蒜同贮;荜澄茄、丁香等与人参、党参、三七等同贮等。

另外,乙醇或白酒是良好的杀菌剂,所以将易生虫、发霉的药材或饮片与乙醇或白酒一起密封保存,是一种较好的贮存方法。该法的关键是密封不透气。多数药物都适用此法,如动物类的蕲蛇、乌梢蛇、地龙、蛤蚧等,种子类的柏子仁、酸枣仁等,含糖多的药物、贵重药均可用此法。

(二) 化学时期的贮藏保管方法

中药炮制品贮藏的化学时期指的是新中国成立后至 20 世纪 80 年代以前,这个时期主要靠化学熏蒸法来贮存和养护中药炮制品。

化学熏蒸法是采用具有挥发性的化学杀虫剂的一种养护方法。用于药材杀虫的药剂必须挥发性强,有强烈的渗透性,能掺入包装内,效力确实,作用迅速,可在短时间内杀灭一切害虫和虫卵,杀虫后能自动挥散而不永远黏附在药材上,并且对人的毒性小,对药材的质量没有影响。较常用且最有效的杀虫剂有以下几种:

氯化苦(chloropicrin,CCl_3NO_2):通常采用喷雾法或蒸发法密闭熏蒸 2~3 天,用量一般 30~50g/m^3。

磷化铝(AlP):本品吸潮后产生有毒磷化氢气体,利用这一性质,可进行仓库密闭熏蒸杀虫,市售磷化铝片(含辅料)用量为 5~6g/m^3。

二氧化硫(SO_2):本品渗透力较氯化苦小,对成虫的毒杀作用较强,密闭熏蒸的时间要长,对螨类危害的仓库最为适宜,用量 250g/m^3。本品用后能使药材退色,且遗留其气味,现已少用。

(三) 现代技术时期的贮藏保管方法

中药炮制品贮藏的现代技术时期指的是 20 世纪 80 年代以后,这个时期采用了一些先进科学技术、新的方法来贮存和养护中药炮制品。

近年来，随着现代科学技术的发展，我国药学工作者在这方面做了大量的研究工作。一些物理的、化学的方法不断在中药及炮制品贮藏保管上得到应用，使贮藏手段进一步科学化、合理化。

1. 气调养护　全称“空气组成的调整管理”，国外称“CA 贮藏”。气调养护是将药材置于密闭环境中，抽出其中的空气，充入二氧化碳或氮气，使仓虫和真菌因缺氧无法生长繁殖或窒息死亡。该法的特点是：无毒、无污染、费用低、能防止走油、变色。

2. 气幕防潮　气幕又称气帘或气闸，是装在库房门上，配合自动门以防止库内冷空气排出库外、库外潮热空气侵入库内的装置，从而达到防潮的目的。由于气幕只有防护作用，无吸湿作用，此配合除湿机使用更佳。

3. ^{60}Co-γ 射线辐射　^{60}Co 放射出的 γ 射线有很强的穿透力和杀菌能力，采用 ^{60}Co-γ 射线对中药材、饮片、中成药进行杀虫灭菌处理，具有效率高、效果好、不破坏药材外形、不会残留放射线的特点。因此，是目前较理想的灭菌方法，但需专门设施。

4. 低温冷藏技术　其原理是利用机械制冷设备降温，抑制微生物和仓虫的滋生和繁殖，从而达到防蛀、防霉的目的。该法的特点是：易操作，好管理，温度低，特别适用于受热易变质的药材；但是该法仅能抑制害虫发育繁殖，不能完全杀灭害虫。

5. 气体灭菌　主要是指环氧乙烷防霉技术及混合气体防霉技术。环氧乙烷是一种气体灭菌杀虫剂，其作用机制主要是与细菌蛋白分子中的氨基、羟基、酚基或巯基中的活泼氢原子起加成反应生成羟乙基衍生物，使细菌代谢受阻而产生不可逆的杀灭作用。但环氧乙烷是一种低沸点（13～14℃）的有机溶剂，有易燃易爆的危险。应用环氧乙烷混合气体可克服上述缺点。它是由环氧乙烷与氟利昂按国际通用配方组成，具有杀菌效果可靠、安全、操作简便等优点。

6. 蒸汽加热　是利用蒸汽杀灭中药材及其炮制品中的真菌、杂菌及害虫的方法。灭菌温度高、时间短，并不影响药效成分。是一种简单、廉价和可靠的灭菌方法。

7. 干燥技术　现代干燥技术有多种，如微波干燥技术速度快，时间短，挥发性物质及芳香性成分损失少，加热均匀，产品质量好，热效率高；远红外辐射干燥技术，干燥速度快，药物质量好，能较好地保留挥发油成分，并具有较高的杀菌、杀虫及灭卵能力，节省能源，造价低，便于自动化生产，劳动强度低；太阳能集热干燥技术，节省能源，环境污染少，烘干质量好，避免了尘土和昆虫传菌污染及自然干燥后药物出现的杂色和阴面发黑的现象，外观质量好。

8. 埃-京杀虫技术　其原理是应用 CO_2 进行加压，接着迅速松压，利用动物器官对于加压后迅速松压不能耐受的特性，有效地把害虫杀死。该方法无污染，无残毒，杀虫效果好，中药成分损失少，产品质量高。

9. 无菌包装　是先将中药材或饮片灭菌，然后将其装入一个真菌、杂菌无法生长的容器内，避免了再次污染的机会，在常温下，不需任何防腐剂或冷冻设施，在规定时间内不会发生霉变。一般中药材经灭菌后均有二次污染的可能，得不到预期的防霉效果。而将灭菌与无菌包装结合起来就可避免二次污染。进行无菌包装时要具备三个基本条件：①包装环境无菌；②贮存物无菌；③包装容器无菌。无菌包装过程中，对产品及容器的灭菌很重要，目前的无菌包装材料多采用聚乙烯。聚乙烯不适用于蒸汽灭菌，最宜环氧乙烷混合气体灭菌。

上述几种贮藏保管新技术或者是通过控制药材含水量、库房温度、湿度、氧气含量阻碍微生物的生长、繁殖，或者是直接杀灭害虫、真菌。在实际应用时，可以根据库房条件及中药的不同特点，选择不同的方法，若能几种技术联合使用，效果会更好。

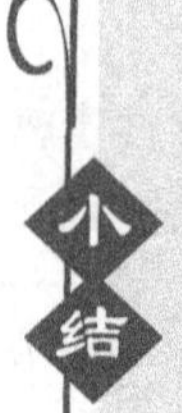

中药炮制品的质量要求及贮藏保管是整个炮制过程中的两个重要环节。中药饮片质量的好坏是影响中药疗效和中药发展的关键，中药饮片的质量标准的建立是中药炮制学科重要的工作内容，也是药品管理法实施饮片批准文号的基本要求。另外，科学的贮存保管亦是保证饮片质量的有效途径。本章重点讲述了关于中药炮制品质量要求（外观质量主要看饮片的净度及形、色、气、味、包装等；内在质量主要看饮片的水分、灰分、浸出物、有效成分、有毒成分、卫生学检查等）及中药饮片常见的贮藏保管方法，并介绍了中药饮片贮藏保管的发展趋势。

目标检测

一、名词解释

1. 净度　2. 生理灰分　3. 浸出物　4. 风化　5. 自燃　6. 泛油　7. 对抗同贮

二、填空题

1. 中药炮制品的质量要求主要包括________、________、________、________、________、________浸出物等项目。

2. 中药炮制品的净度可以用炮制品________及________的限度来表示。

3. 霉变的产生主要与________或________有关，或________所致。

三、选择题

（一）**A 型题**

1. 一般炮制品的含水量宜控制在（　）
   A. 2%～5%　B. 3%～7%
   C. 7%～13%　D. 15%～17%
2. 下列哪个不是炮制品贮存过程中的变异现象（　）
   A. 发霉　B. 虫蛀
   C. 变种　D. 变色
3. 传统贮藏保管技术中，一切防治工作的基础是（　）
   A. 清洁养护法　B. 防湿养护法
   C. 密封养护法　D. 对抗同贮法

（二）**B 型题**

A. 发霉　B. 虫蛀
C. 风化　D. 变色
E. 粘连

4. 芒硝在贮藏过程中易发生（　）
5. 阿胶在贮藏过程中易发生（　）
6. 金银花在贮藏过程中易发生（　）

（三）**X 型题**

7. 中药炮制品现代贮藏方法有（　）
   A. 气调养护　B. 气幕防潮

C. 对抗同贮　　D. 蒸汽加热

E. 气体灭菌

8. 属于对抗同贮法的药对有　（　）

A.丹皮与泽泻　　B.花椒与蕲蛇

C.冰片与灯心草　　D.丁香与人参

E.细辛与蛤蚧

四、问答题

1. 简述中药炮制品贮藏过程中的变异现象。

2. 中药炮制品的现代贮存方法及原理是什么?

（傅海珍）

第6章　净选加工

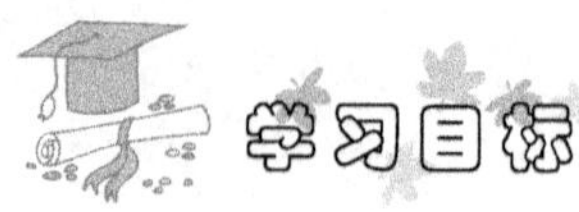

1. 掌握清除杂质、分离和清除非药用部位及其他净选加工的操作方法
2. 理解净选的目的与意义
3. 了解杂质检查的操作

第1节　概　　述

净选加工即净制，是中药炮制第一道工序。净制是指除去药材非药用部位；药材霉变品、虫蛀品；与药材来源不同的杂质并对药材进行“分档”的一些操作。净制后的药材称为“净药材”。药材在切制、炮炙或调配制剂时，均应使用净药材。净制药材可根据具体情况，分别选用挑选、风选、水选、筛选、剪、切、刮削、剔除、刷、擦及泡洗等方法使其达到质量标准。

历史回顾

汉代《金匮玉函经》云：药物“或须皮去肉，或去皮须肉，或须根去茎，又须花须实，依方拣采、治削，极令净洁。”此后，历代医药典籍中也有不少论述，净制理论在明清时代趋于完善。如明代《本草蒙筌》云：“有剜去瓤免胀，有抽去心除烦。”清代《修事指南》云：“去芦者免吐，去核者免滑，去皮者免损气，去丝者免昏目，去筋脉者免毒性，去鳞甲者免毒存也。”

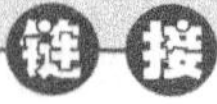

净选加工的目的有以下几点：

1. 除去泥砂杂质及虫蛀霉变品　主要是去除产地采收、加工、贮藏运输过程中混入的泥砂、残留的枝梗、虫蛀及霉变品。

2. 分离药用部位　如麻黄茎与根，草果仁与皮，莲子与莲子心，使作用不同的部位区分开来，使之更好地发挥疗效。

3. 除去非药用部位　指去除非药用部位以保证调配时剂量准确或减少服用时的副作用，如去枝梗、去粗皮、去毛、去瓤、去心、去芦、去核、去头尾足翅等。

4. 进行大小分档　便于在水处理和加热过程中分别处理，使其均匀一致。如半夏、天南星、白术、川芎、川乌、白附子、鸡内金、穿山甲等。

净选加工可分为清除杂质、分离不同药用部位、去除非药用部位及其他加工等。在实际操作时它们又密切联系，可以同时运用。

第2节　清除杂质

清除杂质的目的是为了使药物洁净或便于进一步加工处理。根据方法的不同，可分为挑选、筛选、风选和水选等。

一、挑　　选

挑选是用手挑拣去除混在药物中的杂质、霉变品等，或区分不同药用部分，或将药物按大小、粗细等进行分档，以使药物洁净或便于进一步加工处理。如乳香、没药、五灵脂等常含有木屑、砂石等杂质；藿香、淡竹叶、香薷、金银花等常夹有枝梗、腐叶及杂草等；麦冬、枸杞子、百合等亦常有泛糖、泛油或霉变品混入，这些均须挑选除去。挑选应设工作台，工作台表面应平整，不易产生脱落物。

二、筛　　选

筛选是根据药物和杂质的体积大小不同，选用不同规格的筛和箩，以筛去药物中的砂石、杂质，或将形体不同、大小不等的药物分开，或筛去药物炮制中的辅料，如麦麸、米、土、砂、蛤粉、滑石粉等。如川乌、天南星、半夏等分别用不同孔径的药筛进行筛选，以便分别浸漂和炮制；又如穿山甲、鸡内金等须分档分别进行炮制，以使受热均匀，防止炮制不及或太过。

炮制用筛多为非标准筛，按制作方法可分为冲眼筛（即模压筛）和编制筛。可根据药材的大小选用合适孔径的筛。

工具巧用

炮制用筛一般有六种型号，用箩有两种型号，如孔眼内径10mm的2号筛可用来筛分延胡索、浙贝母等，孔径7mm的3号筛可以筛分半夏等，孔径5mm的可以筛分香附，孔径0.5mm的2号箩可筛麦麸等。

链接

传统筛选方法系手工操作，效率低，劳动强度大，粉尘污染严重，现代多采用机械操作，主要有振荡式筛药机和电磁振动筛药机等，操作时根据药物大小不同安装不同孔径的筛网，启动机器，将待筛选的药物放入筛内，即可使杂质与药材分开，或将药材大小分档。这类机械结构简单，操作容易，效率高而噪声小。

振荡式筛药机由筛子、弹性支架、偏心轮和电动机等组成。筛网固定在筛框上，根据需要选用不同孔径的筛网。筛筐与弹性支架相连。偏心轮通过连杆结构与一弹性支架连接。当电动机带动偏心轮转动时，筛子即做往复运动。振荡式筛药机见图6-1。

电磁振动筛药机由机座、振动室、料斗、电磁激振器组成。机器开动时，电磁激振器作用产生振动，带动振动室振动，使药材过筛，将药材大小分档或净制药材。图6-2为电磁振动筛工作原理示意图。

筛药机应在无负荷的情况下启动，观察运行是否平稳，有无异常噪声；待运行平稳后开始给料，给料装置与筛面之间的距离不得过大，以防止损坏筛面，给料应连续均匀；停机时应先停止给料，待筛面上物料排除后再停机。因筛选粉尘较大，应安装捕吸尘设施。工作时先开捕吸尘设备，再开筛分设备，结束时先关筛分设备，间隔一定时间再关吸尘设备。

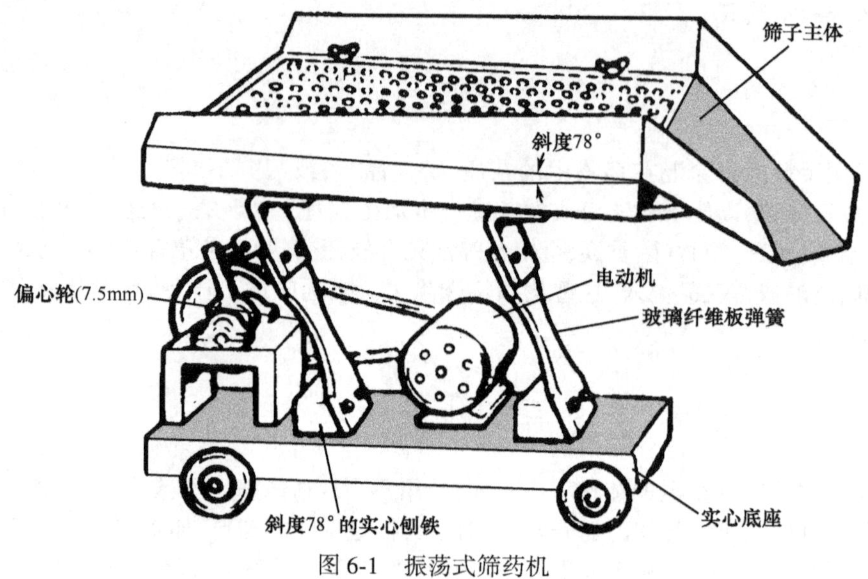

图 6-1 振荡式筛药机

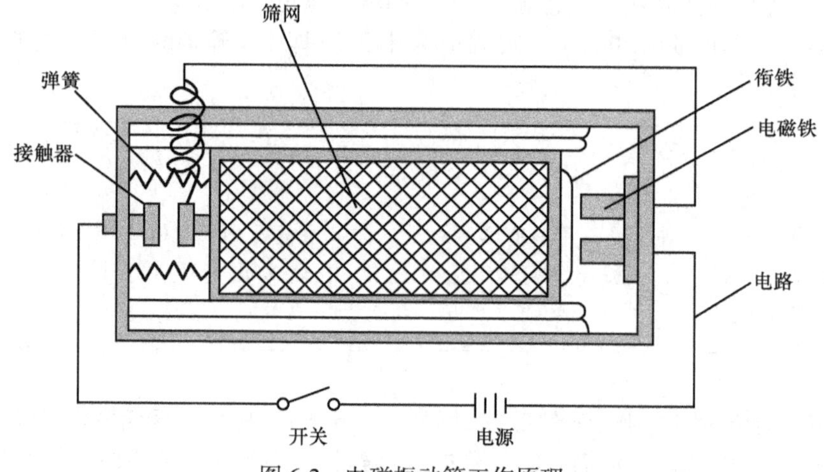

图 6-2 电磁振动筛工作原理

三、风　　选

风选是利用药物和杂质的轻重不同,借风力将杂质与药材分开,以达到纯净药材的目的。如车前子、青葙子、莱菔子、葶苈子等。传统手工操作多用簸箕或风车。现代多使用风选机器进行风选。图 6-3 是卧式风选机,药材被加到振动料斗中,经振动向前散布落下,在变频离心式鼓风机的气流作用下,根据密度的不同,落入相应的出料斗中,达到去除杂质和药材分档的作用。砂石落在最近的出料斗中,灰屑落入最远的出料斗中。变频离心式鼓风机可无级调速,根据药材的大小密度不同,调节风力大小,可达到满意的分离效果。因风选粉尘较大,也应安装捕吸尘设施。

四、水　　选

水选是将药物通过水,选出或漂去杂质的常用方法,可结合饮片切制前的水处理进行。有些药物常附着泥砂、盐分或不洁之物,用筛选或风选不易除去,故用水选或漂的方法,以使药物

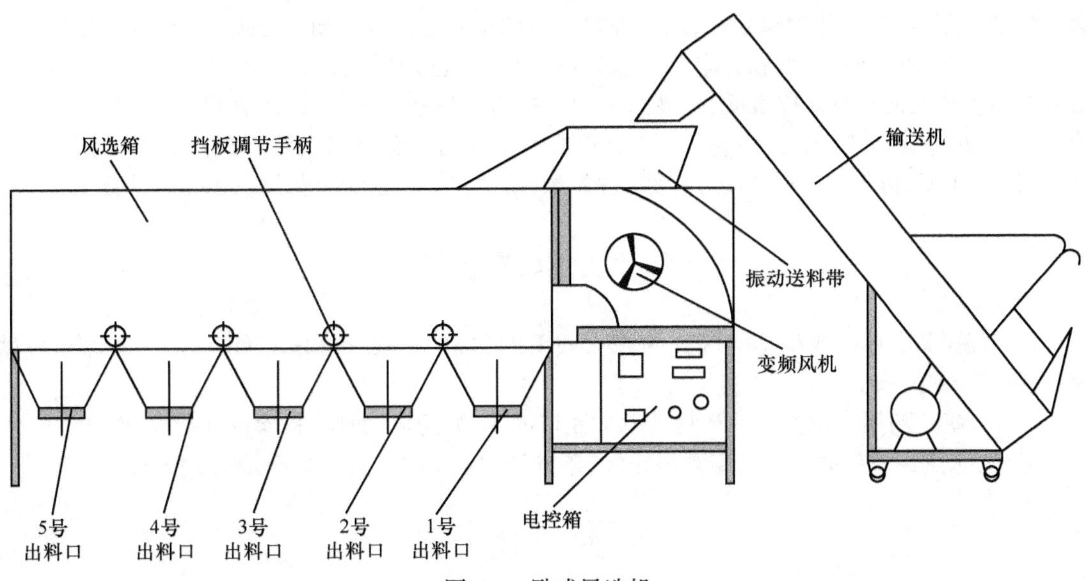

图6-3 卧式风选机

洁净。如乌梅、山茱萸、大枣、川贝母、海藻、昆布等,均需洗或漂去附着的泥沙、盐分。另如酸枣仁也常用水漂去核皮。洗漂时应注意掌握时间,勿使药物在水中浸漂过久,以免损失药效,并注意及时干燥,防止霉变。

在保证药材洁净的前提下,对于有效成分易溶于水的药材操作需尽量缩短与水接触的时间,一般采用"抢水洗"法(快速洗涤药材,缩短药材与水的接触时间),以免损失药效。

少量药材可在洗药池中用流动水手工清洗,大量药材洗涤可用洗药机。

岗位要求

药材洗涤用水应符合国家饮用水标准;洗涤应使用流动水,用过的水不得洗涤其他药材,不同的药材不宜放在一起洗涤;清洗厂房内排水设施良好,地面不积水,易清洗、耐腐蚀;洗涤药材的设备或设施内表面应平整光洁,易清洗消毒,耐腐蚀,不易产生脱落物,不与药材发生化学变化或吸附药材。以上关于水的要求在切制前水处理中同样适用,关于设备的要求对切制、炮制设备同样适用。

链接

第3节 分离和清除非药用部位

根据中医临床用药要求,须除去药材非药用部分,或分离药用部位。按净制要求可分为:去芦,去根去茎,去皮壳,去毛,去心,去核,去瓤,去枝梗,去头尾足翅,去残肉,去杂质、霉败品等。

一、去 芦

"芦"又称"芦头",一般指药物的根头、根茎、残茎、茎基、叶基等非药用部位。

历代医药学家认为"芦"为非药用部位,有的且"能吐人",故应除去。《雷公炮炙论》在甘草条下记载:"凡使,须去头尾尖处,其头尾吐人"。《修事指南》谓:"去芦者免吐"。前人将人参、参芦分别入药，把参芦作为涌吐剂，用于虚热患者的催吐。而现代研究证明，人参主根和芦头的皂苷种类、数目均相同，且后者总皂苷含量远高于前者，也未发现人参芦有催吐作用。另外，对桔梗主根和芦头的成分研究表明，桔梗芦头和主根的成分基本一致，但所含皂苷量，芦头多于根约20%~30%，其他如防风、玄参、独活等，其芦头和主根均具有相同或相近的有效成分和临床效果。因此，《中国药典》（2005年版，一部）对人参、桔梗、防风、独活等药材已不作去芦要求。

二、去根或去茎

1.去残根　全草类或根茎类药材须除去残留的主根、支根、须根等部位。如荆芥、麻黄、薄荷、益母草、藕节、黄连等。

2.去残茎　药用部位为根的药材须除去残留的茎，如防风、龙胆、丹参、续断、柴胡等。

另外，麻黄根、茎都能入药，麻黄根止汗，茎发汗解表，作用不同，须分离分别入药。

三、去　枝　梗

去枝梗指除去某些果实、花、叶类药材中的非药用部位，如老茎枝、花柄、果柄等，以使药物纯净、用量准确。如五味子、辛夷、菊花、桑叶、侧柏叶、槐角、栀子、钩藤等。

传统认为钩藤以钩入药为佳，双钩比单钩好，嫩枝较老枝好，钩多枝少则效强，钩少枝多则效弱，纯嫩钩效力更强。本草纲目记载："古方多用皮，后世多用钩，取其力锐耳"。现代研究表明：钩藤的根、茎、带钩枝、叶、嫩枝中均含有钩藤总生物碱（主要集中于皮部，木部含量少），但含量有差别，老枝、枯枝含量极少；钩藤经长期煮晒或长期贮存后，含量下降。药理实验结果表明，嫩枝、钩降压作用维持时间长，老枝、茎降压作用较弱，维持时间短。说明古人强调钩藤用钩、嫩枝并去除老茎枝有道理。

四、去　皮　壳

汉代《金匮玉函经》中明确指出："大黄皆去黑皮。"梁代《本草经集注》亦指出一些皮类药物，如肉桂、厚朴、杜仲、秦皮等，"皆去削上虚软甲错，取里有味者称之"。清代《修事指南》谓"去皮者免伤气"。

药物的去皮包括以下几个方面：

1. 皮类药物的栓皮　如厚朴、杜仲、黄柏、肉桂等用刀刮去栓皮、苔藓及其他不洁之物。
2. 根和根茎类药物的根皮　如知母、桔梗等多在产地趁鲜刮去皮。
3. 果实类药物的果皮　如益智、使君子、白果、巴豆等砸破皮壳，去壳取仁。
4. 种子类药物的种皮　如苦杏仁、桃仁等，用燀法去皮。

主要目的是去除非药用部分使剂量准确，分离不同药用部位，便于切片。

法 规 要 求

《中国药典》（2005版，一部）对桔梗不作去皮要求；规定厚朴、杜仲、黄柏、肉桂须除去或刮去粗皮；对苦楝皮规定"晒干；或除去粗皮，晒干"，对牡丹皮规定"迅速洗净，润后切薄片，晒干"。

链接

现代研究表明带皮桔梗具有明显的祛痰作用，与去皮桔梗相似或稍强，临床应用也无不良反应；厚朴、杜仲、黄柏、肉桂、苦楝皮等药材除去粗皮是合理的；苦楝皮粗皮中有效成分含量微，为保证药效，要求粗皮较厚须除去，粗皮较薄则无须除去；牡丹皮去皮后丹皮酚的含量下降。

五、去　毛

有些药物表面或内部，常着生许多绒毛或鳞片，服后能刺激咽喉，引起咳嗽或其他有害作用，故须除去，以消除其不良反应。根据不同的药物，可采取下列方法去除毛绒。

1.刷去毛　部分叶类药材如枇杷叶、石韦等，其下表面密被绒毛，历代文献记载均需刷去。《中国药典》(2005年版，一部)中也规定枇杷叶需除去绒毛。少量者，可用毛刷逐张刷去绒毛；大量者，可用机器刷。

知识点延伸

现代研究表明，去毛的枇杷叶与枇杷叶绒毛所含成分基本相同，但绒毛中皂苷含量较叶中低，而且绒毛中并不含有能致咳或产生其他副作用的特异化学成分。也有研究发现，枇杷叶的绒毛在煎煮过程中不易脱落，少量脱落也可以通过过滤而除去。现主张工业生产中枇杷叶不必刷去毛，而对煎煮液加强过滤，既省工又省时。

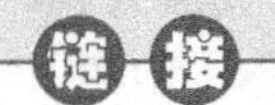

2.烫去毛　某些根茎类药材如骨碎补、香附、知母等表面生有黄棕色的鳞片或绒毛，可用砂烫法将毛烫焦，取出稍凉，与瓷片或石块一同放入竹笼或布袋内，撞净过筛即可。

3.挖去毛　果实类药材金樱子果实内部生有淡黄色绒毛，在产地加工时趁鲜纵剖二瓣，挖净毛和核。为防止加工中绒毛对皮肤和咽喉的刺激性，可戴手套和口罩。

4.燎去毛　鹿茸密布茸毛，可用酒精灯将毛燎焦，再用瓷片或玻璃片刮净。注意不可将茸皮燎焦，以免切片时破碎。

六、去　心

“心”，一般指根类药材的木质部或种子的胚芽。清代《修事指南》谓：“去心者免烦”，但现代研究并未能证实相关论述。去心作用可归纳为以下几个方面：

1.分离不同药用部位　莲子肉能补脾涩精，莲子心(胚芽)能清心热，除烦，故须分别入药。可将干燥莲子剖开，取出莲子心；也可在产地趁鲜用竹签沿莲子一端插出莲子心，莲子肉仍保持完整。

2.除去非药用部位　根皮类药物如牡丹皮、地骨皮、白鲜皮、五加皮、巴戟天等，木心所占比重较大，且无药效，影响用量的准确性，且质地坚硬不利于切片，须除去。牡丹皮、地骨皮、白鲜皮、五加皮在产地趁鲜剥取根皮；巴戟天采挖后，洗净，除去须根，晒至6~7成干，轻轻锤扁，炮制时蒸透，趁热除去木心(也可在捶扁后剥取根皮)。某些根及根茎类药物如甘遂、百部、川贝母、百合、麦冬等心所占比重小，对临床治疗也不产生副作用，故《中国药典》(2005年版)对其去心不作要求。

知识点延伸

现代科学实验表明麦冬不同炮制品中总黄酮的含量不同，去心麦冬明显高于其他炮制品。进一步比较麦冬肉(皮部)与麦冬心(木质部)的化学成分，发现其基本相似，临床实验服带心麦冬患者，都未发现"烦"的表现，现主张麦冬不去心，入煎剂时切碎或砸扁使用，以利于成分的浸出。

链接

七、去　　核

有些果实类药物，常用果肉而不用核(或种子)。其中，有的核(或种子)属于非药用部分；有的果核与果肉作用不同，或具有副作用，故须除去或分别入药。关于去核的目的，《雷公炮炙论》中曾提出："使山茱萸，须去内核，核能滑精。"清代《修事指南》指出"去核者免滑"。

现代认为去核的作用大致有以下几点：

1.分离不同药用部位　如花椒(果皮)温中止痛，杀虫止痒；椒目(种子)行水平喘，故须分别入药。但现在花椒很少去心。连翘(果实)清热解毒，消肿散结；连翘心(种子)清心安神，利小便，故须分别入药。

2.除去非药用部位　如乌梅，按医疗要求有用肉者，且核的分量较重，并无治疗作用，故须除去。山楂(北山楂)，为了增强果肉的疗效，多将核除去；而南山楂以个入药，多不去核。诃子为收涩药，历代强调"去核用肉"。诃子主要成分为鞣质，生诃子肉中鞣质含量约为核的10倍，故须去核入药，以保证疗效。

3.增强疗效　如山茱萸、诃子肉、乌梅肉等去核主要是能增强果肉的药用效果。去核一般在产地趁鲜剥取果肉去核，未作去核处理者，可将其软化后剥去核，干燥。

八、去　　瓤

有些果实类药物，须去除非药用的瓤。如枳壳、瓜蒌、木瓜等。去瓤的目的主要是去除非药用部位。一般洗净润软后去除。

唐代《新修本草》中说：枳实"用当去核及中瓤乃佳"。至明代《本草蒙筌》中始有"去瓤者免胀"。如枳壳，通常用果肉而不用瓤。现代研究表明，枳壳中挥发油含量远高于果瓤。同时瓤约占枳壳重量的20%，又容易霉变和虫蛀，其水煎液极为苦酸涩，且有瓤会引起胀气的说法，故枳壳去瓤。

九、去头尾、皮骨、足、翅

部分动物类药物，需要去头尾、皮骨或足翅，其目的是为了除去有毒部分或非药用部分。如乌梢蛇、金钱白花蛇、蕲蛇等传统均去头、尾、鳞片，但《中国药典》(2005年版)对上述药物在炮制项下均无去尾要求，因此现在均不去尾；斑蝥、红娘子、青娘子均去头足翅；蛤蚧须除去鳞片头足；传统要求蜈蚣、蝉蜕须除去头足入药，《中国药典》(2005年版)对此未作要求，以整体入药。

十、去 残 肉

某些动物类药物，如龟甲、鳖甲、豹骨、狗骨等，均须除去残肉筋膜，纯净药材。去残肉传统用浸泡法，使筋肉皮膜腐烂与骨甲分离；但此法药材成分损失严重，出胶率低。现可用胰脏净制法和酵母菌法净制。《中国药典》(2005年版)规定龟甲和鳖甲置蒸锅内沸水蒸45分钟，取出在热水中用硬刷刷净，此法药材成分损失少，出胶率高。

第4节 其他加工

一、碾 捣

某些矿物、动物、植物类药物，由于质地特殊或形体较小，不便于切制，影响疗效，传统上多用乳钵、冲筒、铁碾船等工具进行操作，碾碎或捣碎，以便调配和制剂，使其充分发挥疗效。采用碾碎或捣碎加工的药物，主要包括以下几类：

1.矿物类 如石膏、代赭石、磁石、自然铜、龙骨、龙齿、云母石等。为便于贮藏保管和防止粉尘污染，此类药物一般在调剂时或临用前捣碎。

2.甲壳类 如穿山甲、龟甲、鳖甲等动物甲类药物一般砂烫至质地酥脆后捣碎后入药，瓦楞子、牡蛎等贝壳类药物一般煅至质地酥脆后碾碎。

3.果实种子类 如芥子、莱菔子、决明子、苦杏仁、酸枣仁等，本类药物大多数含脂肪油或挥发油，宜临用前捣碎，以防捣碎后贮存过久，出现泛油或挥发而失效。

4.根及根茎类 本类药物大多数切成饮片供临床应用，但有的品种形体很小，不便切制，如川贝母、制半夏、三七等须在调剂时捣碎。

在碾或捣碎药材时，为防细粉飞扬，常需要加盖。

二、制 绒

将某些药物碾成绒状，以缓和药性或便于调配。如麻黄碾成绒，则发汗作用缓和，适用于老年、儿童和体弱者服用。另外，艾叶制绒，便于配制“灸”法所用的艾条或艾炷。

三、拌 衣

将药物表面用水润湿，使辅料黏于药物上，从而起到一定的治疗作用。拌衣有朱砂拌和青黛拌两种。如朱砂拌茯苓、茯神、远志等，是将药物润湿后，加入定量的朱砂细粉拌匀，晾干，以增强宁心安神的作用。使用朱砂拌制过的药物时，应严格控制使用量和连续使用时间，以防汞急性或慢性蓄积中毒。

四、揉 搓

某些质地松软、纤维性强而呈丝条状或质地疏松易碎的药物，为了方便调配和煎煮，常揉搓成团状(如竹茹、谷精草)或小碎块(如荷叶、桑叶等)，便于调剂和制剂。

第5节 杂质检查法

《中国药典》(2005版,一部)规定药材中混存的杂质系指下列各类物质:来源与规定相同,但其性状或部位与规定不符;来源与规定不同的物质;无机杂质,如砂石、泥块、尘土等。

检查方法:①取规定量的供试品,摊开,用肉眼或放大镜(5~10倍)观察,将杂质拣出;如其中有可以筛分的杂质,则通过适当的筛,将杂质分出;②将各类杂质分别称重,计算其在供试品中的含量(百分比)。

注意事项:①药材中混存的杂质如与正品相似,难以从外观鉴别时,可称取适量,进行显微、化学或物理鉴别试验,证明其为杂质后,计入杂质重量中;②个体大的药材,必要时可破开,检查有无虫蛀、霉烂或变质情况;③杂质检查所用的供试品量,除另有规定外,按药材取样法称取。

知识拓展

《中国药典》(2005年版)对部分"净药材"的杂质指标做如下规定:枸杞子杂质不得过0.5%,南五味子、桃仁杂质不得过1%,红花、广藿香、大蓟、蔓荆子、商陆、锁阳杂质不得过2%,女贞子、白蔹、僵蚕、石韦、地锦草杂质不得过3%,山茱萸(果核、果梗)杂质不得过3%,白薇、丁香、仙茅、沙棘,小茴香、穿山甲杂质不得过4%,草乌杂质(残茎)不得过5%,酸枣仁(核壳等)不得过5%,地龙、番泻叶、石榴皮、侧柏叶不得过6%,吴茱萸杂质不得过7%,蒲黄杂质不得过10%,青翘杂质不得过3%,老翘杂质不得过9%。

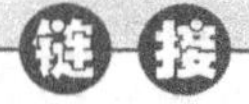

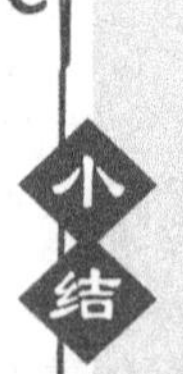

药材调配制剂时,均须使用净药材,因此需对药材净选加工。净选加工的目的是:除去杂质、虫蛀霉变品;分离不同药用部分;对药物按大小分档,便于后续加工炮制等。根据实际情况选择合适的净选加工方法。本章还介绍了药物传统净制方法如挑选、筛选、风选、水洗、去芦、去根去茎、去枝梗、去皮壳、去毛、去核、去瓤、碾捣、制绒、拌衣、揉搓等,对于这些传统的理论我们要结合现代研究成果有选择的继承、发展。为了保证药材的安全有效,《中国药典》(2005版,一部)对药材中杂质的检查方法做了详细介绍,并对部分药材的杂质含量做了明确限定。

目标检测

一、名词解释

1.净选加工　2.杂质　3. 净药材

二、选择题

(一)A型题

1. 酸枣仁入药为种仁,宜　(　)

A.挑选　B.筛选

C.风选　　D.水选

E.喷淋

2. 鹿茸去毛采用 (　　)

A.刷去毛　　B.烫去毛

C.燎去毛　　D.挖去毛

E.撞去毛

3.药物的根、茎作用不同,分别入药的是 (　　)

A.丹参　　B.大蓟

C.麻黄　　D.淫羊藿

E.苦参

4.去心的目的是为了分离不同药用部位的药材是 (　　)

A.莲子　　B.远志

C.五加皮　　D.巴戟天

E.地骨皮

5.艾叶加工常采用的方法是 (　　)

A.拌衣　　B.揉搓

C.碾捣　　D.制绒

E.去毛

(二)B型题

A.去芦　　B.去皮

C.去心　　D.去毛

E.去核

6.山楂、山茱萸需 (　　)

7.人参、党参需 (　　)

8.枇杷叶、金樱子需 (　　)

9. 黄柏、雷公藤需 (　　)

10.巴戟天、五加皮需 (　　)

A.去皮膜　　B.去残肉

C.去头足鳞片　　D.去瓤

E.去角塞

11.枳壳 (　　)

12.蛤蚧 (　　)

13.羚羊角 (　　)

14.麝香、熊胆 (　　)

15.龟甲、鳖甲 (　　)

(三)X型题

16. 传统用药净选时须去芦头的药物有 (　　)

A.人参、党参　　B.丹参、防风

C.龙胆、芦根　　D.玄参、桔梗

E.牛膝、续断

17. 心为非药用部位,要求去心的药物是 (　　)

A.远志　　B.地骨皮

C.巴戟天　　D.牡丹皮

E.五加皮

18. 下列药物可以有两个或两个以上入药部位的有 （ ）

A.黄芩 B.麻黄
C.莲子 D.连翘
E.当归

19. 加工时需要去毛的药物有 （ ）

A.鹿茸、马钱子 B.骨碎补、狗脊
C.辛夷、地榆 D.枇杷叶、石韦
E.金樱子、香附

20. 药材去除杂质的方法有 （ ）

A.筛选法 B.水选法
C.漂选法 D.风选法
E.挑选法

三、简答题

1. 去除杂质的方法有哪些？各有什么特点？
2. 请举例说明净选加工的目的。

第7章 饮片切制

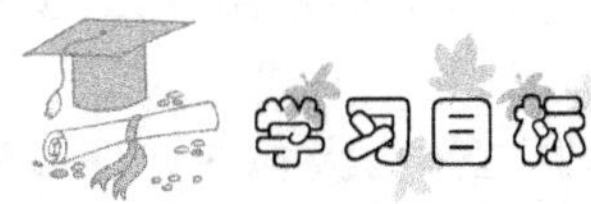

1. 掌握饮片切制前药材常用水处理的方法及少泡多润的特点和饮片软化、切制、干燥要点

2. 理解饮片切制的目的

3. 了解切制有关机械的工作原理和操作方法

第1节 概 述

将净选加工后的药材经过软化处理，切成一定规格的片、丝、块、段等炮制工艺，称为饮片切制。广义的饮片是指在中医药理论的指导下，可直接用于调配或制剂的中药材及其加工炮制品。狭义的饮片是指按照规定切制成一定规格的片、段、丝、块等形状的药材。

饮片切制历史悠久，早在《五十二病方》中，就载有“细切”、“削”、“剡”等早期饮片切制用语。南宋遗民周密在《武林旧事》中记载临安（别称武林，今杭州）已有制售“熟药圆散，生药饮片”的作坊，这是“饮片”一词首次在历史上出现。明代中期陶华著《伤寒六书》，在书卷三“制药法”曰：“一用川大黄，须锦纹者，佳。锉成饮片，用酒搅匀，干燥，以备后用。”明代陈嘉谟《本草蒙筌》中记载了药材加工成咀片，所述制法与现代饮片制备方法已非常相近。曰：“古人口咬碎，故称‘㕮咀’。今以刀代之。唯凭剉用。犹曰‘咀片’，不忘本源。”“咀片”即“饮片”。

饮片切制的目的有以下几点：

1. 便于有效成分煎出　饮片切制的厚薄直接影响临床疗效，一般按药材的质地不同而采取“质坚宜薄”、“质松宜厚”的切制原则，切制后由于饮片与溶媒的接触面增大，可提高有效成分的煎出率，并可避免药材细粉在煎煮过程中出现糊化、黏锅等现象。

2. 利于炮炙　药材切制一定规格的饮片，便于控制火候，受热均匀，有利于辅料的均匀接触和吸收，提高炮炙效果。

3. 利于调配　药材切制成饮片后，体积适中，方便配方。

4. 利于制剂　饮片在制备液体剂型时，能增加浸出效果；制备固体剂型时，便于粉碎，并使处方中的药物比例相对稳定。

5. 便于鉴别　对性状相似的药材，切制成一定规格的片型，突出组织结构特征，利于识别。

6. 利于贮运　药物切制后易干燥，含水量下降，减少了发生霉变、虫蛀等的可能性，有利于贮存及包装运输。

第2节 切制前的水处理

干燥的药材质地坚硬，难于切制，也影响饮片切制质量，同时使切制工具磨损加大。经过水处理，使药材吸收一定量的水分，质地由硬变软，便于切制；同时也除去泥沙杂质，使药物洁净；并能缓和药性，降低某些药物的毒副作用。明代《本草蒙筌》载：“诸药锉时，须要得法，或微水渗，或略火烘。湿者候干，坚者待润，才无碎末，片片薄匀，状与花瓣相侔，合成方剂起眼。”

水处理药材时，水缓慢渗透入药材内部，浸润药材，溶解其中成分并向浸泡药材的水溶液中扩散。在浸润和溶解过程中，药材质地由硬变软；在扩散过程中，药材有效成分流失。因此，以水处理软化药材的原则为“少泡多润，药透水尽”。适当控制用水量、浸润时间和温度，减少有效成分的扩散流失，以保证药效。

较大的根及根茎类、坚硬的藤木类、肉质的果实类药材、部分菌类药材，大多在产地趁鲜清洗切片，干燥，避免反复加工损失药效，如茯苓、大黄、鸡血藤、木瓜等。但是对某些具挥发性成分或有效成分容易氧化的药材，则不宜提早切制成片干燥或长期保存，否则降低药效，如当归、川芎、薄荷等。

一、常用的水处理方法

常用的水处理方法，有淋法、洗法、泡法、漂法、润法等。

(一) 淋法

淋法(喷淋法)即用清水喷淋或浇淋药材。

操作时，将药材整齐堆放，均匀喷淋清水 2~3 次(喷淋的次数根据药材质地、季节温度灵活掌握)，再润至合适程度切制。

本法多适用于气味芳香、质地疏松的全草类、叶类、果皮类和有效成分易随水流失的药材如薄荷、荆芥、佩兰、香薷、陈皮、甘草等。

淋法处理后仍不能软化的部分，可选用其他方法再进行处理。

(二) 淘洗法

淘洗法是用清水洗涤或快速洗涤药物的方法。由于药材与水接触时间短，又称“抢水洗”。

操作时，将药材投入清水中，快速洗涤并及时取出，再润至合适程度切制。

适用于质地松软、水分易渗入及有效成分易溶于水的药材，如瓜蒌皮、五加皮、合欢皮、南沙参、石斛、陈皮、防风等。

大多数药材洗一次即可，附着多量泥沙或其他杂质的药材则需用水洗数遍(每次用水量不宜太多)，以洁净为度，如蒲公英、紫菀、地丁等。洗法在保证药材洁净和易于切制的前提下，要求操作迅速，避免药材“伤水”和有效成分流失。

目前，大生产中多采用洗药机洗涤药材。滚筒式洗药机(图 7-1)的工作原理为：将待洗药物从滚筒口送入后，启动机器，打开进水阀门进行淋洗。滚筒转动时，药材在筒内不停翻滚，被进水反复喷淋和洗涤，冲洗水再经水泵打起作第二次冲洗。洗净后，打开滚筒尾部，放出药物，停机。

此种洗药机的特点是：①利用导轮作用，故噪声及振动很小；②应用水泵使水反复冲洗，可节约用水；③洗涤快结束时，应关闭二次冲洗水泵，单用进水淋洗，以防二次进水污染药材。

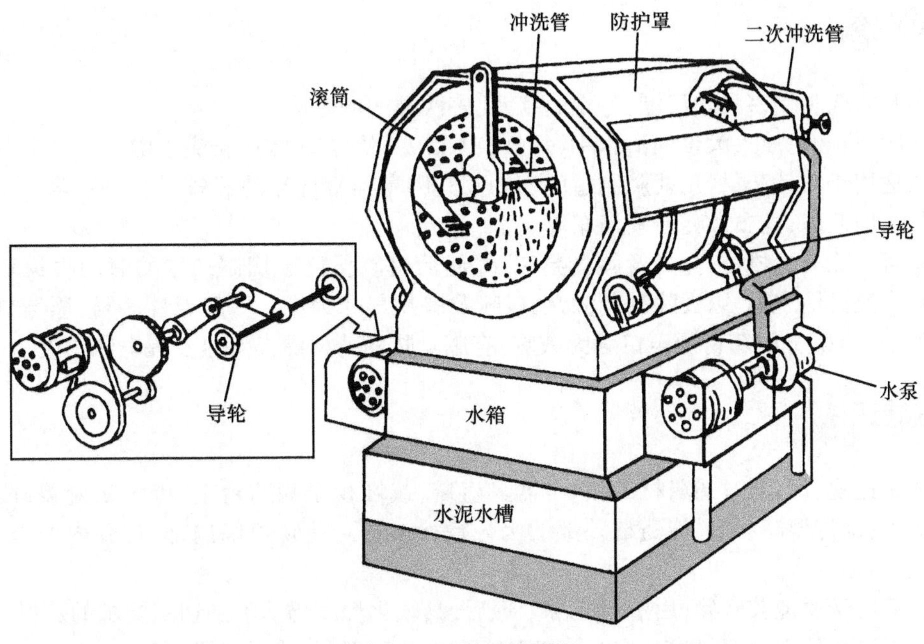

图 7-1 滚筒式洗药机

（三）浸泡法

浸泡法是将药材用清水泡一定时间，使其吸入适量水分的方法。

操作时，先将药材洗净，再注入清水至淹没药材，放置一定时间，中间不换水，一般浸泡至一定程度，捞起放容器内，密闭闷润至软硬适中后，再切制成饮片。

本法适用于质地坚硬，水分较难渗入的药材。如天花粉、木香、乌药、土茯苓、泽泻、姜黄、三棱等。

浸泡时间由药材的质地、大小和季节、水温等因素决定。

体积粗大、质地坚实者，浸泡的时间宜长些；体积细小，质轻者，浸泡的时间宜短些。春冬季节浸泡的时间宜长些，夏秋季节浸泡的时间宜短些。质轻遇水漂浮的药材，浸泡时要压一重物，使其完全泡入水中。

链接

泡法要本着“少泡多润”的原则，以软硬适度便于切制为准，尽可能缩短药材在水中浸泡的时间，防止“伤水”和有效成分流失，降低药效。如白术浸泡要进行“下色”的检查，其浸泡的水液应为微黄色，若浸液呈红棕色，为浸泡太过，白术“伤水”。易“下色”的药材还有苍术、大黄、甘草等。

动物骨甲类药材传统上也采取泡法净制，即将药材置缸内，放水淹过药面，加盖浸泡，中间不换水。在微生物作用下，筋膜腐烂，可除去附着的筋、肉、膜、皮等，而留下需要的骨甲。洗净，干燥。如龟甲、鳖甲、狗骨等。

泡法处理药材，药材成分损失严重，提倡用其他合适方法替代之。

(四) 漂法

漂法是将药材用多量水浸漂,并定时换水,多次漂洗的方法。

操作时,将药材放入大量的清水中,每日换水 2~3 次;古代常用长流水漂。

本法适用于毒性药材、用盐腌制过的药物及具腥臭异常气味的药材,如川乌、草乌、天南星、半夏、附子、肉苁蓉、昆布、海藻、紫河车等。

漂法可去除有毒成分、盐分及腥臭异味,并使药材软化便于切制。漂的时间根据药材的质地、季节、水温灵活掌握,以去除其刺激性、咸味及腥臭气味为度。一般毒性药材,漂至口尝微有麻舌(辣)感;有盐分的药材漂至口尝无咸味;有腥臭味的药材漂去瘀血及腥臭味为度。

(五) 润法

润法是把泡、洗、淋过的药材,用适当器具盛装,或堆积于润药台上,以湿物遮盖,或继续喷洒适量清水,保持湿润状态,使药材外部的水分徐徐渗透到药物组织内部,达到内外湿度一致,利于切制。

润法适用于质地较坚硬,用泡、洗、淋处理后,其软化程度仍达不到切制要求的药材。

润的方法具体有浸润、伏润、露润、砂润法、真空加温润药、减压冷浸润药等。

1. 浸润　以定量水或其他溶液浸润药材,经常翻动,使水分缓缓渗入内部,以"药透水尽"为准,如酒浸黄连、木香,水浸郁金、枳壳等。

2.伏润(闷润)　经过水洗、泡或以其他辅料处理后,用缸(坛)等在基本密闭条件下闷润,使药材内外软硬一致,利于切制,如天麻、郁金、川芎、白术、白芍、山药等。该法多在气温较低时采用。

3.露润(吸湿回润)　将药材摊放于渗水容器中或湿润而垫有篾席的地面上,使其自然吸潮回润,利于切制,适合于含油脂、糖分多的药材,如当归、玄参、牛膝等。

4.砂润法软化　即将干燥的药材埋入吸水饱和的中粗河砂中,使水分慢慢渗入药材内部软化药材,软化后洗去河砂,进行切制。

传统润法应注意润药时间长短应视药物质地和季节而定,如质地坚硬的需浸润 3~4 天或 10 天以上;质地较软的 1~2 天即可;质地特别坚硬的药物,一次不易润透,需反复闷润才能软化。如大黄、何首乌、泽泻、槟榔等。另外,夏秋季节润药时间宜短,春冬季节润药时间宜长。夏季润药还需防止药物霉变。

5. 真空加温润药法　将洗净的药材放入真空加温润药机的密闭容器内,启动真空泵抽真空至规定程度,使药材组织内的空气被抽出,负压状态下放入蒸汽,使温度逐步上升至规定范围,关闭蒸汽,根据药材性质保温一定时间,即可取出药材切片。对于不同药材,通过试验确定相关操作参数(如药材放入量、真空度、蒸汽压力、温度、保温时间等),在此条件下能确保药材合适的软化程度和含水量,减少传统润药的药材软化程度的误差。图 7-2 为立式真空加温润药机。

6. 减压冷浸润药法　将洗净的药材置于设备内,密闭抽真空至规定真空度,使容器与药材组织间隙内气体被抽出,注水浸没药材一定时间,恢复常压,取出浸润好的药材。对不同药材,通过试验确定操作参数(如药材加入量、真空度、加水量、温度、浸润时间等),确保药材软化质量。图 7-3 是减压冷浸软化设备示意图。

7. 其他软化方法　有些药材采用蒸煮软化或与辅料共蒸煮后切片。如黄芩要蒸后趁热切片,使其断面呈现黄色;天麻润透或蒸软后切薄片。木瓜蒸后呈棕红色,趁热切片;鹿茸燎去茸毛,刮净后,从锯口灌酒润透或灌酒稍蒸后切薄片;川乌、附子煮或蒸至透心后切片;天南星与生

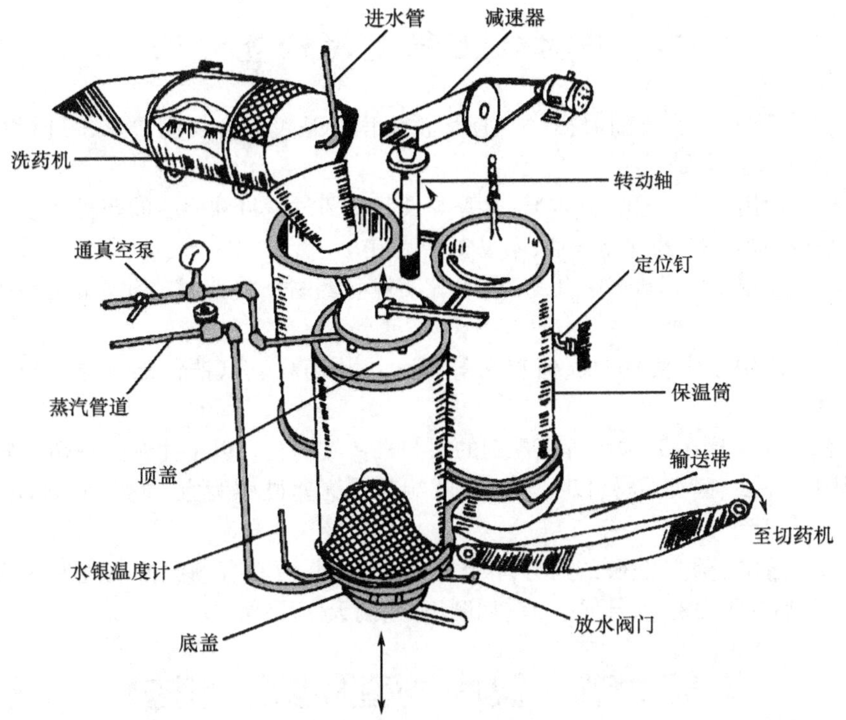

图 7-2 立式真空加温润药机

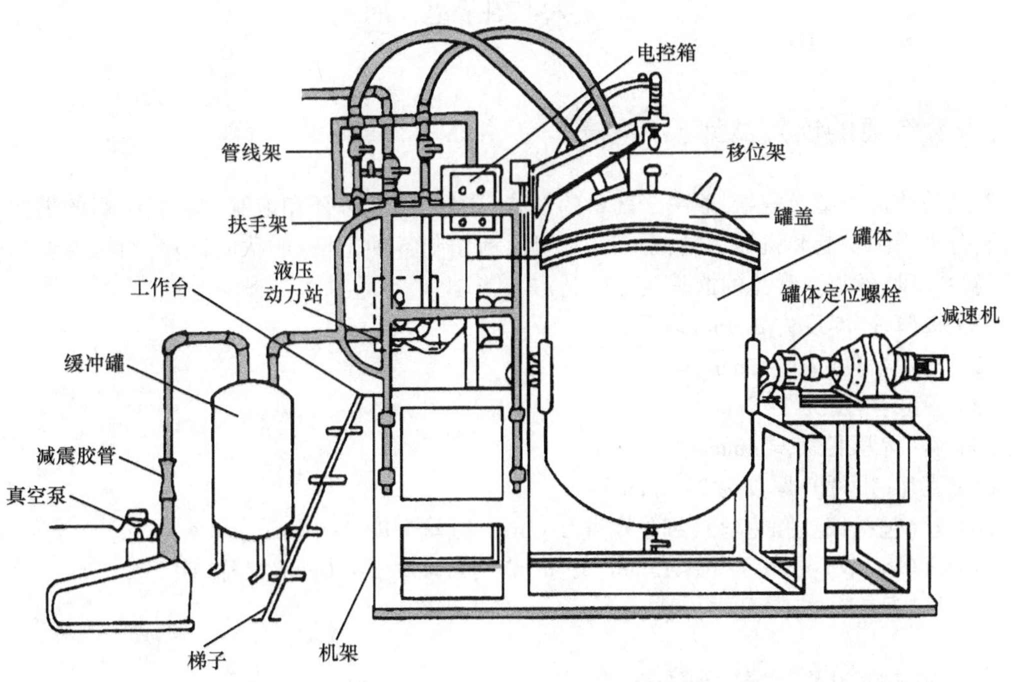

图 7-3 减压冷浸设备

姜片、白矾共煮沸至透心后切薄片。熟地蒸至黑润后晒至八成干再切片。

润药得当，有效成分损失少；含水均匀适量，切制干燥后的饮片平坦整齐，少败片。有“七分润工，三分切工”之说，可见润药工艺的重要性。

二、药材软化程度的检查方法

药材在水处理过程中,要随时抽样检查其软化程度是否符合切制要求,习惯称“看水性”、“看水头”。常用检查法如下:

1.弯曲法　适用于白芍、山药、木通、木香等长条状药材。将软化后的药材握于手中,大拇指向外推,其余四指向内缩,药材略弯曲,不易折断为宜。

2.指掐法　适用于白术、泽泻、川芎、苍术等团块状药材。将药材软化至能以手指甲掐入其表面为宜。

3.穿刺法　适用于大黄、虎杖、何首乌等粗大块状药材。以铁钎能刺穿药材而无硬心感为宜。

4.手捏法　适用于当归、独活等不规则的根与根茎类药材。以手捏粗的一端,感觉其较柔软为宜;部分块根、果实、菌类药材,以手握无吱吱响声或无坚硬感为宜,如槟榔、延胡索、枳实、雷丸等。

5.劈裂法　适用于质地坚硬的药材,软化至用刀劈开,内心有潮湿的痕迹为宜;蒸煮法软化的药材,以切开后内无白心、无干心为宜,如制川乌、制天南星等。

第3节　饮片类型及切制方法

一、饮片类型

(一) 常见的饮片类型及规格

常见的饮片类型及规格,取决于药材的形状、质地、断面特征和炮制、调剂、制剂的需要。饮片切制分为手工切制和机器切制,手工切片可灵活切制各种规格、形状的饮片,而机器切片多为横片、斜片、段、丝等。常见的饮片类型有:

(1) 极薄片:厚度为0.5mm以下。

(2) 薄片:厚度为1~2mm。

(3) 厚片:厚度为2~4mm。

(4) 斜片:厚度为2~4mm。

(5) 直片(顺片):厚度为2~4mm。

(6) 丝(包括细丝和宽丝):细丝宽度2~3mm,宽丝宽度5~10mm。

(7) 段(咀、节):长段为10~15mm,又称“节”;短段为5~10mm,又称“咀”。

(8) 块:为8~12mm^3的立方块。

(二) 饮片类型的选择原则

(1) 木质类,动物骨角类药材,宜切极薄片。如降香、羚羊角、鹿茸等。

(2) 质地致密坚实,切薄片不易破碎的药材,宜切薄片。如天麻、三棱、乌药、槟榔、当归、白芍、木通、制天南星、川芎、川射干、川牛膝等。

(3) 质地松泡、粉性大,黏性大、切薄片易破碎的药材宜切厚片。如山药、天花粉、泽泻、茯苓、甘草、黄芪、南沙参、丹参、熟地黄、地榆等。

(4) 为了突出鉴别特征,或为了饮片外形的美观,或为了方便切制操作,长条形而且纤维性强的常切斜片,如山药、鸡血藤等。其中倾斜度小的称瓜子片,倾斜度稍大而体粗者称马蹄片,倾斜度更大而较细者,称柳叶片。形体肥大,组织致密,色泽鲜艳者,一般切直片,如防己、天花粉等。

(5) 皮类药材和宽大的叶类药材,可切成丝。如陈皮、黄柏、厚朴、合欢皮、桑白皮等切细丝;荷叶、枇杷叶、瓜蒌皮等切宽丝。

(6) 全草类和形态细长、内含成分易煎出药材,可切制成一定长度的段。如木贼、荆芥、薄荷、麻黄、益母草、广金钱草、石斛等。

(7) 有些药材煎熬时,易糊化,需切成不等的块状。如阿胶丁等。

(8) 其他不宜切制的果实种子类、矿物类药材可以捣碎。

饮片的厚薄、长短及粒度的大小、粗细影响有效成分的煎出率,也就影响了药物的疗效。除了以上一些饮片类型外,中药配伍颗粒已被《中华人民共和国药品管理法》纳入中药饮片批准文号管理。

二、饮片的切制方法

中药材切制方法分为机械切制和手工切制。

(一) 机器切制

在不影响药效,便于调配、制剂的前提下,饮片切制一般采用机械化生产,并逐渐向净制、软化、切制、干燥联动化生产过渡。切药机种类多样,有剁刀式切药机、旋转式切药机、多功能中药切药机等。机器切制有生产效率高,劳动强度低,生产能力大等优点。但也存在不适合生产多种饮片类型,不适合切制各种药材的问题,因此需对现有切药机器进行更新、改进。

1.剁刀式切药机(图7-4) 这种切药机结构简单,适应性强,一般根、根茎、全草类药材均可切制,不适宜颗粒状药材的切制。

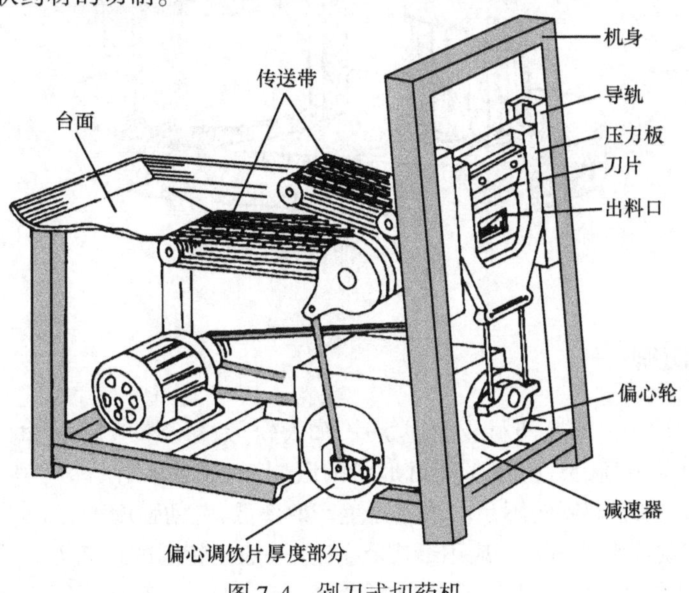

图7-4 剁刀式切药机

2.旋转式切药机(图7-5) 这种机器分为动力、推进、切片、调节四部分。其特点是可以进行颗粒类药物的切制,不适合全草类药物切制。

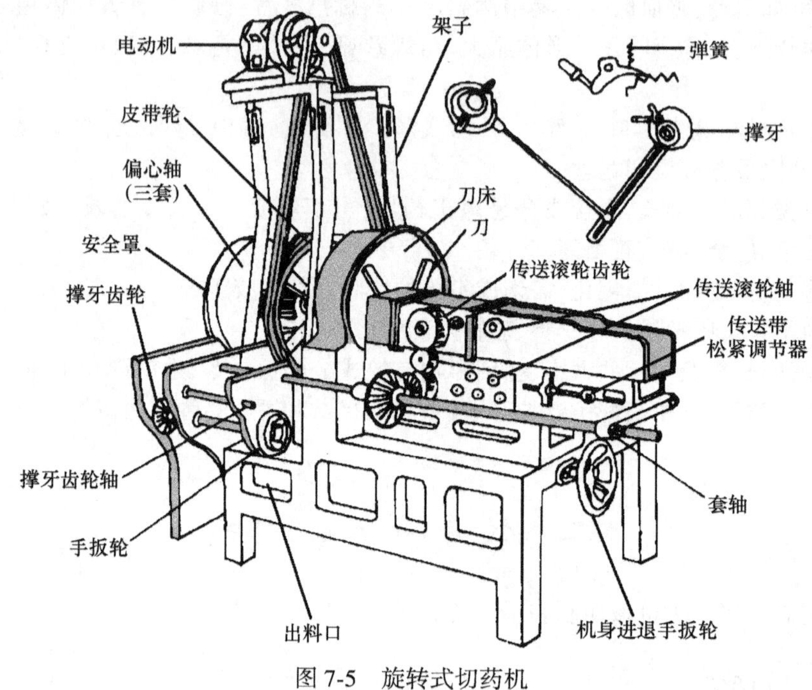

图7-5 旋转式切药机

3.多功能切药机(图7-6) 这种切药机主要适用于根茎、块状及果实类中药材,圆片、直片以及多种规格斜形饮片的加工切制。

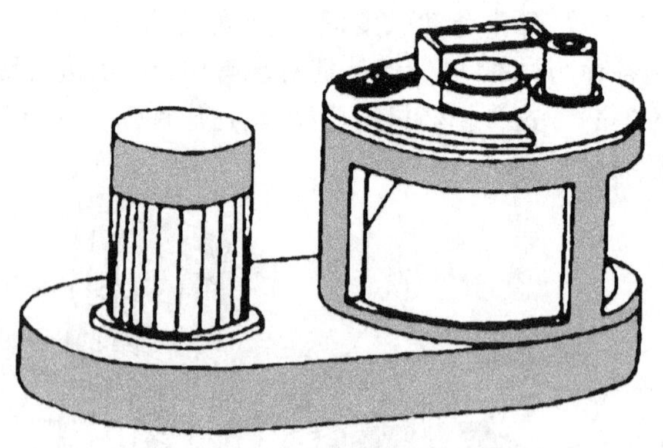

图7-6 多功能切药机外形图

(二)手工切制

切药机不适宜切制的某些药材或类型饮片,如太软、太黏及粉质药材和少量特殊药材,可采用手工切制。其操作方便,灵活,不受药材形状的限制,切制的饮片均匀、美观,损耗率低,类型和规格齐全,弥补了机器切制的不足。缺点是生产效率低,劳动强度大。

1.切 此法在饮片手工切制中应用最广泛,工具一般为特制的切药刀。手工切制操作时,将软化好的药材整理成把(称“把活”)或单个(称“个活”)置于刀床上,用左手握住药材向刀口推送，同时右手拿刀柄向下按压，即切制成饮片。饮片的厚薄长短，以推进距离控制。有些“个活”特别硬而且手不能握住，如槟榔，可用“蟹爪钳”夹紧后向前推进(图7-7)。

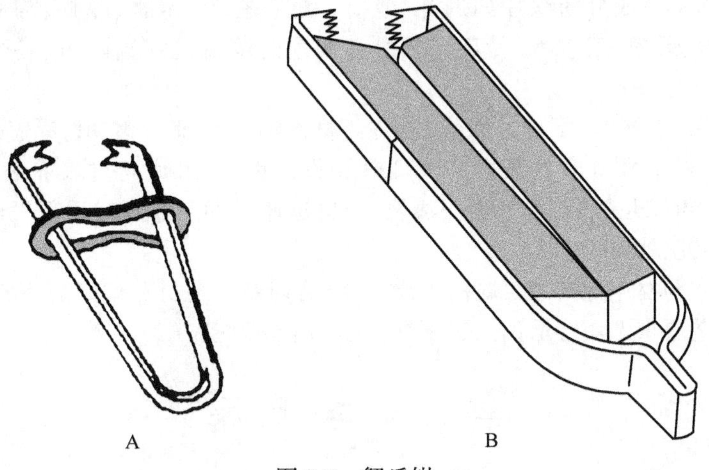

图7-7 蟹爪钳

对于用切药刀难以切制的坚硬木质及动物骨、角类药物，可根据不同情况选择镑、刨、锉、劈等法切制。

2.镑 适用于动物角质类药材。镑片所用的工具为镑刀，是一种在方形厚木板上镶嵌多个平行刀片的工具，两端有手柄。操作时，将软化的药材固定，手紧握镑刀两端，来回镑成极薄的饮片。如羚羊角、水牛角等。目前，已有镑片机在生产中投入使用。

3.刨 适用于木质或角质坚硬类药材。操作时，先将药材固定，用刨刀刨成薄片；若利用机械刨刀，药材则需预先进行水处理。如檀香、松节、苏木、牛角等。

4.锉 适用于临床用量小而且质地较硬、习惯上用其粉末的药材。调配时，用钢锉将其锉为末，或再加工继续研细即可。如水牛角、羚羊角等。

5.劈 适用于动物骨骼类或木质类药材。利用斧类厚刃工具将药材劈成块或厚片，如降香、松节、沉香等。

坚硬的矿物及果实种子类药物可采用擂、研、捣、打、磨等方法粉碎，如擂朱砂、捣碎栀子等。常用的工具有瓷制的研钵、铁或铜制的碾槽、石臼等。

第4节 饮片的干燥

药物经水处理切成饮片后，含水量很高，必须及时干燥。干燥的目的是及时除去药材中的大量水分，避免发霉、腐烂、虫蛀及有效成分的分解和破坏，保证药材质量，利于贮存。理想的方法要求干得快、干得透，干燥的温度不致破坏药材成分，并能保持药材原有的色泽气味。方法主要分为自然干燥和人工干燥。干燥方式的不同很大程度上决定了药材的质量。由于干燥温度和干燥时间的变化会对药物化学成分产生不同的影响，在确定适宜的干燥方法时，把有效成分的含量、药性等多种因素综合起来考虑，尽可能取其各方面的优势，才能获得质优效高的药材。干燥一般是饮片加工的最后环节，干燥是否得当是保证药物质量的关键之一。

一、自 然 干 燥

自然干燥是指把切制好的饮片置日光下晒干或置阴凉通风处阴干，干燥过程中勤加翻动。晒干法和阴干法都不需要特殊设备,如水泥地面、药匾、席子、竹晒垫等,经济方便,成本低,但本法要占用较大的场地并易受气候的影响,而且不卫生。一般性药材的饮片都可采用晒干法;含芳香挥发性成分的饮片如荆芥、薄荷、佩兰、香薷、木香、厚朴、陈皮等,黏液质含量较多的黄精、熟地、天冬、玉竹等,受日光照射易变色的槟榔、白芍、防风、乌药、大黄等多采用阴干法。

有些药材采用"发汗"法干燥。做法是:将药材摊晒1天,晚上堆积、覆盖,使药堆内部形成较高温度,促使药材中水分向外蒸发。次日揭开覆盖物,常可见药材表面附有水珠,习称"发汗"。将发汗药材再摊开晾晒,水分很快蒸发,药材迅速干燥。必要时反复发汗数次,直致干透为止。如玄参、秦艽、杜仲等。

自然干燥适宜药材产地初加工时的干燥,洗涤后切制的药材和炮制品不宜露天干燥。应根据药材性质和工艺要求选用合适的人工干燥方法和干燥设备。

二、人 工 干 燥

人工干燥是利用一定的干燥设备,对饮片进行干燥。本法有以下优点:不受气候影响,卫生,干燥时间短,劳动强度低,生产效率高,适宜大量生产。常用的干燥设备有直火热风式、蒸汽式、电热式、远红外辐射式、微波式等。

干燥温度应视药物质地和性质而定。一般药物以70~80℃为宜。此温度对多数药材的成分没有多大影响,同时又能抑制植物体中酶引起的分解。含芳香挥发性成分的药材以不超过50℃为宜。对于多汁的果实类药材可用70~90℃的温度迅速干燥。干燥后的饮片含水量应控制在7%~13%为宜。

(一) 翻板式干燥机

该干燥机主要由烘箱、传动装置、输送与出料装置、鼓风装置和燃烧室(热源)组成(图7-8)。

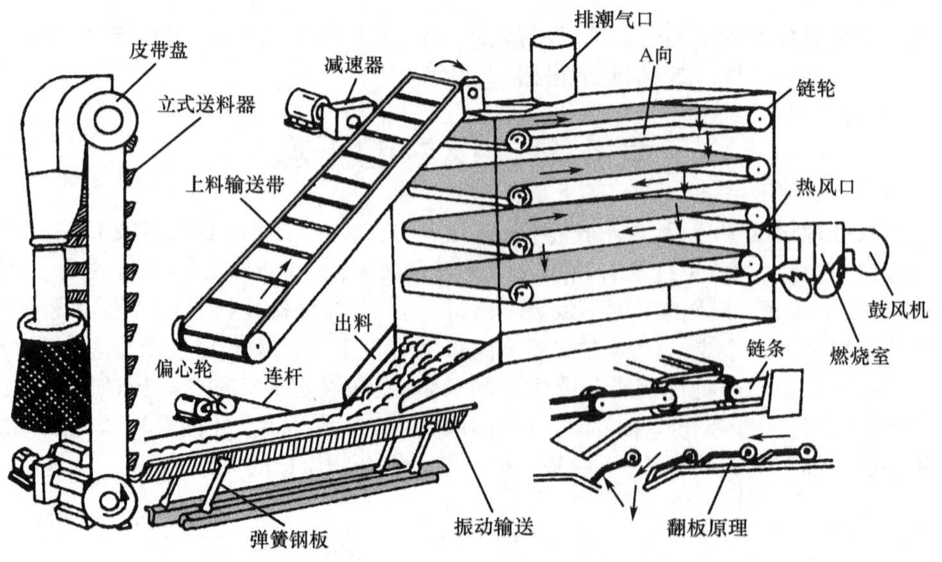

图7-8 翻板式干燥机

工作原理：饮片经上料输送带送入干燥室内，鼓风机将燃烧室产生的热风从烘箱底部吹入，热风穿过翻板（即装料板）小孔透过饮片，对饮片进行加热干燥，饮片在由若干翻板构成的帘式输送带往复传动干燥至干，产生的湿气由排潮气口排出。干燥后饮片沿出料口经输送带进入立式送料器，上输入出料漏斗，下承麻袋装药。

该机的优点是当饮片由上层网板跌落到下层网板时，即被翻动，故干燥均匀。可连续操作，但效率较低。

（二）热风式干燥机

该机结构简单，主要由放匾架、燃烧室和鼓风机等组成（图7-9）。

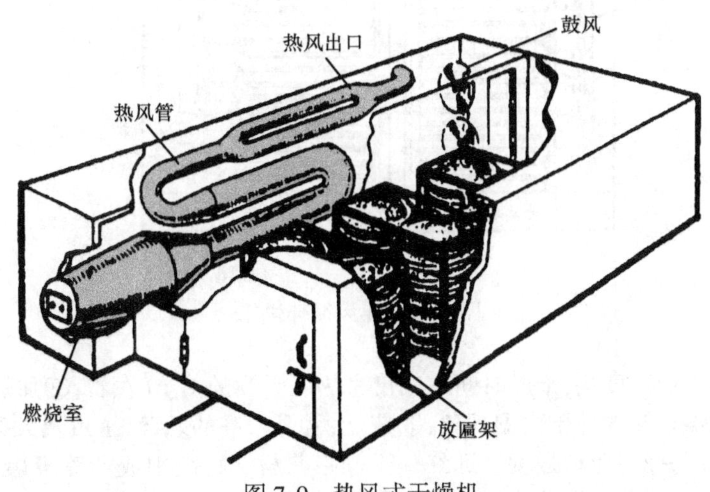

图7-9 热风式干燥机

工作原理：燃烧时以煤作热源，热风从热风管输入室内。由于鼓风机作用，使热风对流，达到温度均匀。湿气从热风管出口排出。

操作时，待干燥的药物以筛、匾盛装，分层置于铁架中，由轨道送入。饮片干燥后，停止鼓风，敞开铁门，将铁架拉出，收集干燥饮片。

（三）热风循环烘箱

该设备主要由箱体、加热器、鼓风机、药架车和气流调节器组成（图7-10）。

操作时，将装有药材的搁板置于药架车上，推入烘箱，密闭。鼓风机吹入的空气经加热器加热，热空气进入烘箱将药材干燥，变成湿热气体由出口排出。

凡以热风作为干燥介质的干燥设备，进风口应有适宜的过滤装置，出风口应有防止空气倒流装置。

（四）远红外辐射干燥箱

该设备主要由干燥室、远红外线辐射能发生器、温度调节控制装置等组成。

工作原理：电能转化为远红外线辐射能，被干燥物料的分子吸收后产生共振，使分子运动加剧导致物料内部发热，温度升高；内部水分的热扩散和湿扩散梯度方向一致，都是由内向外，与表面水蒸气共同处在向外扩散的最佳状态，加速了干燥过程，缩短了干燥时间。

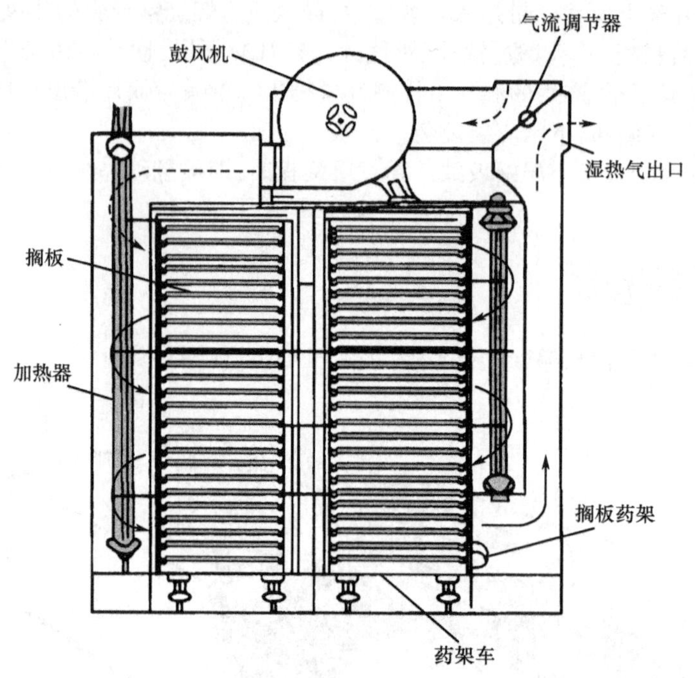

图 7-10 热风循环烘箱

其特点是:①干燥速度快,干燥时间一般仅为热风干燥的 1/10 左右;②加热均匀,干燥质量好,避免了热风干燥造成的外干内湿现象;③节能;④具较高的杀菌、杀虫及灭卵能力;⑤设备简单,便于自动化生产,减轻劳动强度。远红外干燥在药材、饮片、中成药等干燥及消毒中已得到广泛应用。还可用于具芳香挥发性成分药物的干燥灭菌,能较好地保留挥发油。但不适合太厚(厚度大于 10mm)药材的干燥。

(五) 微波干燥技术

微波干燥是由微波能转变为热能使物料干燥的方法。

工作原理:微波是指频率在 300~300 000MHz 的高频电磁波。当待干燥的湿物料置于高频电场时,由于湿物料中水分子具有极性,则分子沿着外电场方向取向排列,随着外电场高频率变换方向,则水分子会迅速转动或做快速摆动。又由于分子原有的热运动和相邻分子间的相互作用,使分子随着外电场变化而摆动的规则运动受到干扰和阻碍,从而引起分子间的摩擦而产生热量,使其温度升高,从而达到干燥灭菌的目的。

其优点是:干燥时间短、干燥均匀,产品质量好,热效率高。微波干燥还能杀灭微生物及真菌,具有消毒作用,可以防止发霉和生虫。适用于中药原药材、炮制品及中成药之水丸、浓缩丸、散剂、小颗粒等的干燥灭菌。微波干燥时间短,仅为常规热空气加热的 1/100~1/10,所以对中药中所含的挥发性物质及芳香性成分损失较少。微波灭菌与被灭菌物的性质及含水量有密切关系,因水能强烈地吸收微波,所以含水量越多,灭菌效果越好。

(六) 太阳能集热器干燥技术

此法适用于低温烘干。其特点是:节省能源,环境污染少,烘干质量好,避免了尘土和昆虫传菌污染及自然干燥后药物出现的杂色和阴面发黑的现象,提高了外观质量。

干燥后的药材须放凉后再进行贮存,否则,余热能使饮片回潮,易发生质变。

第5节 不良因素对饮片质量的影响

在饮片切制、干燥过程中,由于药物软化处理不当,或切制刀具不合床及操作技术欠佳,或切制后干燥不及时,或贮存不当,都可以影响饮片质量,一般会出现下述现象。

1. 连刀片(拖胡须、挂须儿) 饮片之间未完全切断,相互牵连。系药物软化时,外部含水量过多,或刀具不锋利、不合床、操作技术不佳所致。

2. 掉边(脱皮)与炸心 药材切制后,前者饮片的外层与内层相脱离,形成圆圈和圆芯两部分;后者出现药材髓芯部分破碎。系药材软化不当,内外软硬度不同所致。

3. 皱纹片(鱼鳞片) 饮片切面粗糙,具鱼鳞样斑痕。系药材软化不及或切制工具不锋利所致。

4. 翘片(马鞍片) 饮片边缘卷曲而不平整呈马鞍状。系药材软化时,内部水分太多(伤水)所致。

5. 斧头片 切出的饮片一边厚一边薄,形如斧头,可能是操作技术不熟练,进料不均匀导致。

6.破碎片 饮片不完整,呈破碎的状态,可能是软化不均匀,也可能是传送带送药时挤压过度所致。

7. 油片(走油) 指饮片表面有油分、糖分或黏液质渗出。系药材软化时"伤水"或环境温度过高所致。如苍术、白术、当归、独活、枸杞子等。

8.变色与走味 是指药材在水处理和干燥中失去了原药材的色泽或气味,如槟榔、白芍、大黄、黄连、黄芩等易变色,薄荷、荆芥、藿香、香薷等易走味。系药材软化时浸泡太过,或切制后饮片干燥不及时,或干燥方法不当所致。

9.发霉 指饮片表面长出菌丝。系饮片干燥不完全或干燥后未放凉即贮存,或贮存环境潮湿所致。

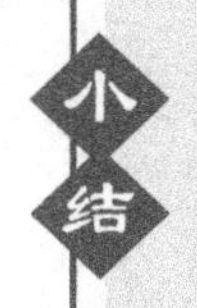

本章讲述了饮片切制的目的、切制前水处理、软化要点、饮片类型、切制及干燥方法以及不良因素对饮片质量的影响。其中,包括浸润工艺改革以及洗、润、切、干燥等机械的工作原理及注意事项。同学们应将理论知识与实际紧密结合,才能真正掌握。

饮片切制前一般应先进行水处理,洁净药物并使之软化,便于切制。常见的水处理方法有:淋法、抢水洗、泡法、漂法及润法。为避免有效成分随水流失,要求"少泡多润,药透水尽"。真空加温润药、减压冷浸、加压冷浸等现代润药技术的发展提高了润药效率,保证了润药质量。药材软化程度检查可采用弯曲法、指掐法、穿刺法、手捏法、劈裂法等。对多数药材,产地趁鲜清洗、切制、干燥避免了反复加工,有利于有效成分的保留,宜提倡采用。洁净软化后的药材按要求选用合适的机械或手工切制成相应的片、丝、段、块等。切制后的药材应及时干燥,一般药材干燥温度以不超过80℃为宜,含挥发性成分的药材干燥温度以不超过50℃为宜,干燥方法根据实际情况选用,但不应露天干燥。

目标检测

一、名词解释

1. 饮片　2. 败片　3. 走油

二、选择题

（一）**A 型题**

1. 含哪类成分的药材在水处理时应“抢水洗” （　）
   A. 有机酸　B. 油脂
   C. 挥发油　D. 鞣质
   E. 苷
2. 含哪类成分的药材在切制处理时宜“忌铁器” （　）
   A. 生物碱　B. 苷
   C. 鞣质　D. 挥发油
   E. 树脂
3. 检查白芍水处理效果的最佳方法是 （　）
   A. 手捏法　B. 指掐法
   C. 劈剖法　D. 弯曲法
   E. 穿刺法
4. 适于切段的药材为 （　）
   A. 果实种子类　B. 花类
   C. 皮类　D. 全草类
   E. 叶类
5. 甘草切片宜切成 （　）
   A. 薄片　B. 厚片
   C. 极薄片　D. 段
   E. 块
6. 羚羊角切制可采用 （　）
   A. 切　B. 锉或镑
   C. 劈　D. 刨
   E. 捣
7. 检查水处理效果时，用穿刺法检查的药物是 （　）
   A. 白芍　B. 独活
   C. 天花粉　D. 大黄
   E. 当归
8. 不宜切薄片的药材是 （　）
   A. 天麻　B. 山药
   C. 槟榔　D. 党参
   E. 当归
9. 黄芩切制前合理的软化方法是 （　）
   A. 冷水浸润软化切片　B. 冷水煮透
   C. 温水润软　D. 蒸汽蒸软
   E. 冷水淋洗

（二）B 型题

A. 泡法　　B. 漂法
C. 润法　　D. 淋法
E. 抢水洗法

10. 全草类、叶类、果皮类和有效成分易随水流失的药材宜采用（　）
11. 川乌、天南星、肉苁蓉、昆布、紫河车宜用（　）
12. 含少量泥沙的五加皮、白鲜皮、南沙参、防风宜用（　）
13. 其他水处理方法处理后仍未软化，可采用（　）
14. 动物骨甲类药材去除残肉筋膜可采用（　）

A. 丝　　B. 段
C. 厚片　　D. 薄片
E. 极薄片

15. 白芍、槟榔、天麻宜切（　）
16. 茯苓、山药、天花粉、泽泻、大黄宜切（　）
17. 黄柏、厚朴、陈皮宜切（　）
18. 麻黄、芦根、益母草宜切（　）
19. 羚羊角、水牛角可镑成（　）

A. 刨法　　B. 切法
C. 劈法　　D. 锉法
E. 镑法

20. 黄连、天麻、当归宜用（　）
21. 檀香、苏木宜用（　）
22. 羚羊角、水牛角制成粉末宜用（　）
23. 狗骨宜用（　）

（三）X 型题

24. 切制黄芪时出现连刀是由于（　）
A. 软化时外部含水量过多　　B. 内部含水过多
C. 刀具不锋利　　D. 干燥方法不当
E. 操作技术欠佳

25. 药材切制的目的（　）
A. 便于有效成分的煎出　　B. 便于鉴别
C. 便于炮制　　D. 便于制剂、调剂
E. 便于贮藏

26. 药材切制前水处理方法有（　）
A. 泡法　　B. 抢水洗法
C. 漂法　　D. 润法
E. 淋法

27. 药材软化程度检查的方法有（　）
A. 弯曲法　　B. 指掐法
C. 穿刺法　　D. 手捏法
E. 劈裂法

28. 下列哪些药材宜切丝（　）
A. 桑枝、枇杷叶　　B. 合欢皮、陈皮

C. 薄荷、麻黄　　D. 黄柏、厚朴
E. 桑白皮、桂枝

29. 切制前水处理中的漂法,多适用于 (　　)
A. 毒性药材　　B. 盐腌制过的药材
C. 具腥臭异常气味的药材　　D. 质地疏松药材
E. 质地坚硬药材

30. 微波干燥、远红外线辐射干燥和太阳能集热器干燥技术的共同特点是 (　　)
A. 干燥速度快　　B. 挥发性物质及芳香性成分损失
C. 较高的杀菌、杀虫能力　　D. 节省能源
E. 造价低

三、问答题

1. 饮片切制的目的是什么?
2. 药材常用的水处理方法有哪些?并请各举几味药材加以说明。
3. 饮片类型的选择原则有哪些?请举例说明。

(黄泉明)

第2篇 各 论

第8章 炒 法

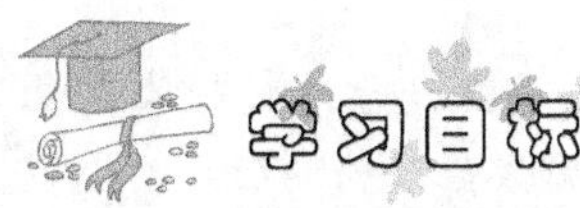

1. 掌握清炒及各种辅料炒的含义、炮制目的及重点药材的炮制方法、炮制作用

2. 能正确掌握炒黄、炒焦、炒炭、麸炒、米炒、土炒、砂炒、蛤粉炒、滑石粉炒等操作,并通过成品性状判断炮制程度

3. 理解重点中药的现代炮制研究的内容

4. 了解炒法常见中药的炮制历史沿革

第1节 概 述

一、炒法的含义、分类及主要目的

(一) 炒法的含义

中药材经净制、切制后,大部分还需要做进一步的炮制加工处理,炒制是重要的炮制方法之一。炒法是指将净选或切制后的药物,置预热容器内,用不同火力连续加热,并不断搅拌或翻动至一定程度的炮制方法。

(二) 炒法的分类

根据操作时是否加入辅料,将炒法分为清炒法和加固体辅料炒法(简称加辅料炒法)。清炒法按炒制的程度不同分为炒黄、炒焦、炒炭;加辅料炒法按辅料不同分为麸炒、米炒、土炒、砂炒、蛤粉炒和滑石粉炒等。

火力就是指火的大小、强弱及火温度的高低。火力是炒法中的重要因素,在操作时必须严格掌握。一般说来,炒黄多用文火(小火),炒焦多用中火(中等火力),炒炭多用武火(强火)。加辅料炒多用中火或武火。相对而言炒制的时间长度炒炭>炒焦>炒黄,砂炒>滑石粉炒、蛤粉炒、米炒>土炒>麸炒。

历史回顾

炒法属于火制法的一种。《五十二病方》中有“嚣盐令黄”的记载，汉代称为“熬”。隋唐以后得到了广泛应用，先后出现了微炒、炒出汗、炒香、炒黄、炒熟、炒焦等多种规格要求。同时加辅料炒法也开始出现，如《外台秘要》有杏仁麸炒、《雷公炮炙论》有斑蝥米炒、《仙授理伤续断秘方》有米炒乌头、石灰炒南星等内容的记载。宋代以后炒法成为火制法中最常见、最普遍使用的一种，并且不断发展。

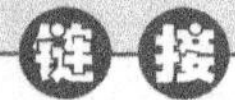

火候原指古代道家炼丹时火力文武、大小、久暂的节制，现在指药物炮制的时间和程度。

生活实践

炮制的看火候可以用“观、嗅、听、看”四个字来概括。“观”就是指通过观察药物表面、断面及内部的颜色变化判断炮制程度。注意从炒制容器内取出少量药物，在日光下或白色衬物上观察，如黄色或深黄色，焦黑色或棕褐色等。“嗅”就是指通过炒制后药物透出固有气味或辅料的气味来判断炮制程度，如辛辣气味，土香气等。“听”就是指某些果实种子类药材的外皮受热后有无爆裂声出现来判断炮制程度。“看”就是指通过有些药物炒制后与生品对比看，根据表面发生明显的形状变化来判断炮制程度，如膨胀、裂隙、爆开白花。

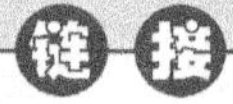

炮制药物时，只有掌握好火力、控制好火候，才能做到“制药贵在适中”，以防药物炮制程度“太过”或“不及”。

（三）主要目的

1. 增强药效　通过加热，使种子或果实类药物爆裂，易于煎出有效物质，如王不留行等。

2. 缓和或改变药性　有些药物作用峻烈，炒后药性缓和，减少刺激性，免伤正气，如牵牛子等。

3. 降低毒性或副作用　有些药物生用有一定毒性，经加热炒后能降低毒性或减少副作用，如白果等。

4. 矫臭矫味　有些药物有特殊不良气味，患者服用后易出现恶心、呕吐、心烦等反应，经加热炒后可矫正不良气味，利于服用，如鸡内金等。

5. 利于贮存和制剂　药物经炒制后，水分含量降低，不易霉变，或杀死虫卵，不易虫蛀。有些含苷类成分的药物，经炒后可破坏酶的活性，从而保存苷类成分，如芥子等。

6. 增强或产生止血作用　某些药物炒炭后止血作用比生品强，如槐花等。有些药物本身无止血作用，炒炭后产生止血作用，如荆芥等。

二、炒法的操作方法

炒法分人工操作和机械操作。

（一）人工操作

1. 人工操作器械　有炒制容器铲、筛、刷、盛装容器等，多将炒制容器倾斜30°～45°，便于搅拌和翻动,炒制时将炒制容器预热至所需程度,投入待炒的净选药物,用不同火力加热、翻动、出锅。人工操作设备简单,适合小量药物的炮制,但存在劳动强度大,费工费时、产量较低、不宜控制炮制品质量的缺陷。

2. 操作步骤

(1) 预热:将炒制容器放在火上加热。将其烧热或烧烫后应用。

(2) 投药:将炒制容器烧至一定程度时,再投入药物,药物投入的多少,要根据炒制容器的大小,炒制的程度而定。如需炒裂的,炒爆的要少放。加辅料炒法应先处理辅料,加热至一定程度后再投入药物拌炒。

(3) 翻炒:翻动要勤、要快,要有规律和技巧,使药物受热均匀,并要求每次翻动时要"亮锅底",避免少量药材停留于锅底而焦糊。

(4) 出锅:当药物炒至所要求的程度时,立即将药物取出并晾凉。加辅料炒的药物,出锅后应该及时筛去辅料并晾凉。

(二) 机械操作

常用平锅式炒药机、滚筒式炒药机及微机程控炒药机等。利用机器炒制药材质量容易控制,节省人力,适合工业化生产使用。

1. 平锅式炒药机　由平底炒锅、加热装置、活动炒板及电动机、吸风罩及机架组成。操作时,接通电源,启动炒板电动机,从炒锅上方投入药物,炒板连续旋转翻炒药物,使锅内药物受热均匀不存在死角。待药物炒好后,打开锅体侧面的卸料活门,药物被刮出锅外。本机具有结构简单、操作及维修方便、出料迅速等特点,并可安装不同类型的炒板以适应不同类型的药物,该机适用于清炒、加辅料炒和炙法等,不宜用于蜜炙药物的炮制。由于该机为敞口操作,油烟气难于用吸内罩吸净,对环境会造成一定污染。

2. 滚筒式炒药机　由炒药滚筒、动力系统及热源等部件组成,有的还附有加料装置的出料装置(图8-1)。操作时,将药材通过筒口加入,盖上筒盖板(为了散热常在盖板上留有散热孔)。加热后,开动滚筒,借动力装置滚筒做顺时针方向转动。使筒壁均匀受热。当药材炒到规定程度时,打开盖板,按动按钮,使滚筒反向旋转,即可使药材由出料口倾出。滚筒式炒药机的热源用炉火、电炉、煤气均可。

滚筒式炒药机的温度可根据不同的药材及不同的炒制方法进行调节。此设备应用范围较广,以炒焦、炒炭、麸炒、土炒及烫制各种药材最为常用。

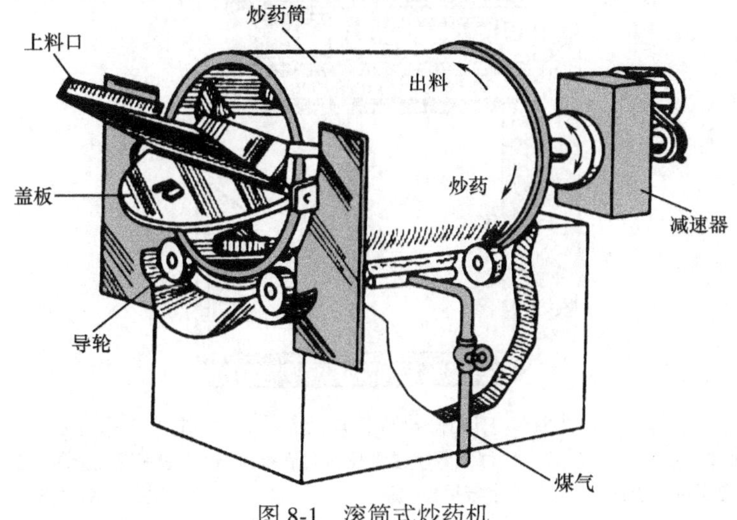

图 8-1　滚筒式炒药机

3. 中药微机程控炒制机　本机型具有烘烤加热和底锅加热双给热功能，使炒药机由机械化转向了自动化。采用手动控制和自动控制两套操作系统的多功能中药微机程控炒制机，主要由炒制机主体、操作控制台和微机系统三大部分组成。其质量均一、稳定，适用于大量生产(图8-2、图 8-3)。

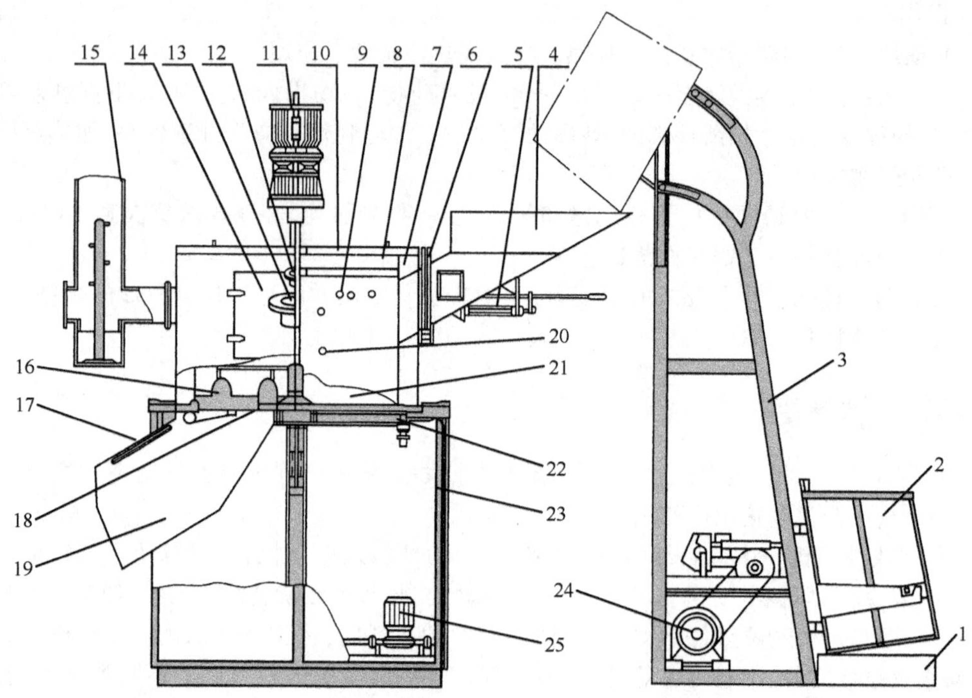

图 8-2　中药微机程控炒药机

1. 电子秤；2. 料斗；3. 料斗提升架；4. 进料槽；5. 进料推动杆；6. 进料门；7. 炒药锅；8. 烘烤加热器；9. 液体辅料喷嘴；10. 炒药机顶盖；11. 搅拌电机；12. 观察照明灯；13. 观察取样口；14. 锅体前门；15. 排烟装置；16. 犁式搅拌叶片；17. 出药喷水管；18. 出药门；19. 出药滑道；20. 测温电偶；21. 浆式搅拌叶片；22. 锅底加热器；23. 锅体机架；24. 料斗提升电机；25. 液体辅料供给装置

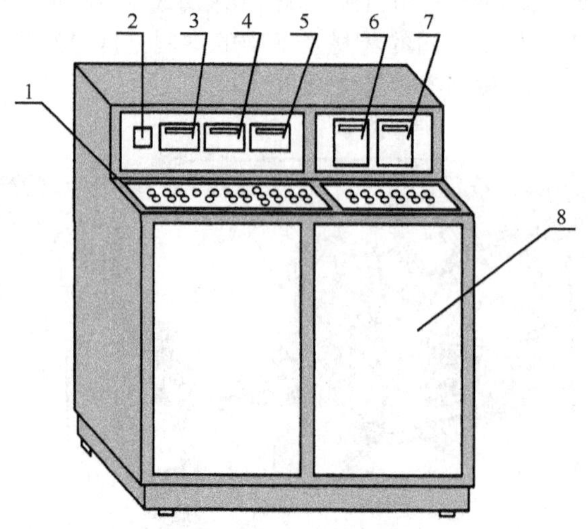

图 8-3　中药微机程控炒药机手动控制柜

1. 操作板面；2. 数显时间继电器；3. 底锅数字温度显示调节器；4. 烘烤数字温度显示调节器；5. 药物数字温度显示调节器；6. 蜜流量数字定量控制仪；7. 液体辅料流量数字定量控制仪；8. 控制柜前门

第2节 清 炒 法

清炒法是指药物不加辅料炒制的操作方法。根据其炒制程度可分为炒黄、炒焦、炒炭。

中药饮片加工炮制歌

清炒药类籽核多，中药三十编成歌。栀子芥子牛蒡子，谷麦稻芽草决明。槐花槐米白扁豆，槟榔山楂王不留。内金荆子苍耳子，去皮再炒桃杏仁。白术蒲黄炒神曲，芦巴亭力和枣仁。筛土拣杂准备好，放在锅内文火炒。籽实鼓起有香味，呈现火色均为好。

链接

(一) 清炒的目的

(1)增强药物疗效,如山楂等。

(2)缓和或改变药物的性能,如葶苈子等。

(3)降低毒性及副作用、减少刺激性,如牵牛子等。

(4)增强或产生止血作用,如干姜等。

(5)便于制剂和利于贮存,如槐花等。

(6)便于调剂和制剂,如苍耳子等。

(二) 清炒的注意事项

(1)炒制前应将炒制容器清洗干净,并将炒制容器预热至一定程度时才能投入药物,以免造成种子类药物"僵子"或药物黏锅。

(2)炒前应除去药物中的杂质,并将药物大小分档,分次炒制,以免生熟不匀。

(3)依据药物的种类和操作要求选择适当的火力和加热时间,以免炒黄的药物焦化,炒焦的药物炭化,炒炭的药物灰化。

(4)翻炒药物时要有规律,使药物受热均匀,出锅要迅速,及时晾凉。

一、炒 黄

将净制或切制的药物,置预热好的炒制容器内,用文火或中火加热,并不断翻炒或转动,使药物表面呈黄色或颜色加深,或发泡鼓起,或爆裂,并溢出固有气味的方法,称为炒黄(炒爆)。

炒黄的药物一般多为果实、种子类,传统有"逢子必炒"之说。炒制程度的标准不尽相同,一般炒至药物表面黄色或较原色加深,或发泡、膨胀、鼓起,或种(果)皮开裂,或爆裂开花或有爆裂声,或透出固有香气。

重点药材的炒黄法:

芥 子

【处方用名】 芥子、白芥子、炒芥子、炒白芥子。

【来源】 本品为十字花科植物白芥 *Sinapis alba* L. 或芥 *Brassica juncea*（L.）Czern. et Coss. 的干燥成熟种子。前者习称"白芥子",后者习称"黄芥子"。夏末秋初果实成熟时割取植株,晒干,打下种子,除去杂质。

【炮制方法】

1. 芥子　取原药材,除去杂质,洗净,干燥。用时捣碎。

2. 炒芥子　取净药材,置预热炒制容器内,用文火加热,炒至表面深黄色,有爆裂声,内部浅黄色并散发出香辣气时,取出,放凉,用时捣碎。

【成品性状】　白芥子呈球形,表面灰白色至淡黄色。具细微的网纹,有明显的点状种脐。种皮薄而脆,破开后内有白色折叠的子叶,有油性。无臭,味辛辣。黄芥子较小,表面黄色至棕黄色,少数呈暗红棕色。研碎后加水浸湿,则产生辛烈的特异臭气。炒芥子表面颜色加深,微见裂纹,内部黄色,有香气,质脆。

【炮制作用】　性温,味辛。归肺经。生芥子辛散力猛,易耗气伤阴动火,善于通络止痛。多用于胸闷胁痛,关节疼痛,痈肿疮毒。炒芥子辛散走窜之性缓和,长于温肺利气豁痰,尤适合寒痰咳嗽。

【炮制研究】

1. 对化学成分的研究　通过对炒白芥子化学成分的提取,并从中分离得到了10个化合物,结构鉴定结果分别为:① 4-羟基苯乙酸-2′-醛基-5′-呋喃甲酯;②对羟苯基乙腈;③对羟基苯甲醛;④胡萝卜苷;⑤软脂酸-1-单甘油酯;⑥β-谷甾醇;⑦芥子酸;⑧对羟基苯甲酸;⑨对羟基苯乙酸;⑩双(5-甲酰基糠基)醚。上述10个化合物均为首次从炒白芥子中分离得到,其中化合物①为新化合物,化合物②、④、⑥及⑦有报道从生白芥子中分离得到,而③、⑤、⑧、⑨和⑩为首次从生白芥子中分离得到。

2. 对药理作用的研究　研究表明,白芥子各提取物均具有显著的镇痛、抗感染作用,显著抑制醋酸致小鼠扭体反应次数及潜伏期,显著抑制二甲苯致小鼠耳肿胀度,其中抗感染作用以白芥子水煎液为最强。

【贮存】　贮干燥容器内,密闭,置通风干燥处。

葶苈子

【处方用名】　葶苈子、炒葶苈子。

【来源】　本品为十字花科植物独行菜 *Lepidium apetalum* Willd. 或播娘蒿 *Descurainia sophia* (L.) Webb ex Prantl 的干燥成熟种子,前者习称“北葶苈子”,后者习称“南葶苈子”。夏季果实成熟时采割植株,晒干,搓出种子,除去杂质。

【炮制方法】

1. 葶苈子　取原药材,除去杂质,筛去灰屑。用时捣碎。

2. 炒葶苈子　取净葶苈子,置预热炒制容器内,用文火炒至微鼓起,并有香气逸出时,取出,放凉。

【成品性状】　北葶苈子种子呈扁卵形,表面黄棕色或红棕色,微有光泽,一端钝圆,另端渐尖而微凹。无臭,味微苦辛,黏性较强。南葶苈子呈长圆形略扁,表面黄棕色,一端钝圆,另一端微凹或较平截,中央凹入。气微,味微辛,略带黏性。炒葶苈子呈棕褐色,具香气,无黏性。

【炮制作用】　性大寒,味辛、苦。归肺、膀胱经。生葶苈子降泄肺气作用较强,长于利水消肿,用于胸腹水肿。炒制后药性缓和,用于实中夹虚的患者。用于痰饮咳喘和肺痈等。

【贮存】　贮于干燥容器内,密闭,置通风干燥处,防蛀。

花　椒

【处方用名】　花椒、川椒、蜀椒、炒川椒、点红椒。

【来源】 本品为芸香科植物青椒 *Zanthoxylum schinifolium* Sieb. et Zucc. 或花椒 *Zanthoxylum bungeanum Maxim.* 的干燥成熟果皮。秋季采收成熟果实，去除杂质晒干。与种子（椒目）分开备用。

【炮制方法】

1. 花椒 取原药材，除去种子、果柄等杂质。

2. 炒花椒 取净花椒，置预热炒制容器内，用文火炒至颜色加深，有香气逸出，呈油亮光泽时，取出，晾凉。

【成品性状】 青椒多为2~3个上部离生的小蓇葖果，集生于小果梗上，略呈球形，裂开为两瓣状。外表灰绿色至暗绿色，散有多数油点及细密网状隆起的皱纹，内表面类白色。气香，味甜而辛；花椒蓇葖果多单生，或外表紫红色至棕红色，散有多数疣状突起的油点，内表面淡黄色，香气浓，味麻辣而持久。炒花椒颜色加深，外表面焦黄色或棕褐色，具油亮光泽，香气更浓。

【炮制作用】 性温、味辛，有小毒。归脾、胃、肾经。生花椒辛热之性强，外用杀虫止痒作用较强。用于疥疮，湿疹或皮肤瘙痒。炒后可减毒，辛散作用稍缓，长于温中散寒、驱虫止痛。用于脘腹寒痛，寒湿泄泻，虫积腹痛或吐蛔。椒目为利尿药，用于慢性浮肿腹水。

【炮制研究】

1. 对化学成分的研究 挥发油是花椒香味的主要成分，是反映花椒香气强度的主要指标，也是生产花椒精油时必须检测的原料的重要经济价值指标。实验表明，花椒挥发油中含牦牛儿醇、柠檬烯及枯醇等。其主体成分是柠檬烯，其次为1,8-桉脑素、月桂烯等。另外，花椒中还含有萜类、氨基酸、不饱和脂肪酸、蛋白质及钙、磷、铁等元素。

2. 对药理作用的研究 实验证明，花椒和青椒的水提液都有明显的镇痛作用，能明显抑制二甲苯所致小鼠耳郭肿胀及10%蛋清所致的大鼠足肿胀，能显著抑制醋酸所致小鼠的扭体反应。在相同剂量下青椒的作用比花椒强，并找出具有抗感染、镇痛等活性的单体化合物香柑内酯。

【贮存】 贮干燥容器内，密闭，置通风干燥处。

王不留行

【处方用名】 王不留行、王不留、炒王不留行、炒王不留、炒不留、留行子。

【来源】 本品为石竹科植物麦蓝菜 *Vaccaria segetalis*（Neck.）Garcke 的干燥成熟种子。夏季果实成熟、果皮尚未开裂时采割植株，晒干，打下种子，除去杂质，晒干。

【炮制方法】

1. 王不留行 取原药材，除去杂质。

2. 炒王不留行 取净王不留行投入预热炒制容器内，用中火加热，炒至大部分爆成白花，取出，放凉。

【成品性状】 王不留行呈球形。表面黑色，少数红棕色，略有光泽，有细密颗粒状突起，另有一浅色圆点状肿脐及一浅沟。质坚硬，断面灰白色，角质样。无臭，味微涩苦。炒王不留行大部分呈类球形白花状，质地松脆。

【炮制作用】 性平，味苦。入肝、胃经。生王不留行用长于消痈肿，疗乳痈或其他疮痈肿毒。炒后体泡，易于煎出有效成分，且走散力强，长于活血通经、下乳、通淋。多用于产后乳汁不下，经闭，痛经，石淋，小便不利。

【炮制研究】 研究表明，将净中粗砂制成油砂，并将制好的油砂倒入炒药机内，武火加热炒至砂呈微红色（温度约为280℃左右）加入净选后的王不留行，继续武火加热1.5分钟，迅速出锅，筛去砂子，此种方法炮制的王不留行爆花率高达95%以上，比传统清炒法提高28%左右，且爆花粒大,种子肉膨胀,色白均匀又美观,无焦粒、阴阳粒及僵化现象,质地疏松质脆,吸水性强,易于粉碎或煎出有效成分。

【贮存】 贮干燥容器内,密闭,置通风干燥处。

紫苏子

【处方用名】 苏子、紫苏子、黑苏子、炒苏子、炙苏子。

【来源】 本品为唇形科植物紫苏 *Perilla frutescens* (L.) Britt. 的干燥成熟果实。秋季果实成熟时采收,除去杂质,晒干。

【炮制方法】

1. 紫苏子 取原药材,除去杂质,干燥,用时捣碎。

2. 炒紫苏子 取净紫苏子,置预热炒制容器内,用文火加热,炒至有爆裂声,表面颜色加深,断面浅黄色,并逸出香气时,取出,放凉。用时捣碎。

【成品性状】 紫苏子呈卵圆形或类球形。表面灰棕色或灰褐色,有微隆起的暗紫色网纹,基部稍尖,有灰白色点状果梗痕。果皮薄而脆,易压碎。种子黄白色,压碎有香气,味微辛。炒紫苏子外表黄褐色,气香。

【炮制作用】 性温,味辛。归肺经。生紫苏子多用于肠燥便秘,尤其适于喘咳而兼便秘患者。炒后质脆易碎,利于提取有效成分,辛散之性缓和,多用于痰壅气逆,咳嗽气喘。

【贮存】 贮干燥容器内,密闭,置通风干燥处。防蛀。

火麻仁

【处方用名】 火麻仁、麻子仁、麻仁、生麻仁、炒麻仁、冬麻子、大麻仁。

【来源】 本品为桑科植物大麻 *Cannabis sativa* L. 的干燥成熟果实。秋季果实成熟时采收,除去杂质,晒干。

【炮制方法】

1. 火麻仁 取原药材,除净杂质及灰屑,用时捣碎。

2. 炒火麻仁 取净火麻仁,置预热炒制容器内,用文火加热,炒至有香气逸出,颜色加深,取出,放凉。用时捣碎。

【成品性状】 火麻仁呈卵圆形。表面灰绿色至灰黄色,有微细的白色或棕色网状纹理,两侧边有棱线,顶端略尖,基部有一圆形果柄痕。果皮薄而脆,易破碎。内有种子一枚,类圆形,种皮菲薄,暗绿色,子叶肥厚,富油性。气微,味淡。炒火麻仁形如火麻仁,但多数破碎,表面颜色加深,微具焦香气。

【炮制作用】 味甘,性平。归脾、胃、大肠经。具有润肠通便的功效。用于血虚津亏,肠燥便秘。生品、制品功用一致。炒后可提高煎出效果。

【贮存】 置阴凉干燥处,防热,防蛀。

冬瓜子

【处方用名】 冬瓜子、炒冬瓜子。

【来源】 本品为葫芦科植物冬瓜 *Benincasa hispida*(Thunb.)Cogn. 的干燥成熟种子。均系栽培。食用冬瓜时,掏出瓜瓤,取出成熟的种子,洗净,干燥。

【炮制方法】

1. 冬瓜子 取原药材,除去杂质,筛净,干燥。

2. 炒冬瓜子 取净冬瓜子,置已预热的炒制容器内,用文火加热,炒至表面显黄色焦斑时取出,晾凉,筛去碎屑,用时捣碎。

【成品性状】 冬瓜子呈扁平的长卵圆形或长椭圆形,外皮黄白色,有时有裂纹,一端钝圆,另一端尖。边缘光滑(单边冬瓜子)或两面边缘均有一环形的边(双边冬瓜子),内有乳白色种仁,有油性。无臭,味微甜。炒冬瓜子的外形如冬瓜子,种皮显黄色焦斑,微有香气。

【炮制作用】 性微寒、味甘;归肺、肾经。具有润肺化痰,消痈利水的功效。用于痰热咳嗽,肺痈,肠痈,淋病,水肿,脚气,痔疮等。炒冬瓜子寒性缓和,长于渗湿化浊。多用于湿热带下,白浊。

【贮存】 置干燥处,防虫蛀及鼠咬。

槐 花

【处方用名】 槐花、炒槐花、槐花炭。

【来源】 本品为豆科植物槐 *Sophora japonica* L. 的干燥花及花蕾。夏季花开放或花蕾形成时采收,及时干燥,除去枝、梗及杂质。前者习称“槐花”,后者习称“槐米”。

【炮制方法】

1. 槐花 取原药材,除去杂质及枝梗,筛去灰屑。

2. 炒槐花 取净槐花,置预热炒制容器内,用文火加热,炒至深黄色,取出,放凉。

3. 槐花炭 取净槐花,置预热炒制容器内,用中火加热,炒至焦褐色,喷洒少许清水,灭尽火星,炒干,取出,凉透。

【成品性状】 槐花皱缩而卷曲,花瓣多散落,完整者花萼钟状,黄绿色,花瓣黄色或黄白色,体轻。味微苦。槐米卵圆形或椭圆形,花萼黄绿色,上方为未开放的黄白色花瓣,内呈黄褐色。体轻,手捻即碎。味微苦涩。炒槐花外表深黄色,槐花炭外表焦褐色。

【炮制作用】 性微寒,味苦。归肝、大肠经。生槐花以清肝泻火,清热凉血见长。多用于血热妄行,肝热目赤,头痛眩晕等。炒槐花缓和苦寒之性,有杀酶保苷之功。清热凉血作用弱于生品,止血作用强于生品。槐花炭清热凉血作用极弱,具涩性,以止血力胜。用于咯血,衄血,便血,痔血,崩漏下血等多种出血证。

【炮制研究】

1. 对化学成分的研究 研究证明,炮制过程中槐米中化学成分鞣质和芦丁的含量随炮制温度的升高呈现出先升后降的规律。即150℃开始升高直到达200℃,上升至高点,而后随温度的升高,化学成分便开始下降,250℃可降至原来1/3或1/5。

2. 对药理作用的研究 通过对槐米炒炭后的成分及大鼠出凝血时间进行研究、测定观察,表明鞣质含量显著减少,止血作用明显增加,与生槐米比较证实,槐米炭中具有止血作用的成分不是鞣质,从而推测芦丁似能拮抗槐米的止血作用,槐米炒炭后,大部分芦丁被破坏,使止血作用增强。

3. 对炮制工艺的研究 实验证明,炒槐米的炮制条件为温度接近150℃烘制20分钟时,收得率约为86%,炮制品色泽均匀符合炒黄要求;槐米炭的炮制条件为温度接近180℃烘制20分钟时,收得率约为82%,炮制品性状符合炒炭的规格。当温度超过190℃以上时,收得率显著下降,槐米内外呈焦黑色或黑色,色泽均不符合炒炭要求。

【贮存】 贮干燥容器内,密闭,置通风干燥处。防潮。

苍 耳 子

【处方用名】 苍耳子、炒苍耳子。

【来源】 本品为菊科植物苍耳 *Xanthium sibiricum* Patr. 的干燥成熟带总苞的果实。秋季果实成熟时采收,干燥,除去梗、叶等杂质。

【炮制方法】

1. 苍耳子　取原药材,除去杂质。用时捣碎。

2. 炒苍耳子　取净苍耳子,置预热炒制容器内,用中火加热,炒至表面焦黄色,刺焦时,碾去刺,筛净。用时捣碎。

【成品性状】　苍耳子呈纺锤形或卵圆形。表面黄棕色或黄绿色,全体有刺,体轻质坚。破开后内有双仁。有油性,气微,味微苦。炒苍耳子表面焦黄色,刺尖焦脆,微有香气。碾后无刺。

【炮制作用】　性温,味辛、苦;有毒。归肺经。生苍耳子以消风止痒力强。常用于皮肤痒疹、疥癣及其他皮肤病。炒苍耳子炮制后毒性降低,长于通鼻窍、去湿止痛。多用于鼻渊头痛,风湿痹痛,风寒头痛。

【炮制研究】

1. 对化学成分的研究　将苍耳子炒制和烘制后,对其水溶性浸出物的含量进行测定,发现均有显著提高,表明苍耳子加热制有利于水溶性成分的煎出。实验证明脂肪油含量较生品也有非常显著的提高。并且苍耳子烘品中脂肪油含量更高,且烘制工艺易于控温、便于操作,适合大规模生产。

2. 对药理作用的研究　苍耳过量容易中毒,认为与所含毒性蛋白有关,部分学者认为毒性物质为苍耳苷和生物碱。毒蛋白常损害肝、心、肾等内脏实质细胞,出现黄疸、心律不齐、蛋白尿。尤以损害肝脏为甚,能引起肝昏迷而迅速死亡,即使治愈,也易留下肝脾肿大的后遗症。通过加热,能破坏其毒性。

3. 对炮制工艺的研究　研究表明,用砂烫法炮制净苍耳子,炒至苍耳子钩刺焦脆、整体呈焦黄色时取出,筛去砂,平铺于木板或干燥水泥地面上,迅速用搓板搓去刺。砂的温度控制在130℃以下,可克服清炒法炮制苍耳子时,火候不易掌握,苍耳子钩刺相互连接“抱团”,易炒成夹生或焦糊等不足之处。砂烫法以砂作传热媒介,增大了药物的受热面积,可使药物均匀受热,温度易控制。此方法可使药物充分受热去毒,具有容易去刺、炮制后药材色泽美观等特点。

【贮存】　贮干燥容器内,密闭,置通风干燥处。

决　明　子

【处方用名】　决明子、草决明、炒决明子。

【来源】　本品为豆科植物决明 *Cassia obtusifolis* L. 或小决明 *Cassia tora* L. 的干燥成熟种子。秋季采收成熟果实,晒干,打下种子,除去杂质。

【炮制方法】

1. 决明子　取原药材,除去杂质,干燥。用时捣碎。

2. 炒决明子　取净决明子,置预热炒制容器内,用文火加热,炒至颜色加深,断面浅黄色,微有爆裂声,并逸出香气时,取出,放凉。用时捣碎。

【成品性状】　决明子两端平行倾斜,形似马蹄。表面绿色或暗棕色,平滑有光泽,一端较平坦,另端斜尖,背腹两侧各有一条突起的线形凸纹。质坚硬。味微苦。小决明子较小,为短圆柱形,两端平行倾斜。炒决明子种皮破裂,颜色加深,偶有焦斑,有裂隙,质稍脆,微有香气。

【炮制作用】　性微寒,味甘、苦、咸。归肝、大肠经。生决明子长于清肝热,润肠燥。用于目赤肿痛,大便秘结。决明子炒后可缓和寒泻之性。平肝养肾,可用于头痛眩晕。

【炮制研究】

1. 对化学成分的研究　研究表明,成熟决明子种子中含有多种微量元素,其中硼、锶、锰、铜、钡、铬、镍和钙等元素含量相对较多,铅、锡、锂、钒和镉等元素含量相对较少。其中,镁、铁、锰、锌、铜和钙等是人体必需的、有重要生理功能的矿质元素，在平衡人体的正常新陈代谢中都起重要作用。实验结果表明，这些微量元素可协同决明子中的有机成分促进其功效的充分发挥。

2. 对药理作用的研究　实验表明，决明子乙醇提取物对*D*-氨基半乳糖所致大鼠急性肝损伤具有保护作用。

通过中药决明子的乙醇提取物及氯仿提取物对10余种植物病原菌进行抑菌活性筛选研究，结果表明，中药决明子乙醇提取物与氯仿提取物对镰刀菌、弯孢菌、油菜菌核病菌、金黄色葡萄球菌和棉花炭疽病菌都有一定的抑菌作用，其中对油菜菌核病菌和棉花炭疽病菌的抑制效果较好。

【贮存】　贮干燥容器内，密闭，置通风干燥处。

牛蒡子

【处方用名】　牛蒡子、大力子、炒牛蒡子、炒大力子。

【来源】　本品为菊科植物牛蒡 *Arctium lappa* L. 的干燥成熟果实。秋季果实成熟时采收果序，晒干，打下果实，除去杂质，再晒干。

【炮制方法】

1. 牛蒡子　取原药材，筛去灰屑及杂质。用时捣碎。

2. 炒牛蒡子　取净牛蒡子，置预热炒制容器内，用文火加热，炒至微鼓起，有爆裂声，略有香气逸出时，取出，放凉。用时捣碎。

【成品性状】　牛蒡子呈长倒卵形，略扁，微弯曲。表面灰褐色，带紫黑色斑点，有数条纵棱。果皮较硬，富油性。味苦后微辛而稍麻舌。炒牛蒡子微鼓起，深灰褐色，微有光泽，略具香气。

【炮制作用】　性寒，味辛、苦。归肺、胃经。生牛蒡子长于疏散风热、解毒散结。常用于风热感冒，痄腮肿痛，痈毒疮疡。炒后能缓和寒滑之性，以免伤中，并且气香，宣散作用更佳，长于解毒透疹、利咽散结、化痰止咳。用于麻疹不透，咽喉肿痛，咳嗽气喘。

【贮存】　贮干燥容器内，密闭，置通风干燥处。防蛀。

牵牛子

【处方用名】　牵牛子、黑丑、白丑、二丑、草金铃、炒牵牛子、炒二丑。

【来源】　本品为旋花科植物裂叶牵牛 *Pharbitis nil*(L.) Choisy 或圆叶牵牛 *Pharbitis purpurea* (L.) Voigt 的干燥成熟种子。秋末果实成熟果壳未开裂时采割植株，晒干，打下种子，除去杂质。

【炮制方法】

1. 牵牛子　取原药材，除去杂质，干燥。用时捣碎。

2. 炒牵牛子　取净牵牛子，置预热炒制容器内，用文火加热，炒至有爆裂声，微鼓起，颜色加深，断面浅黄色，微有香气，取出，摊晾。用时捣碎。

【成品性状】　牵牛子呈三棱形，表面灰黑色(黑牵牛)或淡黄白色(白牵牛)，种皮坚韧，背面有一条浅纵沟，味辛苦，有麻舌感。炒牵牛子表面色泽加深，微鼓起或有裂隙，微具香气，质脆。

【炮制作用】　性寒，味苦，有毒。归肺、肾、大肠经。生牵牛子长于逐水消肿、杀虫攻积。用于水肿胀满，二便不通，虫积腹痛。炒后可降低毒性，缓和药性，以涤痰饮，消积滞见长。用于痰饮喘咳，饮食积滞，水肿胀满而体质较差者。

【贮存】　贮于干燥容器内，密闭，置通风干燥处。

莱菔子

【处方用名】 莱菔子、萝卜子、炒莱菔子。

【来源】 本品为十字花科植物萝卜 *Raphanus sativus* L. 的干燥成熟种子。夏季果实成熟时采割植株，晒干，搓出种子，除去杂质，再晒干。

【炮制方法】

1. 莱菔子 取原药材，除去杂质。用时捣碎。

2. 炒莱菔子 取净莱菔子，置预热炒制容器内，用文火加热，炒至鼓起，爆鸣声减弱，黏手易碎，断面浅黄色，有香气逸出时，取出，放凉。用时捣碎。

【成品性状】 莱菔子呈类卵圆形或椭圆形，稍扁，表面黄棕、红棕或灰褐色，质较坚硬，味微苦辛。炒莱菔子表面鼓起，色泽加深，质脆，有香气。

【炮制作用】 性平，味甘、辛。归肺、脾、胃经。生莱菔子能升能散，长于涌吐风痰。莱菔子炒后变升为降，长于消食除胀，降气化痰。多用于食积腹胀，咳嗽喘逆等。

【炮制研究】 经实验测定，莱菔子生品中检出两种异硫氰酸酯类化合物(异硫氰酸-4-甲基己酯、异硫氰酸己酯)，为十字花科植物由硫代葡萄糖苷酶解产生的次生产物，具有抗癌、抑制微生物生长等药理活性。生莱菔子特有的气味是异硫氰酸酯类成分。生莱菔子研末温水调服，使种子中酶类物质发挥作用，促使硫代葡萄糖苷酶解产生异硫氰酸酯，从而产生对胃的刺激或致呕作用；而炒莱菔子无此类成分(系炒制过程有杀酶保苷效应)，能部分消除这种副作用。

【贮存】 贮干燥容器内，密闭，置通风干燥处。防蛀。

酸枣仁

【处方用名】 酸枣仁、炒酸枣仁。

【来源】 本品为鼠李科植物酸枣 *Ziziphus jujuba* Mill. var. *spinosa* (Bunge) Hu ex H. F. Chou 的干燥成熟种子。秋末冬初果实成熟时采收，除去果肉及核壳，收集种子，晒干。

【炮制方法】

1. 酸枣仁 取原药材，除去杂质。用时捣碎。

2. 炒酸枣仁 取净酸枣仁，置预热炒制容器内，用文火加热，炒至鼓起，有爆鸣声，断面浅黄色时取出。用时捣碎。本品不宜久炒，否则油枯失效。

【成品性状】 酸枣仁呈扁圆形或扁椭圆形。表面紫红色或紫褐色，平滑有光泽，有的有裂纹。一面较平坦，中间有 1 条隆起的纵线纹；另一面稍突起。一端凹陷，种皮硬脆，富油性。味微苦。炒酸枣仁的种皮稍鼓起，有裂纹，色泽较深，偶有焦斑，具香气。

【炮制作用】 性平，味甘、酸。归心、肝、胆经。生酸枣仁性平，宜入清剂，具有养心安神、益肝肾的作用。用于心阴不足和肝肾亏损的惊悸，健忘，眩晕，耳鸣和胆热不眠。酸枣仁炒后性偏温补，宜入温剂，长于养心敛汗，安神作用强于生品。用于心血不足或心气不足的惊悸，健忘，盗汗，自汗及胆虚不眠。

【贮存】 贮干燥容器内，密闭，置通风干燥处。防蛀。

薏苡仁

【处方用名】 薏苡仁、苡仁、苡米、炒苡仁、炒苡米、麸苡仁、麸炒薏苡仁。

【来源】 本品为禾本科植物薏苡 *Coix lacryma-jobi* L. var. *ma-yuen* (Roman.) Stapf 的干燥成熟种仁。秋季果实成熟时采割植株，晒干，打下果实，再晒干，除去外壳、黄褐色种皮及杂质，收集种仁。

【炮制方法】

1. 薏苡仁　取原药材，除去杂质，筛去灰屑。

2. 炒薏苡仁　取净薏苡仁，置预热炒制容器内，用文火加热炒至药物表面微黄色，取出，放凉，筛去碎屑。

3. 麸炒薏苡仁　取麸皮适量均匀撒在已预热炒制容器内，用中火加热至冒烟时，加入净薏苡仁，迅速翻动，炒至微黄色，取出，筛去麸皮，放凉。

薏苡仁每100kg，用麸皮10kg。

【成品性状】　本品呈宽卵形或长椭圆形。表面乳白色，光滑，偶有残存的黄褐色种皮。一端钝圆，另端较宽而微凹。背面圆凸，腹面有一条较宽而深的纵沟。质坚实，断面白色，粉性。气微，味微甜。炒薏苡仁表面淡黄色，微鼓起，略有焦斑。麸炒薏苡仁表面黄色，略有香气。

【炮制作用】　性凉，味甘、淡。入脾、肺经。生品薏苡仁偏寒凉，长于利水渗湿、清热排脓。用于水肿，脚气，小便不利，湿痹拘挛，脾虚泄泻，肺痈，肠痈，扁平疣等。炒薏苡仁和麸炒薏苡仁性偏平和，长于健脾止泻。炒薏苡仁渗湿作用稍强，麸炒薏苡仁健脾作用略强。常用于脾虚泄泻。

【炮制研究】　经现代药理研究证明，薏米有防癌的作用，其抗癌的有效成分中包括硒元素，能有效抑制癌细胞增殖，可用于胃癌、子宫颈癌的辅助治疗。

【贮存】　贮干燥容器内，密闭，置通风干燥处。防蛀。

二、炒　焦

炒焦是将净选或切制后的药物，置炒制容器内，用中火或武火加热，炒至药物表面呈焦黄色或焦褐色，内部颜色加深，并有焦香气味。主要用于消食健脾、止泻的药物。

重点药材的炒焦法：

山　楂

【处方用名】　山楂、炒山楂、焦山楂、焦楂、山楂炭。

【来源】　本品为蔷薇科植物山里红 *Crataegus pinnatifida* Bge. var. *major* N. E. Br. 或山楂 *Crataegus pinnatifida* Bge. 的干燥成熟果实。秋季果实成熟时采收，切片，干燥。

【炮制方法】

1. 山楂　取原药材，除去杂质及脱落的核及果柄，筛去碎屑。

2. 炒山楂　取净山楂，置预热炒制容器内，用中火加热，炒至颜色加深时，取出，放凉，筛去碎屑。

3. 焦山楂　取净山楂，置预热炒制容器内，用中火加热，炒至表面焦褐色，内部焦黄色时，取出，放凉，筛去碎屑。

4. 山楂炭　取净山楂，置预热炒制容器内，用武火加热，炒至表面焦黑色，内部焦褐色时，取出，放凉，筛去碎屑。

【成品性状】　山楂为圆片状，皱缩不平。外皮红色，断面黄白色，味酸微甜。中间有浅黄色果核，多脱落。气微清香，味酸微甜。炒山楂表面颜色加深，酸味减弱，微甜。焦山楂表面焦褐色、内部黄褐色，味微酸苦。山楂炭表面焦黑色，内部焦褐色，味涩。

【炮制作用】　性微温，味酸、甘。归脾、胃、肝经。生山楂长于活血化瘀，常用于瘀血经闭，产后瘀阻；心血瘀阻，心腹刺痛；疝气疼痛以及冠心病、高血压、心绞痛、高脂血症等。炒山楂酸味减弱，药性缓和，可缓解对胃的刺激性，善于消食化积。多用于脾虚食滞或食积停滞，食欲不振，神倦乏力。焦山楂不仅酸味减弱，且可增加苦味，长于消食除胀止泻。多用于食积泄泻或湿热痢疾。山楂炭有止血止泻功效，用于脾虚泄泻兼有食滞或小儿乳积泄泻。

【炮制研究】

1. 对化学成分的研究　实验证明，通过对山楂各炮制品中的微量元素进行测定，共检出21种微量元素。生山楂、炒山楂、焦山楂、山楂炭4个品种中钙、钠的含量均较高，同时微量元素含量存在差异，其中炒山楂中钠、铂含量增加约1倍，其他元素的含量变化较小。焦山楂中镍增加约80倍，钠、铂增加约1倍，其他元素的含量变化亦不大。山楂炭中微量元素含量的变化与焦山楂相似，但铁、钛、锂、钠、镁、钡、硼、铅、铂含量增加值高于焦山楂。表明炒制程度对山楂中微量元素含量有一定影响。

2. 对药理作用的研究　山楂中含有胃蛋白酶激动剂，能使蛋白酶活性增强，此外还含有淀粉酶，能增强脂肪酶活性促进肠蠕动，从而有助于机械性和化学性消化，达到消食开胃、增强食欲的目的。山楂不同炮制品在消化系统方面的作用强度不同。实验证明山楂生品和炒制品在促进胃蛋白酶的分泌和增强胃肠推进功能方面优于焦品和炭品。通过对山楂不同炮制温度烘制品的胃肠推进作用进行比较，发现除240℃（高温）烘制品外，其他的烘制品均有胃肠推进作用，且以生山楂的推进程度最大。烘制温度越高，胃肠推进作用越弱，至240℃时，推进作用不明显。

研究表明，焦山楂和生山楂对福氏痢疾杆菌、宋内杆菌、变性杆菌、大肠埃希菌等均有很强的抑制作用，两者无明显差别。其乙醇提取物抑菌作用较水煎剂有所增强。

【贮存】　贮干燥容器内，密闭，置通风干燥处。防蛀。

栀　子

【处方用名】　栀子、山栀、黄栀子、炒栀子、焦栀子、栀子炭。

【来源】　本品为茜草科植物栀子 *Gardenia jasminoides* Ellis 的干燥成熟果实。9～11月果实成熟呈红黄色时采收，除去果梗及杂质，蒸至上汽或置沸水中略烫，取出，干燥。

【炮制方法】

1. 栀子　取原药材，除去杂质，碾碎。

2. 炒栀子　取栀子碎块，置预热炒制容器内，用文火加热，炒至深黄色时，取出，放凉。

3. 焦栀子　取栀子碎块，置预热炒制容器内，用中火加热，炒至焦黄色时，取出，放凉。

4. 栀子炭　取栀子碎块，置预热炒制容器内，用武火加热，炒至黑褐色时，喷淋少许清水熄灭火星，取出，放凉。

【成品性状】　栀子为不规则碎块状。表面红黄色或棕红色。果皮薄而脆，略有光泽。种子扁卵圆形，集结成团，深红色或红黄色，表面密具细小疣状突起。味微酸而苦。炒栀子表面深黄色或黄褐色。焦栀子表面焦黄色。栀子炭表面黑褐色或焦黑色。

【炮制作用】　性寒，味苦。归心、肺、三焦经。栀子生品苦寒之性强，长于泻火利湿、凉血解毒。常用于温病高热，湿热黄疸，湿热淋证等。炒栀子缓和苦寒之性，长于清热除烦。常用于热郁心烦，肝热目赤。炒栀子与焦栀子功用相似，脾胃较虚弱者可用焦栀子。栀子炭善于凉血止血，多用于吐血，咯血，咳血，衄血，尿血，崩漏等。

【炮制研究】　实验表明，栀子清炒、姜炙后，栀子苷的含量变化不大，炒焦后栀子苷含量有所下降，炒炭后栀子苷含量下降明显。证明炒制过程中温度升高，栀子苷（熔点为163～164℃）受到破坏。

【贮存】　贮干燥容器内，密闭，置通风干燥处。

槟 榔

【处方用名】 槟榔、大白、焦槟榔、槟榔炭。

【来源】 本品为棕榈科植物槟榔 *Areca catechu* L. 的干燥成熟种子。春末至秋初采收成熟果实,用水煮后,干燥,除去果皮,取出种子,干燥。

【炮制方法】

1. 槟榔 取原药材,除去杂质,用水浸泡3~5天,捞出,置容器内,经常淋水,润透,切薄片,干燥,筛去碎屑。

2. 炒槟榔 取净槟榔片,置预热炒制容器内,用文火加热,炒至微黄色时,取出,放凉。筛去碎屑。

3. 焦槟榔 取净槟榔片,置预热炒制容器内,用中火加热,炒至焦黄色时,取出,放凉。筛去碎屑。

【成品性状】 槟榔为类圆形薄片。表面呈棕色种皮与白色胚乳相间的大理石样花纹。周边淡黄棕色或淡红棕色。质坚脆易碎。气微,味涩微苦。炒槟榔表面呈浅黄色。焦槟榔表面焦黄色。

【炮制作用】 性温,味苦、辛。归胃、大肠经。生槟榔力峻,以杀虫、降气、行水消肿、截疟力胜。常用于肠道寄生虫病及水肿、脚气、疟疾。炒槟榔和焦槟榔功用相似,长于消食导滞,用于食积不消,痢疾里急后重。炒槟榔作用较焦槟榔稍强,适用于身体素质稍强者。焦槟榔适用于身体素质较差者。

【炮制研究】 研究表明,用减压蒸汽焖润法、蒸法炮制槟榔均比传统方法好。

【贮存】 贮干燥容器内,密闭,置通风干燥处。

川 楝 子

【处方用名】 川楝子、金铃子、炒川楝子。

【来源】 本品为楝科植物川楝 *Melia toosendan* Sieb. et Zucc. 的干燥成熟果实。冬季果实成熟时采收,除去杂质,干燥。

【炮制方法】

1. 川楝子 取原药材,除去杂质。用时捣碎。

2. 焦川楝子 取净川楝子,切片或砸成小块,置预热炒制容器内,用中火加热,炒至表面焦黄色或焦褐色时,取出,放凉。筛去灰屑。

3. 盐川楝子 取净川楝子片或碎块,用盐水拌匀,稍闷,待盐水被吸尽后,置预热炒制容器内,用文火加热,炒至深黄色,取出晾凉,筛去碎屑。

净川楝子片或碎块每100kg,用食盐2kg。

【成品性状】 川楝子为类球形。表面金黄色或棕黄色,微有光泽,具深棕色小点。外果皮革质,与果肉间常成空隙,果肉松软,淡黄色,遇水湿润有黏性。果核球形或卵圆形,质坚硬。气特异,味酸苦。焦川楝子为厚片或不规则碎块,表面焦黄色,发泡,有焦气,味苦涩。盐川楝子为厚片或不规则碎块,表面深黄色,味微咸。

【炮制作用】 性寒,味苦。有小毒。归肝、小肠、膀胱经。生川楝子有毒且滑肠,长于杀虫、疗癣,兼能止痛。用于虫积腹痛,头癣。川楝子炒焦后可缓和苦寒之性,降低毒性,减少滑肠之弊,以疏肝理气止痛力胜。用于胁肋疼痛及胃脘疼痛。盐川楝子能引药下行,长于疗疝止痛。常用于疝气止痛,睾丸坠痛。

【贮存】 置干燥容器内,盐川楝子密闭,置通风干燥处。防蛀,防霉。

三、炒　　炭

炒炭是将净选或切制后的药物,置预热炒制容器内,用武火或中火加热,炒至药物表面焦黑色,内部呈焦黑色或焦褐色。炒炭要求存性,防止太过或不及。“存性”是指炒炭药物只能部分炭化,更不能灰化,未炭化部分仍应保存药物的固有气味;花、叶、草等炒炭后仍可清晰辨别药物原形,如槐花、菊花、侧柏叶、荆芥之类。操作时要适当掌握好火力,质地坚实的药物宜用武火,质地疏松的片、花、花粉、叶、全草类药物可用中火,视具体药物灵活掌握。在炒炭过程中,药物炒至一定程度时,因温度很高,易出现火星,特别是质地疏松的药物,须喷淋适量清水熄灭,以免引起燃烧。取出后必须摊开晾凉,经检查确无余热后再收贮,避免复燃。

重点药材的炒炭法:

大　　蓟

【处方用名】 大蓟、大蓟炭。

【来源】 本品为菊科植物蓟 *Cirsium japonicum* Fisch. ex DC. 的干燥地上部分。夏、秋两季花开时采割地上部分,除去杂质,晒干。

【炮制方法】

1. 大蓟　取原药材,除去杂质,抢水洗或润软后,切段,低温干燥。

2. 大蓟炭　取净大蓟段,置预热炒制容器内,用武火加热翻炒至表面焦黑色,内部焦黄色,喷淋少许清水,灭尽火星,微炒干,取出,放凉。

【成品性状】 大蓟为长 1.5~2cm 的小段。本品茎呈圆柱形,基部直径可达 1.2cm;表面绿褐色或棕褐色,有数条纵棱,被丝状毛;断面灰白色,髓部疏松或中空。叶皱缩,多破碎,完整叶片展平后呈倒披针形或倒卵状椭圆形,羽状深裂,边缘具不等长的针刺;上表面灰绿色或黄棕色,下表面色较浅,两面均具灰白色丝状毛。头状花序顶生,球形或椭圆形,气微,味淡。大蓟炭形如大蓟,外表黑色。质地疏脆,断面棕黑色,气焦香。

【炮制作用】 味甘、苦,性凉,归心、肝经。生大蓟长于凉血消肿。大蓟炒炭后凉性减弱,收敛止血作用增强,用于各种出血证。

【贮存】 置通风干燥处。

地　　榆

【处方用名】 地榆、地榆炭。

【来源】 本品为蔷薇科植物地榆 *Sanguisorba officinalis* L. 或长叶地榆 *Sanguisorba officinalis* L. var. longifolia (Bert.) Yü et Li 的干燥根。后者习称“绵地榆”。春季将发芽时或秋季植株枯萎后采挖,除去须根,洗净,干燥。或趁鲜切片,干燥。

【炮制方法】

1. 地榆　取原药材,除去残茎及杂质,洗净,润透,切厚片,干燥,筛去碎屑。

2. 地榆炭　取净地榆片,置预热炒制容器内,用武火加热,炒至表面焦黑色、内部棕褐色时,取出,放凉。筛去碎屑。

【成品性状】 地榆呈不规则的圆形厚片。表面棕红色或棕褐色。有排列成环状的小白点。周边暗紫色或灰褐色,粗糙,有纵皱纹。质坚。味微苦涩。地榆炭表面焦黑色,内部焦褐色。

【炮制作用】 性微寒、味苦、酸、涩。归肝、大肠经。生地榆以清热凉血解毒力胜。用于血痢,湿疹,痈肿疮毒。地榆炒炭后长于收敛止血,用于各种出血证。

【贮存】　贮干燥容器内，地榆炭密闭，置通风干燥处。

蒲　黄

【处方用名】　蒲黄、生蒲黄、炒蒲黄、蒲黄炭。

【来源】　本品为香蒲科植物水烛香蒲 *Typha angustifolia* L. 、东方香蒲 *Ttpha orientalis* Presl 或同属植物的干燥花粉。夏季采收蒲棒上部的黄色雄花序，晒干后碾轧，筛取花粉。剪取雄花后，晒干，成为带有雄花的花粉，即为草蒲黄。

【炮制方法】

1. 蒲黄　取原药材，揉碎结块，除去花丝及杂质。

2. 蒲黄炭　取净蒲黄，置预热炒制容器内，用中火加热，炒至棕褐色，喷淋少许清水，灭尽火星，取出，放凉。炮制注意火力与复燃。

【成品性状】　蒲黄为黄色粉末。体轻，放水中漂浮水面。手捻有滑腻感，易附着手指。气微，味淡。蒲黄炭为棕褐色粉末，味涩。

【炮制作用】　性平，味甘。归肝、心包经。生蒲黄性滑，以行血化瘀、利尿通淋力胜。多用于瘀血阻滞的心腹疼痛，痛经，产后瘀痛，跌扑损伤，血淋涩痛。蒲黄炭性涩，能增强止血作用。常用于各种出血证。

【炮制研究】

1. 对化学成分的研究　实验证明，蒲黄主要含有柚皮素、异鼠李素、槲皮素、黄酮苷等化合物。通过对东方香蒲蒲黄的进一步实验研究中发现，共分离得到9个黄酮类化合物。其中，泡桐素为首次从蒲黄中分离得到的已知化合物。

2. 对药理作用的研究　用扭体法和热板法测定蒲黄溶液对疼痛的抑制率。实验结果显示，蒲黄溶液的镇痛效果显著。

研究证明，蒲黄具有明显的降血脂作用，能抑制脂质在主动脉壁的沉积，抑制胆固醇的吸收、合成，促进胆固醇排泄，维持6-酮-前列腺素IA及血栓素B的正常比值，具有明显的降低血清胆固醇及防止动脉粥样斑块发生和发展的作用。

【贮存】　贮于干燥容器内，密闭，置通风干燥处。防蛀。

荆　芥

【处方用名】　荆芥、荆芥炭。

【来源】　本品为唇形科植物荆芥 *Schizonepeta tenuifolia* Briq. 的干燥地上部分。夏、秋两季花开到顶、穗绿时采割，除去杂质，晒干。

【炮制方法】

1. 荆芥　取原药材，除去杂质，抢水洗净，稍润，于50℃烘1小时，切断，干燥，筛去碎屑。

2. 荆芥炭　取净荆芥段，置预热炒制容器内，用武火加热，炒至表面黑褐色，内部焦褐色时，喷淋少量清水，灭尽火星。取出。晾干凉透。

【成品性状】　荆芥为长约5mm的小段，形状各异。茎呈方柱形，表面黄绿色至紫棕色，被短柔毛，断面类白色。叶对生，叶片呈不规则碎片。穗状轮伞花序多破碎，花冠多脱落。小坚果棕黑色。气芳香。荆芥炭形如荆芥，表面棕褐色至棕黑色，内部焦黄色，味苦而稍辛香。

【炮制作用】　性微温，味辛。归肺、肝经。具有解表散风、透疹的功能。生荆芥多用于感冒，头痛，麻疹，风疹，疮疡初起。荆芥炭辛散作用极弱，具有收涩止血作用。常用于便血，崩漏等。

【贮存】　贮干燥容器内，密闭，置通风干燥处。

干　　姜

【处方用名】 干姜、炮姜、姜炭。

【来源】 本品为姜科植物姜 *Zingiber officinale* Rosc. 的干燥根茎。冬季采挖，除去须根及泥沙，晒干或低温干燥。趁鲜切片晒干或低温干燥者称为“干姜片”。

【炮制方法】

1. 干姜　原药材，除去杂质，略泡，洗净，润透，切厚片或块，干燥，筛去碎屑。

2. 炮姜　净河砂置预热炒制容器内，用武火加热，再加入净干姜片或块，不断翻动，炒至鼓起，表面棕褐色时，取出，筛去砂，放凉。

3. 姜炭　取净干姜块，置预热炒制容器内，用武火加热，炒至干姜鼓起，表面焦黑色，内部棕褐色，喷淋少许清水，灭尽火星，略炒，取出晾干，筛去碎屑。

【成品性状】 干姜为不规则的厚片或丁块。表面灰棕色或淡黄棕色。切面黄白色，有明显的筋脉小点，显粉性，有特异香气，味辛辣。炮姜为不规则的厚片或块，表面鼓起，棕黄色，内部深黄色，质地疏松，气香，味辛辣。姜炭为不规则的厚片或块，表面焦黑色，内部棕褐色，体轻，质松脆。味苦微辣。

【炮制作用】 干姜性热，味辛。具温中散寒、回阳通脉、燥湿消痰的功效，能守能走，常用于脘腹冷痛，呕吐泄泻，肢冷脉微，痰饮咳喘。炮姜具温中止痛、止泻和温经止血的功效，作用缓和持久。用于脾胃虚寒、腹痛腹泻和虚寒性出血。姜炭其辛味消失，守而不走，长于止血温经。可用于各种虚寒性出血，且出血较急，出血量较多者。

【贮存】 贮干燥容器内，密闭，置通风干燥处。

藕　　节

【处方用名】 藕节、藕节炭。

【来源】 本品为睡莲科植物莲 *Nelumbo nucifera* Gaertn. 的干燥根茎节部。秋、冬两季采挖根茎（藕），切取其节部，洗净，晒干，除去须根。

【炮制方法】

1. 藕节　取原药材，除去杂质，剪去藕头及须毛，洗净，干燥。

2. 藕节炭　取净藕节，置预热炒制容器内，用武火加热炒至外面呈焦黑色，内部呈黄褐色，喷淋清水少许，熄灭火星，取出，干燥，放凉。

【成品性状】 藕节呈圆柱形。表面灰黄色或灰棕色，节部膨大，有多数须根或根痕，偶见鳞叶残茎。体轻而质硬，不易折断，横断面有多数类圆形孔，大小不等，气微，味甘，涩。藕节炭形如藕节，表面显炭黑色，内部棕黄或深棕色，质坚脆，味涩。

【炮制作用】 性平，味甘、涩；归肝、肺、胃经。生品具有凉血止血、消瘀的功效。用于吐血，咯血，衄血，尿血，崩漏等出血证。炒炭后收涩止血之功更佳。

【贮存】 贮干燥容器内，密闭，置通风干燥处，防潮，防蛀。

第3节　加辅料炒法

将某些固体辅料放入炒制容器内加热至一定程度，然后投入净制或切制后的药物共同拌炒的炮制方法，叫做加辅料炒。根据所加固体辅料的不同分为麸炒、米炒、土炒、砂炒（砂烫）、蛤粉炒和滑石粉炒等方法。

炮制辅料是指具有辅助作用的附加物料，它对主药起到增强疗效或降低毒性，或影响主药理化性质等作用。在加辅料炒中，河砂、滑石粉均有中间传热体作用，土、蛤粉既有中间传热体作用，又可协同增效。

名词解读

中间传热体作用主要是利用辅料的温度使药物受热均匀，质地酥脆，易于粉碎，利于成分煎出。协同增效主要是利用辅料的药性影响药物的作用。

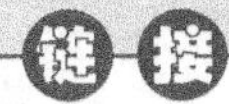

加辅料炒所用火力一般要求用中火（麸炒、米炒、土炒、蛤粉炒、滑石粉炒），砂炒法一般要求用武火。

加辅料炒法的注意事项

(1)炒前应除去药物中的杂质，并将药物大小分档，分次炒制，以免生熟不匀。

(2)炒前药物需干燥，否则药物表面易黏辅料，影响药物质量，不能保证炒制品洁净度。

(3)加辅料炒时，一般先将辅料炒至一定程度时再投入药物共炒，如麸炒时要炒至冒烟；土炒时要炒至灵活状态。

(4)选择适宜的火力，控制好火候，以免药物炒制“太过”或“不及”。

(5)药物炒至所需程度后，应立即出锅，并及时筛去辅料，否则温度过高引起药物焦化。

一、麸 炒

将净制或切制后的药物用麦麸熏炒的方法，称为麸炒法。又称“麦麸炒”或“麸皮炒”。

知识点延伸

炒制药物时所用麦麸未制者称为净麸炒或清麸炒；麦麸经用蜂蜜或红糖制过者则称蜜麸炒或糖麸炒。

链接

麸炒法适用于补脾胃、作用强烈或有腥味的药物。

（一）麸炒的目的

(1)增强疗效：白术、山药等药物经麦麸炒制后，可以增强健脾作用。

(2)缓和药性：某些作用强烈的药物，如枳实具强烈的破气作用、苍术药性燥烈，经麸炒后药性缓和，不致耗气伤阴。

(3)矫臭矫味：如僵蚕，生品气味腥臭，经麸炒后，矫正其气味，便于服用。

麸炒的操作方法为：先用中火或武火将炒制容器烧热，再将麦麸均匀撒入容器内，至起烟时投入已净药物与麦麸翻炒，控制火力，炒至药物表面呈黄色至深黄色时，出锅，立即筛去麦麸，放凉。

麦麸一般用量：净药物每100kg，用麦麸10kg。

(二)麸炒的注意事项

(1)麸炒药物要求干燥并大小分档,以免药物黏附焦化的麦麸和生熟不匀。

(2)注意火力适当。麸炒一般用中火加热。要求麦麸均匀撒入锅中,待起浓烟后投药。锅温过低则不易起烟,可用少量麦麸投锅预试。

(3)辅料用量要适当。麸炒时借烟气将药物熏黄,过少烟气不足,达不到熏炒要求;过多发烟不均,翻炒不匀,并造成浪费。

(4)出锅应迅速并筛去残留的麦麸,以免造成炮制品发黑、火斑过重等现象。

中药饮片加工炮制歌

麸炒之类火色匀,山药芡实薏米仁。白术白芍椿根皮,枳实枳壳和天虫。以上九种用辅料,百分之八用麸皮。持麸冒烟再倒货,炒至微黄便相宜。

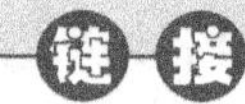

重点药材的麸炒法:

苍　　术

【处方用名】 苍术、麸炒苍术、炒苍术、焦苍术。

【来源】 本品为菊科植物茅苍术 *Atractylodes lancea* (Thunb.) DC. 或北苍术 *Atractylodes chinensis* (DC.) Koiz. 的干燥根茎。春、秋两季采挖,除去泥沙,晒干,撞去须根。

【炮制方法】

1. 苍术 取原药材,除去杂质,洗净,润透,切厚片,干燥,筛去碎屑。

2. 麸炒苍术 先将炒制容器烧热,撒入麦麸,用中火加热,待冒烟时投入净制苍术片,不断翻动,炒至深黄色时取出,筛去麦麸,放凉。

净苍术片每100kg,用麦麸10kg。

3. 焦苍术 取净苍术片置预热炒制容器内,用中火加热炒至褐色时,喷淋少许清水,再用文火炒干,取出放凉,筛去碎屑。

【成品性状】 苍术为不规则的厚片,边缘不整齐,表面黄白色或灰白色,散有多数橙黄色或棕红色的油点(俗称"朱砂点"),可析出白毛状结晶(习称"起霜")。周边灰棕色,质坚实。气香特异,味微甘、辛、苦。麸炒苍术表面黄色或焦黄色,偶有焦斑,香气较生品浓烈。焦苍术表面焦褐色,香气微弱。

【炮制作用】 性温,味辛、苦。归脾、胃、肝经。生苍术温燥而辛烈,化湿和胃之力较强。且走表祛风湿,用于风湿痹痛,感冒夹湿,湿温发热,脚膝疼痛。麸炒后增强了健脾和胃作用。焦苍术辛燥性碱,功效以固肠止泻为主。

【炮制研究】

1. 对化学成分的研究 研究表明,苍术炮制后其挥发油含量为生品>炒黄品>炒焦品>麸炒品>米泔水品。生品>80℃、20分钟烘品>100℃、20分钟烘品>150℃、20分钟烘品>70℃、30分钟烘品>80℃、30分钟烘品。炮制后苍术挥发油含量均较生品有显著降低。另有研究表明:苍术的挥发油既是有效成分,但过量又会产生毒副作用。据实验报道,苍术挥发油对青蛙有镇静作用,并能使脊髓反射功能亢进,大剂量可使中枢神经抑制,最后呼吸麻痹而死,证实过量苍术挥发油对生物体有害,苍术经炮制后挥发油部分损失,减低毒副作用,与传统炮制后缓和其燥性相符。

2. 对药理作用的研究 研究表明,苍术提取物及β-桉叶醇、茅术醇、苍术酮对四氯化碳一级培养鼠肝细胞损害均有明显的预防作用。苍术水煎剂10g/kg灌胃，连续7天，能明显促进正常小鼠肝脏蛋白的合成。另外，苍术酮对叔丁基过氧化物诱导的DNA损伤及大鼠肝细胞毒性有抑制作用。

苍术对金黄色葡萄球菌、结核菌、大肠埃希菌、枯叶杆菌和铜绿假单胞菌也有明显的抑制作用。通过对苍术的萃取物进行多梯度的体外抑菌实验发现，苍术对15种真菌有不同程度的抑制，尤其对红色毛癣菌、石膏样毛癣菌等10种浅部真菌有明显抑制作用。

研究证明，苍术苷对小鼠、兔和犬有降血糖的作用，所含挥发油有祛风健胃作用，苍术所含β-桉叶醇成分具抗缺氧作用。

3. 对炮制工艺的研究　有研究表明，苍术80℃、30分钟烘品和70℃、30分钟烘品的挥发油含量与米泔水品挥发油含量相近，适用于规模大生产。但能否代替传统炮制方法，有待进一步研究。

【贮存】　置阴凉干燥处。

枳　壳

【处方用名】　枳壳、炒枳壳。

【来源】　本品为芸香科植物酸橙 *Citrus aurantium* L. 及其栽培变种的干燥未成熟果实。7月果皮尚绿时采收，自中部横切为两半，晒干或低温干燥。

【炮制方法】

1. 枳壳　取原药材，除去杂质，洗净，润透，去瓤，切薄片，干燥，筛去脱落的瓤核。

2. 麸炒枳壳　先将炒制容器烧热，均匀撒入定量麦麸，用中火加热，待烟起投入净枳壳片，不断翻动，炒至淡黄色时取出，筛去麦麸，放凉。

净枳壳片每100kg，用麦麸10kg。

【成品性状】　枳壳为不规则弧状条形薄片，周边外果皮棕褐色或褐色，有颗粒状突起，切面中果皮黄白色，边缘散有1~2列油室，质坚硬，不易折断。气香，味苦、微酸。麸炒枳壳表面颜色加深，偶有焦斑，质脆，气香，酸味减弱。

【炮制作用】　性温，味苦、辛、酸。归脾、胃经。生枳壳辛燥之性较强，长于行气宽中除胀。用于胸胁气滞，胀满疼痛。麸炒后减低其刺激性，缓和燥性和酸性，增强健胃消胀的作用。用于宿食停滞，呕逆嗳气。

【炮制研究】　实验研究表明，去瓤枳壳生品和炮制品的挥发油含量均比连瓤枳壳高，可见枳壳的挥发油大多数在果皮，瓤作为非药用部分除去是有一定道理的。动物实验表明，枳壳对大鼠肠道平滑肌有一定兴奋作用，可使胃肠运动收缩节律增强而有力。对未孕及已孕家兔离体或在体子宫均有兴奋作用，使子宫收缩有力、肌张力增强。其有效成分均为挥发油。麸炒后挥发油含量减少，从而减缓了枳壳对肠道平滑肌的刺激，这点完全符合古人云："麸皮制其燥性而和胃"及有关文献对枳壳生用峻烈，麸炒略缓的记载。

【贮存】　置阴凉干燥处。防蛀。

僵　蚕

【处方用名】　僵蚕、白僵蚕、炒僵蚕。

【来源】　本品为蚕蛾科昆虫家蚕 *Bombyx mori* Linnaeus 4~5龄的幼虫感染（或人工接种）白僵菌 *Beauveria bassiana*（Bals.）Vuillant 而致死的干燥体。多于春、秋两季生产，将感染白僵菌病死的蚕干燥。

【炮制方法】

1. 僵蚕　取原药材，除去杂质，筛去灰屑、残丝，洗净，干燥。

2. 麸炒僵蚕　先将炒制容器烧热，均匀撒入定量麦麸，用中火加热，待烟起投入净僵蚕，中火加热炒至表面黄色时，取出，筛去麦麸，放凉。

净僵蚕每100kg，用麦麸10kg。

【成品性状】　僵蚕呈圆柱形，多弯曲皱缩。表面灰黄色，被有白色粉霜。质硬而脆，易折断，断面平坦，外层白色，中间有亮棕色或亮黑色的丝腺环4个。气微腥。味微咸。麸炒僵蚕表面黄色，偶有焦斑，腥气减弱。

【炮制作用】　性平，味咸、辛。归肝、肺、胃经。生品辛散力强，以祛风定惊力胜。用于惊风抽搐，面神经麻痹，皮肤瘙痒等。麸炒后疏风走表之力稍减，长于化痰散结，用于瘰疬痰核，中风失音等。

【贮存】　置干燥处，防蛀。

二、米　　炒

将净制或切制后的药物与适量的米共同拌炒的方法，称为米炒法。多用于炮制一些补益脾胃药和某些有毒性昆虫类药物。

（一）米炒的目的

（1）增强药物的健脾止泻作用。如党参经米炒后，产生焦香气，且增强药物健脾和中的功效。

（2）降低药物的毒性。如红娘子、斑蝥经米炒后，部分毒性成分受热升华而挥散，部分被米吸附，使毒性降低。

（3）矫正不良气味。昆虫类药物具腥臭气味，米炒后能矫正不良气味，便于服用。

（二）米炒的操作方法

（1）将米置预热炒制容器中加热至起烟，投入净药物，中火加热拌炒至一定程度，取出，筛去米，放凉。

（2）先将炒制容器预热，撒入浸湿的米，使其平贴于锅上，中火加热至起烟时，投入净制或切制的药物，轻轻翻动米上的药物至所需程度，取出，筛取米，放凉。

米一般用量：净药物每100kg，用米20kg。

（三）米炒的注意事项

（1）某些昆虫类药物的外表颜色较深，不容易通过色泽的变化判断炮制程度，可以借助米的颜色变化观察火候，一般炒至米呈焦黄或焦褐色为度。

（2）炮制植物类药物时，观察药物色泽变化，一般炒至药物变黄色为度。

（3）炮制红娘子、斑蝥等有毒药物时，操作人员要加强劳动保护，戴好手套、口罩、眼罩等，宜站在上风处，以免吸入有毒物质；炮制后的米需妥善处理，以免发生意外。

重点药材的米炒法：

党　　参

【处方用名】　党参、炒党参、炙党参。

【来源】 本品为桔梗科植物党参 *Codonopsis pilosula*（Franch.）Nannf.、素花党参 *Codonopsis pilosula* Nannf. var. *modesta*（Nannf.）L. T. Shen 或川党参 *Codonopsis tangshen* Oliv. 的根。秋季采挖，洗净，晒干。

【炮制方法】

1. 党参 取原药材，除去杂质，洗净，润透，切厚片，干燥。

2. 米炒党参 将米置预热容器内，用中火加热炒至冒烟时投入净党参拌炒，至党参呈黄色（挂火色），筛去米，放凉。

净党参片每100kg，用米20kg。

3. 蜜炙党参 取炼蜜用适量开水稀释，与净党参拌匀，润透，投入预热容器内，文火加热，不断翻动至黄棕色，不黏手时取出，放凉。

净党参片每100kg，用炼蜜20kg。

【成品性状】 党参呈类圆形或椭圆形厚片，切面皮部黄白色或黄棕色，木部淡黄色，有裂隙或菊花纹。周边淡黄色至黄棕色，有纵裂纹。有特殊香气，味微甜。米炒党参表面颜色较深，有焦斑，具香气。蜜炙党参表面黄棕色，显光泽，味甜。

【炮制作用】 味甘，平。归脾、肺经。党参生品长于益气生津。用于气阴两伤或气血两亏。米炒党参气味焦香，增强健脾止泻的作用。用于脾胃虚弱，泄泻，脱肛等。蜜炙党参甘缓，增强补中益气作用，又可润燥养阴。用于气血两虚之证。

生活实践

用党参15g切成薄片或打成粗粉，生姜15g捣烂取汁，大米或小米60g，加水适量煮粥，空腹食用。作用：补气，生津，止呕，提神。适用于病后体弱或神经衰弱导致的头昏乏力、反胃吐酸等症。

链接

【炮制研究】

1. 对化学成分的研究 研究表明，通过比较党参内酯和党参炔苷二种成分的含量，发现两者之间存在着良好的相关性。实验中发现党参炔苷含量高的样品，相应党参内酯含量也高，可作为党参质量控制依据。

2. 对药理作用的研究 研究表明，党参水提物能延长戊巴比妥钠及乙醚引起的睡眠时间，表现出镇静作用，对中枢神经系统具有抑制作用。党参正丁醇提取物能明显改善东莨菪碱、环乙酰亚胺和乙醇引起的小鼠学习记忆障碍和戊巴比妥钠引起的小鼠定向辨别障碍，具有促记忆、改善学习记忆障碍的作用。

实验表明党参可减轻实验性心肌缺血大鼠心电图的T波抬高，并能减慢心率，证实党参对实验性心肌缺血具有保护作用。并在对兔胃十二指肠黏膜组织的实验中发现党参能增加此组织中生长抑素的含量，提示党参有益于消化性溃疡的治疗。

【贮存】 置通风干燥处，防蛀。

斑 蝥

【处方用名】 斑蝥、炒斑蝥、米炒斑蝥。

【来源】 本品为芫青科昆虫南方大斑蝥 *Mylabris phalerata* Pallas 或黄黑小斑蝥 *Mylabris cichorii* Linnaeus 的干燥体。夏、秋两季捕捉，闷死或烫死，晒干。

【炮制方法】

1. 斑蝥　取原药材,除去杂质。

2. 米炒斑蝥　将米置预热炒制容器内,用中火加热炒至冒烟,投入净斑蝥拌炒,至米呈黄棕色、微挂火色时,取出,筛去米,摊凉。或先将炒制容器预热,撒入浸湿的米,使其平贴于锅上,中火加热至起烟时,投入净斑蝥,轻轻翻动米上的药物至米呈黄棕色时,取出,筛取米,放凉。

净斑蝥每100kg,用米20kg。

【成品性状】　斑蝥呈长圆形。头及口器向下垂,有较大的复眼及触角各1对,触角多已脱落。背部具革质鞘翅1对,黑色,有3条黄色或棕黄色的横纹;鞘翅下面有棕褐色薄膜状透明的内翅2片。胸腹部乌黑色,胸部有足3对。有特殊的臭气。米炒斑蝥形如生斑蝥,微挂火色,显光泽。质脆。具轻微臭味。

【炮制作用】　性热、味辛;有大毒。归肝、胃、肾经。生斑蝥有大毒,气味奇臭,一般外用,以攻毒蚀疮为主;用于瘰疬恶疮,痈疽肿毒,顽癣瘙痒等。斑蝥经米炒后降低毒性、矫正不良气味,可供内服。以通经,破瘕散结为主。用于闭经,癥瘕肿块,狂犬咬伤,肝癌,胃癌等。

【炮制研究】

1. 对化学成分的研究　斑蝥中主要含有斑蝥素(即斑蝥酸酐),此外还含有油脂、蚁酸、色素等。其中主要有毒物质为斑蝥素。研究表明,去甲斑蝥素(NCTD)是斑蝥素的衍生物,是由呋喃与马来酸酐按 Diels-Alder 加成反应后催化氢化制得的人工全合成的一种新化合物,构型与斑蝥素相似,唯1位和2位无甲基。具有抗癌和升高白细胞数的作用,是当今国际上第一个有升高白细胞作用的新型低毒抗癌药物。

2. 对药理作用的研究　斑蝥生品口服毒性很大,人口服斑蝥的中毒剂量为0.6g,致死量为1.3~3g。斑蝥素对人的致死量为30mg。故口服必须经过炮制加工。

研究表明,斑蝥素有抗癌作用,动物实验表明斑蝥素对小鼠肉瘤有抑制作用,能使瘤组织呈碎块及糜烂状,能够引起小鼠腹水肝癌细胞明显萎缩、退化、胞浆多空泡等形态学改变。

3. 对炮制工艺的研究　研究表明,确定斑蝥药材粉末最佳提取工艺为加入15倍量体积分数为75%的乙醇溶液85℃,回流提取1小时。采用加样回收法。经色谱条件测定,平均回收率达到98.8%。

【贮存】　贮干燥容器内。防蛀。按毒剧药管理。

三、土　　炒

土炒法是将净制或切制后的药物与适量灶心土(伏龙肝)拌炒的方法。土炒法常用于炮制补脾止泻的药物。

(一) 土炒的目的

目的是温中补脾、止呕止泻。用作治疗脾胃疾患的药物,经土炒后,能增强其固脾止泄的功效。

(二) 土炒的操作方法

将灶心土细粉置预热炒制容器内,用中火加热至灵活状态,投入净药物,翻炒至药物表面均匀挂一层土粉(挂土色),并透出土香气时,取出,筛去土,放凉。

灶心土一般用量:净药物每100kg,用灶心土25~30kg。

（三）土炒的注意事项

（1）灶心土在使用前须碾细过筛，土块过大则传热不均匀。

（2）灶心土预先加热至灵活状态，保证土温均匀一致，使药物内部的水分和汁液外渗，与土接触，在药物表面均匀挂一层土粉。若温度较低，则水分和汁液渗出较少，挂不住土粉或过筛即掉。

（3）药物投入炒制容器中后应调整火力，防止温度过高药物被烫焦，过低药物内部水分及汁液渗出较少，黏不住灶心土。

（4）土炒同种药物时，土可以反复使用，若土色变深时应及时更换。

重点药材的土炒法：

山　药

【处方用名】 山药、淮山药、土炒山药、炒山药。

【来源】 本品为薯蓣科植物薯蓣 *Dioscorea opposita* Thunb. 的干燥根茎。冬季茎叶枯萎后采挖，切去根头，洗净，除去外皮及须根，干燥；也有选择肥大顺直的干燥山药，置清水中，浸至无干心，闷透，切齐两端，用木板搓成圆柱状，晒干，打光，习称“光山药”。

【炮制方法】

1. 山药　取原药材，除去杂质，洗净，润透，切厚片，干燥。

2. 土炒山药　先将土粉置预热炒制容器内，用中火加热至灵活状态，再投入净山药片拌炒，至表面均匀挂土粉时，取出，筛去土粉，放凉。

每 100kg 净山药片，用灶心土 30kg。

3. 麸炒山药　先将炒制容器烧热，撒入麦麸，冒烟时投入净山药片，不断翻动，至黄色取出，筛去麦麸，放凉。

每 100kg 净山药片，用麦麸 10kg。

【成品性状】 本品为类圆形厚片。切面白色，粉性。周边黄白色或淡黄色。质坚脆，粉性。味淡、微酸，嚼之发黏。土炒后呈土色，具土香气。麸炒后呈黄色，偶有焦斑，具焦香气。

【炮制作用】 性平、味甘。归脾、肺、肾经。生山药补脾养胃、生津益肺、补肾涩精。用于脾虚食少，久泻不止，肺虚喘咳，肾虚遗精，带下，尿频，虚热消渴。土炒山药增强补脾止泻的作用，用于脾虚久泻。麸炒山药补脾健胃，用于脾虚食少，泄泻便溏，白带过多。

【炮制研究】

1. 对化学成分的研究　山药含有薯蓣皂苷元、甘露聚糖、尿囊素、多巴胺、山药碱等 16 种氨基酸，还含有淀粉、鞣质、胆甾醇、麦角甾醇等成分，此外，尚含碘、磷、钙等多种无机元素。现代医学研究表明，山药具有多种生物活性，山药中的主要功效成分是山药多糖，具有增强免疫，抗衰老、抗氧化活性，抗肿瘤作用以及具有对糖尿病的治疗作用。

山药经炮制后薯蓣皂苷元含量顺序是：土炒品>清炒品>麸炒品>生品；多糖含量顺序是生品>蜜麸炒品>炒黄品>米炒品>土炒品>炒焦品>炒炭品>麸炒品；水溶性游离氨基酸含量顺序是：清炒品>生品>米炒品>土炒品>炒黄品>炒焦品>炒炭品。

2. 对药理作用的研究　药理实验表明，山药对实验大鼠脾虚模型有预防和治疗作用；对离体肠管运动有双向调节作用，有助消化作用；对小鼠细胞免疫功能和体液免疫有较强的促进作用，并有降血糖、抗氧化等作用。

【贮存】 置通风干燥处，防蛀。

白　术

【处方用名】 白术、土炒白术、炒白术、麸炒白术。

【来源】 本品为菊科植物白术 *Atractylodes macrocephala* Koidz. 的干燥根茎。冬季下部叶枯黄、上部叶变脆时采挖,除去泥沙,烘干或晒干,再除去须根。

【炮制方法】

1. 白术　取原药材,除去杂质,洗净,润透,切厚片,干燥。筛去碎屑。

2. 土炒白术　先将土粉置预热炒制容器内,用中火加热,炒至灵活状态时,投入净白术片,炒至白术表面均匀挂土粉时取出,筛去土粉,放凉。

净白术片每 100kg,用灶心土 25kg。

3. 麸炒白术　先将炒制容器烧热,撒入麦麸,用中火加热,待冒烟时投入净白术片,不断翻动,炒至药物呈黄褐色时,取出,筛去麦麸。

净白术片每 100kg,用麦麸 10kg。

【成品性状】 白术为不规则厚片。切面不平坦,黄白色至淡棕色,有棕黄色的点状油室散在;烘干者断面角质样,色较深或有裂隙。气清香,味甘、微辛,嚼之略带黏性。土炒白术表面土色,附有细土末,质脆。麸炒白术表面黄棕色或棕褐色,偶见焦斑,有焦香气。

【炮制作用】 性温,味甘、苦。归脾、胃经。生白术健脾燥湿、利水消肿力胜。用于脾虚食少,腹胀泄泻,痰饮,水肿,风湿痹痛。土炒白术缓和燥性、补脾止泻力强,常用于脾虚腹泻。麸炒白术缓和燥性,气味芳香,健脾益气作用强。常用于脾虚不思饮食,中气下陷。

【炮制研究】

1. 对化学成分的研究　本品含挥发油,油中主要有苍术酮、苍术醇、苍术醚、苍术内酯等,并含有果糖、菊糖、白术多糖,多种氨基酸等。

2. 对药理作用的研究　白术对肠管活动有双向调节作用,当肠管兴奋时呈抑制作用,而肠管抑制时则呈兴奋作用;有防治实验性胃溃疡的作用;有强壮作用;能促进小鼠体重增加;能明显促进小肠蛋白质的合成;能促进细胞免疫功能;有一定提升白细胞作用;还能保肝、利胆、利尿、降血糖、抗血凝、抗菌、抗肿瘤。白术挥发油有镇静作用。

四、砂　炒

将净制或切制后的药物与热砂共同拌炒的方法称砂炒,亦称砂烫。适合炮制质地坚硬的药物。

(一) 砂炒的目的

(1) 增强疗效,便于调剂和制剂:砂炒使药物质地酥脆,便于粉碎和煎煮。如龟甲、鳖甲、穿山甲、狗脊、豹骨等。

(2) 降低毒性:毒性药材经砂炒后,部分毒性成分被破坏,降低了毒性。如马钱子等。

(3) 便于净制去毛:有些药物长有绒毛,属非药用部位,经砂炒后使之变脆容易除去。如骨碎补、狗脊、马钱子等。

(4) 矫臭矫味:某些气味不良的药材,经砂炒后,其气味得到一定程度的矫正。如鸡内金、刺猬皮等。

(二)砂炒的操作方法

1. 制砂方法

(1)制普通砂:取河砂,筛去石子,选取颗粒均匀的中粗河砂,用清水洗净泥土,去除杂质,干燥,备用。

(2)油砂的制备:筛取中等粗河砂,置炒制容器内加热,加入1%~2%的食用植物油拌炒,炒至油烟散尽,砂的色泽均匀加深并显油亮光泽时,取出,放凉,备用。

油砂特点:黑亮,滑利,不易黏药和黏锅,温度高,易使药物色泽均匀。

2. 砂炒方法　取制备好的砂置预热炒制容器内,用武火加热至灵活状态,投入净制分档的药物,不断用热砂掩埋、翻炒药物至质地酥脆或膨胀鼓起,或边缘卷曲,外表黄色或加深时,取出,筛去砂,放凉;或趁热将药物投入醋液中略浸,取出,干燥。砂的用量以能掩盖所加药物为度。

(三)砂炒的注意事项

(1)河砂可以反复使用,但需将其中残留的杂质除去。炒过毒药的砂不可再炒其他药物。

(2)每次使用油砂前还需添加食用油拌炒后再用。

(3)砂温过高易使药物焦糊,应添加冷砂或调小火力以控制砂温。

(4)砂炒的温度高,须勤加翻动,及时出锅并立刻筛去热砂;须醋浸淬的药物应趁热投入醋液。

重点药材的砂炒法:

骨 碎 补

【处方用名】　骨碎补、制骨碎补。

【来源】　本品为水龙骨科植物槲蕨 *Drynaria fortunei*(Kunze)J. Sm. 的干燥根茎。全年均可采挖,除去泥沙,干燥,或再燎去茸毛(鳞片)。

【炮制方法】

1. 骨碎补　取原药材,除去杂质,洗净,润透,切厚片,干燥。

2. 砂烫骨碎补　将砂置预热炒制容器内,用武火加热,炒至砂呈灵活状态时加入净制的骨碎补,烫炒至鼓起,毛呈焦黄色,迅速取出,筛去砂,放凉后除去毛即成。

【成品性状】　骨碎补为不规则厚片,切面红棕色,维管束呈黄色点状,排列成环。味淡,微涩。砂炒后为扁圆状鼓起的厚片,呈棕褐色或焦黄色,质轻松而脆,气香。

【炮制作用】　性温,味苦。归肝、肾经。生骨碎补补肾强骨、续伤止痛。砂炒后,易于除去鳞叶,利于调剂和制剂。用于肾虚腰痛,耳鸣耳聋,牙齿松动,筋骨折伤;外治斑秃和白癜风等。

【炮制研究】

1. 对化学成分的研究　研究表明,槲蕨主要成分为二氢黄酮、黄烷-3-醇及其苷、二聚物和三聚物类、三萜和酚酸等,骨碎补的主要活性物质为柚皮苷。

2. 对药理作用的研究　研究表明槲蕨根茎水煎剂及柚皮苷灌胃对大鼠骨损伤愈合有促进作用。骨碎补水煎剂7.5~50g/kg灌胃,对大鼠实验性关节炎具有刺激骨关节软骨细胞代偿性增生作用,并能降低骨关节病变率。骨碎补双氢黄酮苷能增加体外培养大白鼠乳鼠心肌细胞的搏动频率,使收缩有力,并对心肌细胞有起搏作用。骨碎补水煎液口服,对实验性高血脂兔可明显预防血清胆甾醇、三酰甘油的上升,并能防止主动脉壁粥样硬化斑块的形成。

3. 对炮制工艺的研究　研究表明，浸泡时间对骨碎补中柚皮苷含量影响显著。最佳炮制工艺为：每 20g 药材用 30ml 盐水，浸泡 8 小时，在 190℃下砂烫 4 分钟。

【贮存】　置干燥处。

马　钱　子

【处方用名】　马钱子、制马钱子。

【来源】　本品为马钱科植物马钱 *Strychnose nux-vomica* L. 的干燥成熟种子。冬季采收成熟果实，取出种子，晒干。

【炮制方法】

1. 马钱子　取原药材，除去杂质。

2. 制马钱子　将砂置预热炒制容器内，用武火加热至滑利容易翻动时，投入大小一致的净马钱子，不断翻动，至外表呈棕褐色或深棕色，内部鼓起小泡时，取出，筛去砂，放凉，除去绒毛。

3. 马钱子粉　取制马钱子，粉碎成细粉，按照《中国药典》（2005 年版）马钱子含量测定项下的方法测定士的宁含量后，加入适量淀粉，使含量符合规定，混匀，即得。

【成品性状】　马钱子呈纽扣状圆板形，常一面隆起，一面稍凹下，表面密被灰棕或灰绿色绢状茸毛，自中间向四周呈辐射状排列，有丝样光泽。边缘稍隆起，较厚。质坚硬，味极苦。制马钱子表面棕褐色，中间略鼓起，无绒毛，质地坚脆，味苦。马钱子粉为黄褐色粉末，气微香，味极苦。

【炮制作用】　性寒，味苦。有大毒。归肝、脾经。生马钱子具有散结消肿、通络止痛的功效。但生用有大毒，且质地坚硬，外覆大量细绒毛，不易加工，多外用。用于痈疽初起，关节肿痛，外伤瘀血肿痛。制马钱子毒性降低，质地酥脆，易于粉碎，便于内服，一般入丸散剂。多用于风湿痹痛，跌打损伤，瘀血疼痛。马钱子粉同制马钱子。

【炮制研究】

1. 对化学成分的研究　马钱子中含有的生物碱成分士的宁和马钱子碱是其主要成分，也是毒性成分。成人一次服用 5～10mg 士的宁可致中毒，30mg 可致死亡。

通过爆压法炮制马钱子，对士的宁的含量进行测定，结果表明在 1.4%～1.49%，平均值为 1.44%±0.05%，而传统砂烫法制马钱子士的宁的含量在 1.22%～2.17%，平均值为 1.85%±0.63%，证明了爆压法炮制马钱子士的宁的含量低于砂烫法，提高了马钱子炮制品临床用药的安全性。

2. 对药理作用的研究　研究表明，士的宁对脊髓有选择性兴奋作用，可提高骨骼肌的紧张度，对大脑皮质及延髓也有一定的兴奋作用，过量易引起强直性惊厥，最后呼吸麻痹而死亡。除神经系统外，马钱子还对心血管系统、消化系统等其他器官组织存在着毒性作用。

另有研究发现，对鼠通过静脉注射及口服马钱子碱后，心、肝、脾、肺、肾、胃、骨骼肌以及脑和脂肪组织中均有不同程度的分布，说明给药后马钱子碱在小鼠体内分布广泛，并且充分证明了马钱子碱可穿透血-脑屏障对中枢系统产生作用。

3. 对炮制工艺的研究　利用爆米花机对生马钱子进行炮制，用正交实验获得炮制马钱子的最佳工艺条件是：加热 5 分钟，气压 152kPa。马钱子中士的宁的含量均可达砂烫炮制的效果。

【贮存】　置干燥处。

鳖　　甲

【处方用名】　鳖甲、炙鳖甲、制鳖甲、酥鳖甲、醋鳖甲。

【来源】　本品为鳖科动物鳖 *Trionyx sinensis* Wiegmann 的背甲。全年均可捕捉，以秋、冬两季为多，捕捉后杀死，置沸水中烫至背甲上的硬皮能剥落时，取出，剥取背甲，除去残肉，晒干。

【炮制方法】

1. 鳖甲 取原药材，置蒸制容器内，沸水蒸45分钟，取出，放入热水中，立即用硬刷除去皮肉，洗净，晒干。

2. 醋鳖甲 将砂置预热炒制容器内，用武火加热至滑利容易翻动时，投入大小一致的净鳖甲，拌炒至表面淡黄色，质地酥脆时，取出，趁热投入醋液中稍浸，捞出，干燥。用时捣碎。

每100kg净鳖甲，用醋20kg。

【成品性状】 鳖甲为不规则碎片。外表面黑褐色或墨绿色，略有光泽，内表面类白色。质坚硬。气微腥，味淡。醋鳖甲为不规则碎片，深黄色，质酥脆，略具醋气。

【炮制作用】 味咸，性微寒。归肝、肾经。生鳖甲养阴清热、潜阳熄风，多用于热病伤阴或内伤虚热，虚风内动。醋鳖甲质地酥脆，利于粉碎、煎出有效成分，增强药物入肝消积，软坚散结的作用。常用于闭经和癥瘕肿块。

【贮存】 置干燥处，防蛀。

龟 甲

【处方用名】 龟甲、龟板、炙龟板、制龟板、酥龟板、醋龟甲、醋龟板。

【来源】 本品为龟科动物乌龟 *Chinemys reevesii* (Gray)的腹甲及背甲。全年均可捕捉，以秋、冬两季为多，捕捉后杀死，或用沸水烫死，剥取背甲或腹甲，除去残肉，晒干。

【炮制方法】

1. 龟甲 取原药材，置蒸制容器内，沸水蒸45分钟，取出，放入热水中，立即用硬刷除去皮肉，洗净，晒干。

2. 醋龟甲 将砂置预热炒制容器内，用武火加热至滑利容易翻动时，投入大小一致的净龟甲，拌炒至表面淡黄色，质地酥脆时，取出，趁热投入醋液中稍浸，捞出，干燥。用时捣碎。

每100kg净鳖甲，用醋20kg。

【成品性状】 龟甲为不规则的小碎片，表面黄棕色或棕黑色(腹甲)、棕褐色或黑褐色(背甲)。有放射状纹理，内面黄白色，边缘呈锯齿状。质坚硬。气微腥，味微咸。醋龟甲表面黄色，质酥脆，略有醋气。

【炮制作用】 性微寒，味咸、甘。归肝、肾、心经。生龟甲质坚，滋阴潜阳力强，多用于肝风内动，肝阳上亢。醋龟甲质地酥脆，利于煎出有效成分，补肾健骨，滋阴止血力强，多用于劳热咯血，脚膝痿弱，潮热盗汗，痔疮肿痛。

【炮制研究】 炮制后煎出量、总氨基酸均较生品高，总氨基酸含量以砂炒醋淬最高。背甲和腹甲成分相同，但含量有差异，腹甲含量略高，砂炒醋淬品也以腹甲高。

【贮存】 置干燥处，防蛀。

穿 山 甲

【处方用名】 穿山甲、炮山甲、甲珠、山甲珠、炮甲珠、醋山甲、醋甲片。

【来源】 本品为鲮鲤科动物穿山甲 *Manis pentadactyla* Linnaeus 的鳞甲。收集鳞甲，洗净，晒干。

【炮制方法】

1. 穿山甲 取原药材，除去杂质，洗净，干燥。

2. 炮山甲 将砂置预热炒制容器内，用武火加热至滑利容易翻动时，投入大小一致的净穿山甲片，拌炒至鼓起、发泡、边缘向内卷曲，呈金黄色时，取出，筛去砂子，放凉。用时捣碎。

3. 醋山甲　将砂置预热炒制容器内，用武火加热至滑利容易翻动时，投入大小一致的净穿山甲片，拌炒至鼓起、发泡、边缘向内卷曲，呈金黄色时，取出，筛去砂子，趁热倒入醋液中，略浸，捞出，晒干。用时捣碎。

每 100kg 净穿山甲片，用醋 30kg。

【成品性状】　本品呈扇面形、三角形、菱形或盾形的扁平片状或半折合状，中间较厚，边缘较薄，大小不一。外表面黑褐色或黄褐色，有光泽，宽端有数十条排列整齐的纵纹及数条横线纹；窄端光滑。内表面色较浅，中部有一条明显突起的弓形横向棱线，其下方有数条与棱线相平行的细纹。角质，半透明，坚韧而有弹性，不易折断。气微腥，味淡。炮山甲全体膨胀呈卷曲状，金黄色，质地酥脆，易于粉碎，气微腥，味咸。醋山甲醋淬后，醋山甲全体膨胀呈卷曲状，金黄色，质地酥脆，易于粉碎，具醋气。

【炮制作用】　性微寒，味咸。归肝、胃经。生穿山甲活血消癥、通经下乳、消肿排脓。其有腥臭气，一般用其制品。炮山甲质地酥脆，易于煎出有效成分，用于痈肿疮毒，关节痹痛，麻木拘挛。醋山甲醋淬后增强活血止痛作用，用于经闭癥瘕，乳汁不通。

临床应用

在重度痤疮治疗中常用金银花、连翘、黄芩、栀子、红花、茯苓、白术、茵陈、厚朴、益母草等诸药合用的基本方中加用穿山甲，可以加速痤疮皮损的消退，对于具有结节、囊肿的重度痤疮效果尤为显著。

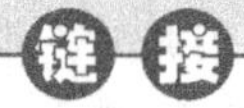

【炮制研究】

1. 对化学成分的研究　研究表明，穿山甲所含化学成分主要为蛋白质、钙、氨基酸和微量元素。经炮制后无机元素、氨基酸的含量均有变化。制穿山甲片中，除锌、锰、镁含量有所增高外，其余元素含量均低于炮制前的含量。但水煎液中无机元素含量远大于生片水煎液中的含量，溶出率也增大。

2. 对炮制工艺的研究　微波炮制穿山甲的较佳工艺条件：100% 的微波火力，烘烤 3.5 分钟。经优选后的微波炮制品与传统砂烫法炮制品比较结果显示，微波法炮制品的水溶性浸出物、蛋白质含量和成品率均较砂烫法炮制品高，炮制品质量好且方法简便、安全、效率高、无污染，可为工业化生产提供理论依据。

【贮存】　置干燥处。

鸡内金

【处方用名】　鸡内金、内金、鸡肫皮、炒鸡内金、醋鸡内金。

【来源】　本品为雉科动物家鸡 *Gallus gallus domesticus* Brisson 的干燥沙囊内壁。杀鸡后，取出鸡肫，趁热剥取内壁，洗净，干燥。

【炮制方法】

1. 鸡内金　取原药材，除去杂质，洗净，干燥。

2. 炒鸡内金　将大小一致的净鸡内金置预热炒制容器内，用中火加热，炒至表面焦黄色，取出，放凉。

3. 砂炒鸡内金　将砂置预热炒制容器内，用中火加热至滑利容易翻动时，投入大小一致的净鸡内金，不断翻动，炒至鼓起卷曲、酥脆，呈黄色或焦黄色时取出，筛去砂子，放凉。

4. 醋鸡内金 将大小一致的净鸡内金,置预热炒制容器内,用文火加热,炒至鼓起、卷曲时,喷醋,取出,干燥。

每100kg净鸡内金,用醋15kg。

【成品性状】 本品为不规则卷片。表面黄色、黄绿色或黄褐色,薄而半透明,具明显的条状皱纹。质脆,易碎,断面角质样,有光泽。气微腥,味微苦。炒鸡内金发泡卷曲,表面黄色或焦黄色,质松脆,易碎,有香气。醋鸡内金表面黄褐色,鼓起,略有醋气。焦鸡内金鼓起,焦黄色,质脆,易碎。

【炮制作用】 性平,味甘。归脾、胃、小肠、膀胱经。生鸡内金长于攻积,通淋化石,用于泌尿系统和胆道结石。鸡内金砂炒后质地酥脆,利于粉碎和煎出有效成分,增强健脾消积的作用,多用于食积不化,肝虚泄泻,小儿疳积等。醋鸡内金增强疏肝助脾的作用,多用于脾胃虚弱,肝脾失调之脘腹胀满等。炒焦后长于消食止泻,涩精止遗,多用于伤食腹泻,肾虚遗精遗尿等。

【贮存】 置阴凉通风干燥处。防蛀。

五、蛤 粉 炒

将净制或切制后的药物与适量蛤粉共同拌炒的方法称蛤粉炒,又称蛤粉烫。适用于烫制动物胶类药物。

(一) 蛤粉炒的目的

(1) 使药物质地酥脆,便于粉碎和制剂。胶类物质经蛤粉炒后,质地酥脆,失去胶性,易于粉碎和煎煮。

(2) 降低药物滋腻之性,矫正不良气味。胶类药物经蛤粉炒后,黏滞性降低,利于服用。

(3) 提高疗效。阿胶经蛤粉炒后产生协同作用,增强清热化痰作用。

(二) 蛤粉炒的操作方法

将研细过筛的蛤粉置预热炒制容器内,中火加热至滑利易翻动时,投入净制药物,不断翻埋烫炒至膨胀鼓起,内部酥松时取出,筛去蛤粉,放凉。

蛤粉一般用量:净药物每100kg,用蛤粉30~50kg。

(三) 蛤粉炒的注意事项

(1) 胶块切成丁状,大小分档,分别炒制。

(2) 蛤粉炒时应适当控制火力,防止焦糊或烫僵,温度过高可加入适量冷蛤粉调节温度。

(3) 胶丁下锅后应快速翻炒,防止粘连造成不圆整而影响外观质量。

(4) 炒制同种药物,蛤粉可反复使用,颜色加深后应及时更换。

重点药材的蛤粉炒法:

阿 胶

【处方用名】 阿胶、阿胶珠、胶珠、炒阿胶。

【来源】 本品为马科动物驴 *Equus asinus* L. 的干燥皮或鲜皮经煎煮、浓缩制成的固体胶。

【炮制方法】

1. 阿胶丁 取原药材,置文火上烘软,切成小方块。

历史溯源

本品始载于《神农本草经》，列为上品。《名医别录》载："阿胶生东平郡（今山东东平县），煮牛皮作之，出东阿县。"陶弘景又曰："今东都下亦能作之。用皮亦有老少，胶则有清浊。"《本草图经》曰："今郓州皆能作之。以阿县城北井水作煮为真。造之，阿井水煎乌驴皮，如常煎胶法。其井官禁，真胶极难得。……大抵以驴皮得阿井水乃佳耳……"《本草纲目》云："凡造诸胶，自十月至二三月间，用挲牛、水牛、驴皮者为上，猪、马、骡、驼皮者次之，其旧皮、鞋、履等物者为下。俱取生皮，水浸四五日，洗刮极净。"根据上述记载可知古代阿胶原料用牛皮、驴皮及其他多种动物皮类，但以驴皮用阿井水煎成者为最佳。

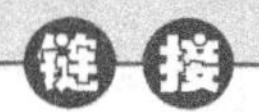

2. 蛤粉炒阿胶　将蛤粉置预热炒制容器内，用中火加热至灵活状态时，投入大小一致的阿胶丁，不断翻埋，烫至鼓起呈圆球状，内无溏心时，取出，筛去蛤粉。

阿胶每100kg，用蛤粉30~50kg。

3. 蒲黄炒阿胶　将蒲黄置预热炒制容器内，用中火加热至稍微变色时，投入大小一致的阿胶丁，不断翻埋，翻炒至鼓起呈圆球状，内无溏心时。取出，筛去蒲黄。

阿胶每100kg，用蒲黄30~50kg。

【成品性状】　本品为长方形或方形块，黑褐色，有光泽。质硬而脆，断面光亮，碎片对光照视呈棕色半透明。气微，味微甘。阿胶珠类圆球形，灰白色或灰褐色，质松泡。内呈蜂窝状，气微香，味微甘。蒲黄炒阿胶类圆球形，棕褐色。其余同蛤粉炒。

【炮制作用】　性平，味甘。归肺、肝、肾经。生阿胶长于滋阴补血，润燥，止血。用于血虚萎黄，眩晕心悸，心烦失眠，虚风内动，温燥伤肺，干咳无痰。蛤粉炒阿胶降低滋腻之性，长于补肺润燥，用于阴虚咳嗽，久咳少痰或痰中带血。烫后质地酥脆，宜入丸散。蒲黄炒阿胶止血安络力强，多用于阴虚咯血，崩漏，便血。

【炮制研究】　实验表明，阿胶的烫制条件与蛤粉温度、烫制时间呈函数关系。蛤粉温度在145~160℃，时间在3~5分钟，炮制品质量较好。通过对阿胶丁、烤阿胶珠、烫阿胶珠进行了总氮、氨基酸测定，以及烊化速率、溶出度的比较实验，结果表明含氮量无明显差异，但阿胶丁溶出慢，烫阿胶珠因表面部分蛋白质焦糊、变质，含量略低，而烤阿胶珠质量较好。阿胶珠与阿胶丁的比较研究表明，相同条件处理的水解液，经用氨基酸自动分析仪测定其所含氨基酸，两者均含相同种类的氨基酸，但阿胶珠氨基酸总量>阿胶丁，是因为经烫珠后，阿胶珠中的水分大大降低，同时烫珠温度高达140℃，肽键易断裂，引起氨基酸含量提高。而烫炒时间短，氨基酸种类不会发生明显变化。阿胶烫珠后，可入汤剂煎煮，而且易于粉碎制备丸、散等制剂。

【贮存】　置阴凉干燥处，密闭保存。

鹿角胶

【处方用名】　鹿角胶、鹿角胶珠。

【来源】　本品为鹿科动物马鹿 *Cervus elaphus* Linnaeus. 或梅花鹿 *Cervus nippon* Temminck 已骨化的角或锯茸后翌年春季脱落的角基，分别习称"马鹿角"、"梅花鹿角"、"鹿角脱盘"。经水煎煮、浓缩制成的固体胶。

【炮制方法】

1. 鹿角胶　取原药材，除去杂质，捣成碎块，或烘软后，切成小方块。

2. 鹿角胶珠 将蛤粉置预热炒制容器内，用中火加热至灵活状态时，投入大小一致的鹿角胶块，不断翻埋，烫至鼓起呈圆球状，内无溏心时，取出，筛去蛤粉。

阿胶每 100kg，用蛤粉 30～50kg。

【成品性状】 本品为扁方块。黄棕色或红棕色，半透明，有的上部有黄白色泡沫层。质脆，易碎，断面光亮。气微，味微甜。鹿角胶珠呈类圆形，表面黄白色或淡黄色，较光滑，附有蛤粉。质松泡易碎。气微，味微甘。

【炮制作用】 性温；味甘、咸。归肝、肾经。生鹿角胶温补肝肾、益精养血。用于肝肾亏损所致阳痿滑精，虚劳羸瘦，崩漏带下，便血，阴疽疮疡。蛤粉炒后降低其滋腻之性，并矫正不良气味，使质地酥脆，利于粉碎与服用，可入丸、散剂。

【贮存】 密封，置阴凉干燥处。

六、滑石粉炒

将净制或切制后的药物与适量的滑石粉共同拌炒的方法称滑石粉炒，又称滑石粉烫。适用于炮制韧性大的动物类药物。

(一) 滑石粉炒的目的

(1) 使药物质地酥脆，便于粉碎和煎煮，如象皮、黄狗肾等韧性大的药物，经滑石粉炒后，质地松泡酥脆，利于粉碎和煎煮。

(2) 降低毒性：如水蛭生品有毒性，经滑石粉炒后毒性降低。

(3) 矫正不良气味：一些动物类药物具有腥臭气味，滑石粉炒后能矫正其不良气味。

(二) 滑石粉炒的操作方法

将滑石粉置预热炒制容器内，用中火加热至灵活状态，投入大小一致的药物翻炒至质地酥脆、鼓起、颜色加深、刺卷曲时，取出，筛去辅料。

滑石粉一般用量：净药物每 100kg，用滑石粉 40kg。

(三) 滑石粉炒的注意事项

(1) 操作时，要适当调节火力，防止药物生熟不均或烫焦，若温度过高可添加适量冷滑石粉调节温度。

(2) 滑石粉可反复使用，如颜色加深后应及时更换。

重点药材的滑石粉炒：

刺猬皮

【处方用名】 刺猬皮、猬皮、炒刺猬皮。

【来源】 本品为刺猬科动物刺猬 *Erinaceus europaeus* L. 或短刺猬 *Hemichianus dauuricus* Sundevall 的干燥外皮。捕捉后，将皮剥下，除去肉脂，撒上一层石灰，于通风处阴干。

【炮制方法】

1. 刺猬皮 取原药材，用碱水浸泡，将油污洗净，再用清水漂净，润透，剁成小方块，干燥。

2. 滑石粉炒刺猬皮 将滑石粉置预热炒制容器内，用中火加热，炒至灵活状态时投入大小一致的净刺猬皮块，不断翻埋烫炒至刺尖卷曲焦黄，质地发泡时，取出，筛去滑石粉，放凉。

3. 砂炒刺猬皮　将砂置预热炒制容器内,用武火加热至滑利容易翻动时,投入大小一致的净刺猬皮块,不断翻埋砂烫,至刺尖卷曲焦黄,质地发泡时,取出,筛去砂,趁热投入醋液中稍浸,捞出,干燥。

净刺猬皮每100kg,用醋10kg。

【成品性状】　刺猬皮为密生棘刺的不规则小块,外表面灰白色、黄色或灰褐色。皮内面灰白色或棕褐色,边缘有毛。具特殊腥臭气。炒制后质地发泡、鼓起,刺尖突,皮部边缘向内卷曲,表面附有少量滑石粉,腥臭气味减弱。醋浸后略具醋气。

【炮制作用】　性平,味苦、涩。归胃、大肠经。刺猬皮一般不生用,临床多用其炒制品。炒后质地松泡酥脆,便于煎煮和粉碎,醋淬能矫臭矫味,用于胃痛吐食,痔瘘下血,遗精,遗尿等。

【炮制研究】　刺猬皮上层刺主要含角蛋白,下层真皮层主要含胶原、弹性硬蛋白及脂肪。

【贮存】　置干燥通风处,防蛀。

水　蛭

【处方用名】　水蛭、制水蛭、炒水蛭。

【来源】　本品为水蛭科动物蚂蟥 *Whitmania pigra* Whitman、水蛭 *Hirudo nipponica* Whitman 或柳叶蚂蟥 *Whitmania acranulata* Whitman 的干燥全体。夏、秋两季捕捉,用沸水烫死,晒干或低温干燥。

【炮制方法】

1. 水蛭　取原药材,洗净,晒干,切断。

2. 烫水蛭　将滑石粉置预热炒制容器内,用中火加热,炒至灵活状态时投入大小一致的净水蛭,不断翻埋烫炒至微鼓起,黑棕色有腥臭气时,取出,筛去滑石粉,放凉。

【成品性状】　呈不规则小段,有多数环节。背部黑褐色或黑棕色,稍隆起;腹面平坦,棕黄色。质脆,易折断,断面胶质状。气微腥。滑石粉炒后呈黄棕色或黄褐色,微鼓起,质酥脆,有焦腥气,表面附有少量滑石粉。

【炮制作用】　味咸、苦,性平;有小毒。归肝经。生水蛭破血逐瘀、通经消癥。用于瘀血经闭,癥瘕积聚,跌打损伤。烫水蛭毒性降低,质地酥脆,利于粉碎,并矫正不良气味和杀死虫卵,便于贮存,用于内损瘀血,心腹疼痛,跌打损伤。

【贮存】　置干燥处,防蛀。

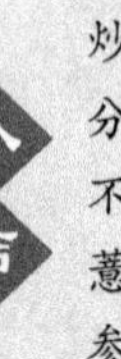

炒法是中药炮制火制的重要方法之一。本章讲述了炒法的含义、分类、操作方法、炮制目的、注意事项等。根据炒法的操作及加辅料与否,可分为清炒法和加辅料炒法。清炒法又根据加热程度不同而分为炒黄、炒焦和炒炭。加辅料炒法根据所加辅料的不同而分为麸炒、米炒、土炒、砂炒、蛤粉炒和滑石粉炒等法。重点讲述了芥子、葶苈子、花椒、王不留行、紫苏子、火麻仁、冬瓜子、槐花、苍耳子、决明子、牛蒡子、牵牛子、莱菔子、酸枣仁、薏苡仁、山楂、栀子、槟榔、大蓟、地榆、蒲黄、荆芥、干姜、藕节、苍术、枳壳、枳实、僵蚕、党参、斑蝥、山药、白术、骨碎补、马钱子、鳖甲、龟甲、鸡内金、阿胶、鹿角胶、刺猬皮、水蛭等药材的来源、成品性状、炮制方法、炮制作用、炮制研究。通过系统学习基本能掌握上述内容,能进行炒法基本操作,并判断适合的炮制程度,选择合适的炮制品应用于临床。

目 标 检 测

一、名词解释

1. 炒法 2. 火力 3. 火候 4. 清炒法 5. 炒炭存性 6. 加辅料炒法

二、填空题

1. 一般说来,炒黄多用________火,炒焦多用________火,炒炭多用________火。加辅料炒多用________火或________火。

2. 药物炒制前需________,分次炒制,以免________造成药物生熟不匀。

3. 清炒法按炒制的程度不同分为________、________,________。

4. 炒焦的目的是增强药物________的功效或减少药物的________。

5. 炒黄时一般炒至药物表面________色或较原色加深,或________、膨胀、鼓起,或________,或爆裂开花或有爆裂声,或透出________。

6. 大蓟生品长于________。大蓟炒炭后凉性减弱,________作用增强。

7. 米炒斑蝥时,一般每100kg净斑蝥,用米________。

8. 滑石粉炒适用于________较大的动物类药物。

9. 由于蛤粉传热缓慢,颗粒细小,适用于烫制________药物。

三、选择题

(一)A型题

1. "方言熬者,即今之炒也"出自 ( )

A.《金匮玉函经》 B.《用药法象》
C.《汤液本草》 D.《新修本草》
E.《太平圣惠方》

2. 除( )外均用炒黄法炮制

A. 黑芝麻 B. 葶苈子
C. 花椒 D. 苍耳子
E. 苍术

3. 炒后缓和寒滑之性的是 ( )

A. 王不留行 B. 牵牛子
C. 牛蒡子 D. 酸枣仁
E. 蔓荆子

4. 荆芥的常用炮制方法是 ( )

A. 炒黄法 B. 炒焦法
C. 麸炒法 D. 炒炭法
E. 砂炒法

5. 生用善于泻火,制后可以缓和苦寒之性的药材是 ( )

A. 栀子 B. 槟榔
C. 山楂 D. 川楝子
E. 党参

6. 砂炒马钱子最佳条件是 ( )

A. 200~250℃,3~4分钟 B. 200~250℃,5~12分钟
C. 230~240℃,3~4分钟 D. 230~240℃,5~12分钟
E. 240~260℃,3~4分钟

7. 米炒斑蝥能降低药物的毒性,其原理是 ( )
A. 斑蝥素分解
B. 斑蝥素氧化
C. 斑蝥素还原
D. 斑蝥素升华
E. 斑蝥素中和
8. 苍术中对人体有明显的副作用,中医称为“燥性”的成分是过量的 ( )
A. 苷类
B. 生物碱类
C. 挥发油类
D. 鞣质类
E. 有机酸类
9. 山药常见的炮制方法有 ( )
A. 土炒、麸炒
B. 土炒、砂炒
C. 滑石粉炒、麸炒
D. 米炒、麸炒
E. 蛤粉炒、砂炒
10. 党参常见的炮制方法有 ( )
A. 麸炒
B. 土炒
C. 滑石粉炒
D. 米炒
E. 蛤粉炒
11. 麸炒法将麦麸均匀撒入热锅中,投入药物的标准 ( )
A. 麦麸微热
B. 麦麸烫手
C. 麦麸起烟
D. 麦麸稍黑
E. 麦麸炭化
12. 荆芥炒后作用有 ( )
A. 补血
B. 活血化瘀
C. 利于粉碎
D. 收涩止血
E. 质地酥脆
13. 焦苍术的作用为 ( )
A. 健脾燥湿
B. 化湿和胃
C. 固肠止泻
D. 行气宽中
E. 消食健胃

（二）**B 型题**

A. 炒焦法
B. 砂炒法
C. 土炒法
D. 麸炒法
E. 蛤粉炒法
14. 山楂的炮制方法宜选用 ( )
15. 阿胶的炮制方法宜选用 ( )
16. 马钱子的炮制方法宜选用 ( )

A. 炒酸枣仁
B. 炒决明子
C. 炒白果仁
D. 炒槐花
E. 炒牵牛子
17. 增强止血作用的是 ( )
18. 缓和峻下之性的是 ( )
19. 养心敛汗的是 ( )
20. 缓和寒泻之性的是 ( )
21. 降低毒性的是 ( )

A. 炒黄法
B. 炒焦法
C. 炒炭法
D. 麸炒法
E. 米炒法

22. 蒲黄的炮制宜用 ( )
23. 牛蒡子的炮制宜用 ( )
24. 斑蝥的炮制宜用 ( )
25. 白芥子常用的炮制方法是 ( )
26. 苍术常用的炮制方法是 ( )

(三)X 型题

27. 既可炒黄又可麸炒的是 ( )
A. 白芥子
B. 薏苡仁
C. 茺蔚子
D. 紫苏子
E. 芡实

28. 中药炮制时常用的液体辅料有 ( )
A. 醋
B. 蜂蜜
C. 盐水
D. 姜汁
E. 麻油

29. 炒后易于粉碎的有 ( )
A. 王不留行
B. 穿山甲
C. 白芥子
D. 牵牛子
E. 葶苈子

30. 炮制后去小毒的有 ( )
A. 花椒
B. 蒺藜
C. 苍耳子
D. 牵牛子
E. 白果

31. 下列既可以炒焦又可以炒炭的药材是 ( )
A. 槟榔
B. 栀子
C. 川楝子
D. 山楂
E. 槐米

32. 下列哪些是麸炒的目的 ( )
A. 增强疗效
B. 缓和药性
C. 破坏酶
D. 矫臭矫味
E. 便于服用

33. 哪些是阿胶珠的成品性状 ( )
A. 圆球形
B. 质松脆
C. 外表灰白色
D. 外表焦褐色
E. 内部蜂窝状

34. 哪些是滑石粉炒的目的 ( )
A. 降低毒性
B. 矫正不良气味
C. 引药归经
D. 利于药物粉碎
E. 引药入肝

35. 清炒法的目的在于 ( )
A. 利于美观
B. 增强疗效
C. 降低毒性或消除副作用
D. 缓和或改变药性
E. 增强或产生止血作用

36. 哪些药物宜进行砂炒加工炮制 （ ）

A. 山药
B. 鸡内金
C. 马钱子
D. 象皮
E. 穿山甲

四、问答题

1. 解释什么是“逢子必炒”？
2. 试述荆芥的炮制方法及炮制作用。
3. 炒王不留行的注意事项是什么？
4. 苍耳子的炮制作用是什么？
5. 生、炒决明子的作用为什么不同？
6. 苍术生品、麸炒品和焦苍术各有何作用？麸炒苍术能缓和燥性的原理是什么？
7. 山药和土炒山药各具有什么作用？
8. 生斑蝥为什么仅供外用，而不能内服？米炒斑蝥能降低毒性的原理是什么？
9. 蛤粉炒如何操作？
10. 砂烫马钱子降低毒性原理是什么？

（姜建辉）

第9章　炙　　法

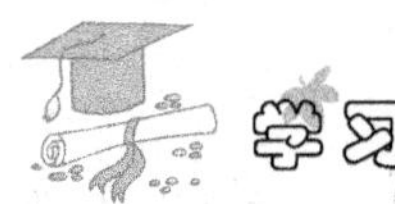

1. 掌握中药炮制常见炙法所用的辅料、炮制目的及重点药材的炮制方法及炮制作用

2. 能正确掌握酒炙、醋炙、盐炙、姜汁炙、蜜炙等操作，并通过成品性状判断炮制程度

3. 理解重点中药的现代炮制研究的内容

4. 了解炙法常见中药的炮制历史沿革

第1节　概　　述

（一）炙法的含义

将净选或切制后的药物，加入一定量的液体辅料拌炒，使辅料逐渐渗入药物组织内部的炮制方法称为炙法。

（二）炙法的分类

炙法根据所用液体辅料的不同，可分为酒炙、醋炙、盐炙、姜汁炙、蜜炙、油炙等法。

（三）主要目的

药物经炙法加工后在性味、归经、功效、作用趋向和理化性质方面均能发生某些变化，有减毒抑偏，增强疗效，矫臭矫味等作用，从而在临床上达到安全有效。

（四）操作方法

炙法与加辅料炒法在操作方法有共同点，又有区别。炙法用的是液体辅料，辅料渗入药物内部，对药物只起辅助作用；操作时可以先拌辅料后炒药或者先炒药后加辅料；炙法所用温度较低，一般用文火，在锅内翻炒时间稍长，以药物炒干为宜。

前后比较

加辅料炒法使用固体辅料，辅料除对药物起辅助作用外，还有中间传热体作用；操作时一般先预热辅料后投药；加辅料炒的温度较高，一般用中火或武火，在锅内翻炒时间较短，药物表面颜色变黄或加深。

链接

第2节 酒 炙 法

将净选或切制后的药物,加入一定量酒拌炒的方法称为酒炙法。多用于活血散瘀、祛风通络药物及动物类药物。

(一) 主要目的

1. 增强活血通络功效 当归、川芎等一些活血祛瘀通络药常用酒炙,一方面使药物有效成分易于溶出而增强疗效,另一方面使酒与药物共同发挥作用。

2. 改变药性,引药上行 大黄、龙胆等苦寒药,性本沉降下行,多用于清中、下焦湿热。酒炙后能缓和寒性、免伤中焦阳气,又能引药上行,清上焦邪热。

3. 矫味矫臭 乌梢蛇、蕲蛇、金钱白花蛇等一些具有腥气的动物类药,经酒炙后可减弱腥臭气味,便于服用。

(二) 操作方法

1. 先拌酒后炒药 将净制或切制后的药物与一定量的酒拌匀,稍闷润,待酒被吸尽后,置炒制容器内,用文火炒干,取出晾凉。一般多采用此法,适用于质地较坚实的根及根茎类药物,如续断、川芎、丹参等。

2. 先炒药后加酒 先将净制或切制后的药物,置炒制容器内,加热至一定程度,再喷洒一定量的酒炒干,取出晾凉。因为此法不易使酒渗入药物内部,加热翻炒时,酒易迅速挥发,所以一般少用,只有个别药物用此法,适用于质地疏松的药物,如五灵脂。

酒炙法所用的酒以黄酒为主。酒的用量:一般为每100kg药物,用黄酒10~20kg。

(三) 注意事项

(1) 酒炙前药物要大小分档。

(2) 注意药物与酒的比例,闷润过程中容器上面应加盖密闭,以防酒迅速挥发,并且润透后再加热。

(3) 如酒的用量较少,不易与药物拌匀时,可先将酒加适量水稀释后,再与药物拌润。

(4) 酒炙一般用文火加热,勤翻动,要亮锅底,使药物受热均匀。

重点药材的酒炙法:

黄 连

【处方用名】 黄连、川连、酒黄连、姜黄连、吴萸连、萸黄连。

【来源】 本品为毛茛科植物黄连 *Coptis chinensis* Franch.、三角叶黄连 *C.deltoidea* C.Y.Cheng et Hgiao 或云连 *C. teeta* Wall. 的干燥根茎。以上三种药材分别习称"味连"、"雅连"或"云连",其中"味连",又叫"鸡爪连"。秋季采挖,除去须根及泥沙,干燥,撞去残留须根。

【炮制方法】

1. 黄连 取原药材,除去杂质,抢水洗净,润透,切薄片,晾干;或用时捣碎。

2. 酒黄连 取净黄连片,加入定量黄酒拌匀,稍闷润,待酒被吸尽后,置炒制容器内,用文火加热,炒干,取出晾凉,筛去碎屑。

每100kg黄连片,用黄酒12.5kg。

3. 姜黄连 取净黄连片,用姜汁拌匀,稍闷润,待姜汁被吸尽后,置炒制容器内,用文火加热,炒干,取出晾凉,筛去碎屑。

每100kg黄连片,用生姜12.5kg(若用干姜则用量为生姜的1/3)。

4. 萸黄连 取吴茱萸加适量水煎煮,取汁去渣,煎液与净黄连片拌匀,稍闷润,待药液被吸尽后,置炒制容器内,用文火炒至近干,取出晾凉,筛去碎屑。

每100kg黄连片,用吴茱萸10kg。

【成品性状】 黄连为不规则的薄片或碎块,周边暗黄色,粗糙,富有残存细小须根,片面黄色。质坚硬,气微,味极苦。酒黄连色泽较生片加深,味苦,略带酒气。姜黄连表面棕黄色,味苦,略带姜的辛辣味。萸黄连表面暗黄色,味苦,略带吴茱萸的辛辣味。

【炮制作用】 性寒,味苦。归心、脾、胃、肝、胆、大肠经。生黄连泻火解毒、清热燥湿,用于湿热痞满,呕吐吞酸,泻痢,黄疸,高热神昏,心火亢盛,心烦不寐,血热吐衄,目赤,牙痛,消渴,痈肿疔疮;外治湿疹,湿疮,耳道流脓。酒炙黄连缓其寒性,善清头目之火,用于目赤、口疮。姜炙黄连缓其寒性,止呕作用增强,用于寒热互结,湿热中阻,痞满呕吐。吴茱萸制黄连抑制其苦寒之性,可舒肝和胃止呕。用于肝胃不和,呕吐吞酸。

【炮制研究】 黄连中含有多种生物碱如小檗碱,黄连碱,掌叶防己碱,药根碱,甲基黄连碱,木兰花碱等。

1. 对化学成分的研究 黄连中的主要有效成分小檗碱等易溶于水,在热水中溶解度更高,实验证明,黄连切制时,宜在水温较低时进行,并缩短在水中的浸润时间,否则易损药效。黄连经酒、姜汁、吴茱萸汁炮制后,主要成分小檗碱的含量均无明显降低,但炮制可提高小檗碱在水中的溶出率,生黄连中小檗碱的溶出率为58.17%,酒、姜汁、吴茱萸炮制后,溶出率约为85%,证明炮制对小檗碱在煎液中的溶出有促进作用。黄连炮制后化学成分和生物碱含量对比研究中,雅连、味连、云连及酒制品、姜制品、吴茱萸制品的薄层层析和紫外吸收光谱的对比试验结果表明,它们的层析谱一致,后三种对照品相应的位置上均显相同的荧光斑点,紫外吸收光谱图形相似,最大吸收波长和最小吸收波长相同,说明由雅连、味连、云连三种植物来源的黄连分别用酒、姜、吴茱萸炮制后主要化学成分小檗碱、巴马丁、药根碱都存在,炮制前后无明显变化。但也有不同的报道。另外黄连中微量元素锰、钙、锌煎出率酒炙品明显高于生品。黄连在加热过程中,可生成小檗红碱。加热也能使掌叶防己碱、药根碱等发生结构变化。

2. 对药理作用的研究 研究表明,小檗碱有抑菌、解热、抗感染、抗溃疡、利胆作用,能抑制血小板聚集,有降低血糖,抗心律失常作用,对心肌缺血及心肌梗死有保护作用。黄连经酒、姜汁、吴茱萸汁炙后,均出现了炮制前未有的对铜绿假单胞菌的抑制作用。此外,黄连经姜汁制后对变形杆菌的抑制作用增强,并优于其他炮制品。

【贮存】 贮干燥容器内,炮制品密闭,置阴凉干燥处,防蛀。

大 黄

【处方用名】 大黄、川军、酒军、酒大黄、醋大黄、熟大黄、大黄炭。

【来源】 本品为蓼科植物掌叶大黄 *Rheum palmatum* L.、唐古特大黄 *R.tanguticum* Maxim.ex Balf.或药用大黄 *R.officinale* Baill. 的干燥根及根茎。秋末茎叶枯萎或次春发芽前采挖,除去细根,刮去外皮,切瓣或段,绳穿成串干燥或直接干燥。

【炮制方法】

1. 大黄 取原药材,除去杂质,大小分开,洗净,捞出,润透,切厚片或块,晾干或低温干燥,筛去碎屑。

2. 酒大黄　取净大黄片或块，用黄酒喷淋拌匀，稍闷润，待酒被吸尽后，置炒制容器内，用文火炒干，色泽加深，取出晾凉，筛去碎屑。

每100kg大黄片或块，用黄酒10kg。

3. 熟大黄　取净大黄片或块，用黄酒拌匀，闷约1～2小时至酒被吸尽，装入炖药罐内或适宜容器内，密闭，隔水炖约24～32小时至大黄内外均呈黑色时，取出，干燥。

每100kg大黄，用黄酒30kg。

4. 大黄炭　取净大黄片或块，置炒制容器内，用武火加热，炒至外表呈焦黑色、内部焦褐色时，取出晾凉。

5. 醋大黄　取净大黄片或块，用米醋拌匀，稍闷润，待醋被吸尽后，置炒制容器内，用文火加热，炒干，取出，晾凉，筛去碎屑。

每100kg大黄片或块，用米醋15kg。

【成品性状】　大黄为不规则厚片或块，表面黄棕色或黄褐色，有的可见类白色网状纹理及星点（异型维管束）散在，残留的外皮棕褐色，多具绳孔及粗皱纹。质坚实，有的中心稍松软，气清香，味苦而微涩，嚼之黏牙，有砂粒感。酒大黄表面深棕色或棕褐色，偶有焦斑，折断面呈浅棕色，质坚实，略有酒香气。熟大黄表面黑褐色，质坚实，有特异芳香气，味微苦。大黄炭表面焦黑色，断面焦褐色，质轻而脆，有焦香气，味微苦。醋大黄表面深棕色或棕褐色，断面浅棕色，略有醋香气。

【炮制作用】　性寒，味苦。归脾、胃、大肠、肝、心包经。生大黄苦寒沉降，泻下作用峻烈，能泻热通肠、凉血解毒、逐瘀通经。用于实热便秘，湿热黄疸，目赤，咽肿，肠痈腹痛，跌打瘀肿，血瘀经闭，外治烧烫伤。酒炙大黄泻下作用缓和，善清上焦血分热毒。用于目赤咽肿，齿龈肿痛。熟大黄泻下力缓，腹痛之副作用减轻，活血祛瘀之功增强，用于火毒疮疡。大黄炭泻下作用极微，收敛止血较强，多用于血热有瘀出血证。醋大黄泻下作用缓和，散瘀止痛功能较强。用于食积痞满，产后瘀停。

前景介绍

大黄是治疗多种疾病的重要中药，被称为中药"四大金刚"之一。美国学者诺尔曼·泰勒在《改变世界的植物》一书中，将大黄列为"有全球影响"的十几种传统药物之一。特别是在治疗现代疑难病症方面，大黄显示了非凡功能，故其应用范围日益广泛。

链接

【炮制研究】　大黄中蒽醌类衍生物（包括游离型和结合型）、二苯乙烯苷类、苯丁酮类成分、鞣质类及多酚类成分等。

1. 对化学成分的研究

（1）对蒽醌类成分的研究：大黄主要化学成分为蒽醌及衍生物，大部分以结合性蒽苷形式存在，另一部分呈游离状态如大黄酸、大黄素、芦荟大黄素等。据报道，大黄经不同方法炮制后，结合蒽醌及还原型蒽醌（番泻苷A、B、C为还原型蒽醌的主要成分）含量均降低，而游离蒽醌含量均有不同程度的增加。酒蒸、酒炖、醋煮大黄，其结合蒽醌为生品的1/4左右，还原型蒽醌为生品的1/38～1/7，但游离蒽醌含量为生品的1.2～1.3倍。大黄炭中结合蒽醌仅为生品的1/9，还原型蒽醌仅为生品的1/5，而游离蒽醌是生品的1.8倍。酒炒与醋炒大黄结合蒽醌约为生品的1/2，还原型蒽醌约为生品的1/4，而游离蒽醌分别为生品的1.4倍和1.5倍。

（2）对没食子酸含量的研究：大黄不同炮制品中没食子酸含量与生品比较有较大差异，酒大黄(酒炙)中没食子酸含量下降,熟大黄(酒蒸、酒炖)、大黄炭中没食子酸含量增加。

(3) 对多糖类成分的研究:一制至九制大黄较生大黄多糖含量呈上升趋势,而鞣质含量呈下降趋势,六制大黄与九制大黄多糖和鞣质含量无显著性差异。

2. 对药理作用的研究 结合型蒽醌为大黄泻下的主要有效成分,其中又以二蒽酮苷中的番泻苷A作用最强,直接作用肠壁,使大肠蠕动亢进,减少水分吸收而致泻,游离蒽醌泻下作用弱,主要表现为抗菌抗感染作用。酒炒大黄泻下效力比生品降低30%,熟大黄(酒炖)降低95%,大黄炭无泻下作用。不同大黄炮制品抑菌活性各有特点,酒炒与酒炖大黄与生品抑菌力相近,特别是对金黄色葡萄球菌、痢疾杆菌、伤寒杆菌等抑制作用较好;醋炒大黄、大黄炭对痢疾杆菌、伤寒杆菌的抑制作用明显减弱,但对铜绿假单胞菌、金黄色葡萄球菌仍保持较好抑制作用。酒炒大黄抗感染作用与生大黄近似,熟大黄、大黄炭抗感染作用减弱。生大黄水煎液仅对血液流变学部分指标(低切、中切、血沉、RBC聚集)有一定作用,白酒炙后对血液流变学各项指标均有显著作用,作用比生品显著增强,故认为酒制可增强大黄的活血作用。生大黄的主要副作用是引起腹痛、恶心、呕吐等胃肠道反应,而熟大黄在应用中,则无上述消化道不适反应,说明适宜的炮制程度可消除这一副作用。

【贮存】 贮干燥容器内,炮制品密闭,置阴凉干燥处。防蛀。

乌梢蛇

【处方用名】 乌梢蛇、乌蛇、乌梢蛇肉、制乌梢蛇。

【来源】 本品为游蛇科乌梢蛇 *Zaocys dhumnades*(Cantor) 的干燥体。多于夏、秋两季捕捉,剖开蛇腹或剥去蛇皮留头尾,除去内脏,盘成圆盘状,干燥。

【炮制方法】

1. 乌梢蛇 取原药材,除去头、鳞片及灰屑,切段,筛去碎屑。

2. 乌梢蛇肉 取净乌梢蛇,去头、鳞片后,用定量黄酒闷透,除去皮骨,切段,干燥,筛去碎屑。

每100kg乌梢蛇,用黄酒20kg。

3. 酒乌梢蛇 取净乌梢蛇段,加入定量黄酒拌匀,稍闷润,用文火加热,炒至微黄色,取出晾凉,筛去碎屑。

每100kg乌梢蛇段,用黄酒20kg。

【成品性状】 乌梢蛇呈段状,表皮乌黑色或黑褐色,无光泽,切面黄白色或灰棕色。质坚硬。气腥,味淡。乌梢蛇肉,呈段片状,无皮骨,肉厚柔软,黄白色或灰黑色。质韧。气腥,略有酒气。酒乌梢蛇色泽加深,略有酒气。

【炮制作用】 性平,味甘。归肝经。生乌梢蛇祛风止痒,用于湿疹和瘙痒等。酒炙能增强祛风通络止痉作用,并能矫臭、防腐。多用于风湿痹痛,麻木拘挛,中风口眼㖞斜,半身不遂,抽搐痉挛,破伤风,麻风。

【贮存】 贮放于石灰缸内,或与花椒共贮,或喷酒精少许,密闭,置通风干燥处。防潮,防蛀。

生活实践

乌梢蛇是典型的食、药两用蛇类。它不仅肉质鲜美,好于其他众多的无毒蛇,而且还具备许多毒蛇所没有的药用价值。现市面上热销的纯蛇粉,大多以乌梢蛇为原材料。除此之外,乌梢蛇皮还是制作乐器、皮革制品的上好原料。

链接

蕲　蛇

【处方用名】 蕲蛇、大白花蛇、蕲蛇肉、酒蕲蛇。

【来源】 本品为蝰科动物五步蛇 *Agkistrodon acutus*（Guenther）的干燥体。多于夏、秋两季捕捉，剖开蛇腹，除去内脏，洗净，用竹片撑开腹部，盘成圆盘状，干燥后拆出竹片。

【炮制方法】

1. 蕲蛇　取原药材，除去头、鳞，切成寸段，筛去碎屑。

2. 蕲蛇肉　取蕲蛇段，用定量黄酒润透后，除去鳞、骨，取净肉，干燥，筛去碎屑。

每 100kg 蕲蛇，用黄酒 20kg。

3. 酒蕲蛇　取蕲蛇段，加入定量黄酒拌匀，稍闷润，待酒被吸尽后，置炒制容器内，用文火加热，炒至黄色，取出晾凉，筛去碎屑。

每 100kg 蕲蛇段，用黄酒 20kg。

【成品性状】 蕲蛇呈小段状，表面黑褐色或浅棕色，有鳞片痕，近腹部呈灰白色，内面腹壁黄白色，可见脊柱骨或肋骨。气腥，味微咸。蕲蛇肉呈小段片状，黄白色，质较柔软，略有酒气。酒蕲蛇表面色泽加深，略有酒气。

【炮制作用】 性温，味甘、咸；有毒。蕲蛇生品气腥，不利于服用和粉碎，临床较少应用。除去头、鳞，可除去毒性。归肝经。经酒制后，能增强祛风、通络、止痉的功效，并可矫臭矫味。用于风湿顽痹，肢体麻木，筋脉拘挛，中风口眼㖞斜，半身不遂，破伤风，抽搐痉挛。

【贮存】 贮存于石灰缸内，或与花椒共贮，或喷少许酒精，密闭，置通风干燥处。防霉，防蛀。

蟾　酥

【处方用名】 蟾酥、酒蟾酥。

【来源】 本品为蟾蜍科动物中华大蟾蜍 *Bufo bufo gargarizans* Cantor 或黑眶蟾蜍 *B.melanostictus* Schneider 的干燥分泌物。多于夏、秋两季捕捉蟾蜍，洗净，挤取耳后腺及皮肤腺的白色浆液，加工，干燥。

【炮制方法】

1. 蟾酥　取蟾酥饼，蒸软，切薄片，烤脆后，研为细粉。

> **操作注意点**
>
> 本品有毒，其粉末对人体裸露部分和黏膜有很强的刺激。因此研细粉时，应采取适当的防护措施，防止粉末飞扬和吸入体内。
>
> 链接

2. 酒蟾酥　取蟾酥，捣碎，加入定量白酒浸渍，时常搅动至呈稠膏状，干燥，粉碎。

每 100kg 蟾酥，用白酒 20kg。

> **炮制新法**
>
> 乳蟾酥：取蟾酥，捣碎，加入定量鲜牛奶浸渍，时常搅动至呈稠膏状，干燥，粉碎。每 100kg 蟾酥，用牛奶 20kg。
>
> 链接

【成品性状】 蟾酥呈棕褐色粉末状。气微腥，具强烈刺激性，嗅之作嚏，味初甜而后有持久的麻辣感。乳蟾酥为灰棕色粉末。酒蟾酥仍为棕褐色粉末。

【炮制作用】 性温，味辛；有毒。归心经。生蟾酥作用峻猛，多制成丸散剂内服或外用。酒制后降低毒性，并能减少对操作者的粉尘刺激，增强消肿止痛作用。临床多用于痈疽疔疮，咽喉肿痛，中暑神昏，腹痛吐泻。

【炮制研究】 蟾酥含游离型和结合型的蟾蜍甾二烯类成分。蟾毒配基类和蟾蜍毒素类化合物均有强心作用。

蟾酥炮制品与原药材相比，蟾毒内酯类成分和脂蟾毒配基含量均有较明显的降低，其含量为原药材>酒制品>滑石粉制品，说明炮制可使蟾毒内酯类成分降低，有可能使疗效降低。不同炮制品急性毒性大小依次为：60%乙醇炮制品<鲜牛奶炮制品<滑石粉炮制品，酒浸制品的毒性低于生品。

由于蟾酥含有蟾毒内酯类、吲哚碱类、甾醇以及肾上腺素、多糖、蛋白质等，因此，在炮制过程中蛋白质的变性及受热膨胀等因素使药材变脆而易于粉碎。但是在加热的过程中，多数化学成分都会受到破坏，内酯环"如果与碱长时间加热，则可转变为稳定的反邻羟基桂皮酸盐"。因此，蟾酥炮制应当慎重，应特别注意在炮制过程中加热温度不宜过高时间不宜过长。

【贮存】 贮干燥容器内，密闭，置通风干燥处。防潮。按有关毒剧药品管理规定执行。

地 龙

【处方用名】 地龙、酒地龙。

【来源】 本品为钜蚓科动物参环毛蚓 *Pheretima aspergillum*（E. Perrier）、通俗环毛蚓 *P. vulgaris* Chen、威廉环毛蚓 *P. guillelmi*（Michaelsen）或栉盲环毛蚓 *P. pectinifera* Michaelsen 的干燥体。前一种习称"广地龙"，后三种习称"（土）沪地龙"。广地龙春季至秋季捕捉，沪地龙夏季捕捉，及时剖开腹部，除去内脏及泥沙，洗净，晒干或低温干燥。

【炮制方法】

1. 地龙 取原药材，除去杂质，洗净，切段，干燥，筛去碎屑。

2. 酒地龙 取净地龙段，加入定量黄酒拌匀，稍闷润，待酒被吸尽后，置炒制容器内用文火加热，炒至表面呈棕色时，取出晾凉。

每100kg地龙段，用黄酒12.5kg。

【成品性状】 广地龙为薄片状小段，边缘略卷，具环节，背部棕褐色至紫灰色，腹部浅黄棕色，生殖环较光亮。体轻，略呈革质，质韧不易折断。气腥，味微咸。土地龙为不规则碎段，表面棕褐色至黄褐色，多皱缩不平，生殖环带多不明显。体轻，质脆易折断，肉薄。酒地龙表面色泽加深，偶见焦斑，略具酒气。

【炮制作用】 性寒，味咸。归肝、脾、膀胱经。生地龙清热定惊、通络、平喘、利尿。用于高热神昏，惊痫抽搐，关节痹痛，肢体麻木，半身不遂，肺热喘咳，尿少水肿，高血压。酒炙后利于粉碎和解腥矫味，便于内服外用，又可增强通经活络作用，用于偏正头痛，寒湿痹痛，骨折肿痛。

历史溯源

《本草纲目》曰：地龙"性寒而下行，性寒故能解诸热疾，下行故能利小便，治足疾而通经络也。""主伤寒、疟疾，大热狂烦，及大人、小儿小便不通，急慢惊风，历节风痛。"

链接

【贮存】 贮干燥容器内,密闭,置通风阴凉干燥处。防霉,防蛀。

龙　胆

【处方用名】 龙胆、龙胆草、酒龙胆。

【来源】 本品为龙胆科植物条叶龙胆 *Gentiana manshurica* Kitag.、龙胆 *G. scabra* Bge.、三花龙胆 *G. triflora* Pall.、坚龙胆 *G. rigescens* Franch.干燥根及根茎。前三种习称"龙胆",后一种习称"坚龙胆"。春、秋两季采挖,洗净,干燥。

【炮制方法】

1. 龙胆　取原药材,除去杂质及残茎,洗净,闷润至透,切段,干燥,筛去碎屑。

2. 酒龙胆　取净龙胆段,喷淋定量黄酒拌匀,稍闷润,待酒被吸尽后,置炒制容器内,用文火加热,炒干,取出晾凉,筛去碎屑。

每 100kg 龙胆,用黄酒 10kg。

【成品性状】 龙胆为不规则的圆形厚片或段,表面黄白色或淡黄棕色,切面中心有隐现的筋脉点环列,有裂隙。质脆,易折断。气微,味甚苦。酒龙胆色泽加深,略有酒气。

【炮制作用】 性寒,味苦。归肝、胆经。生龙胆清热、泻火、燥湿,用于湿热黄疸,阴肿阴痒,带下,湿疹瘙痒。酒制后,升提药力,引药上行。用于肝胆实火所致的头胀头痛,耳鸣耳聋,以及风热目赤肿痛等。

【炮制研究】 龙胆和三花龙胆含龙胆苦苷等成分。坚龙胆含龙胆碱等成分。

1. 对化学成分的研究　实验表明,3 年生秋季采收的龙胆根中苦苷含量较高,炮制品比生品低,地上各部分的苦苷含量很低。切制软化过程中,应采用润软的方法,切制后应尽快干燥,避免龙胆苷类成分的水解。又有研究结果得知酒龙胆中龙胆苦苷的含量高于龙胆饮片中龙胆苦苷的含量。可能由于酒炙可增加龙胆苦苷的溶出度或转化龙胆苦苷在龙胆中存在的状态而使其更容易溶出。

2. 对药理作用的研究　龙胆苦苷有保肝、降低谷丙转氨酶及利胆作用,对疟原虫有较强的抑制作用,可促进胃液分泌,且使游离酸增加。龙胆碱有镇静、松弛肌肉、降压作用。

【贮存】 贮干燥容器内,酒制品密闭,置通风干燥处。防潮。

丹　参

【处方用名】 丹参、酒丹参。

【来源】 本品为唇形科植物丹参 *Salvia miltiorrhiza* Bge.干燥根及根茎。春、秋两季采挖,除去泥沙,干燥。

【炮制方法】

1. 丹参　取原药,除去杂质及残茎,洗净,润透,切厚片,干燥。筛去碎屑。

2. 酒丹参　取净丹参片,加入定量黄酒拌匀,稍闷润,待酒被吸尽后,置炒制容器内,用文火加热,炒干,取出晾凉。筛去碎屑。

每 100kg 丹参片,用黄酒 10kg。

【成品性状】 丹参为类圆形的厚片,片面红黄色或黄棕色,有散在的黄白色筋脉点,呈放射状排列,中心略黄,周边外皮暗红棕色。气微,味微苦涩。酒丹参表面黄褐色,略具酒香气。

【炮制作用】 性微寒,味苦。归心、肝经。临床多生用,具有祛瘀止痛、活血通经的功能。用于血热瘀滞所致的疮痈,产后瘀滞疼痛,经闭腹痛,胸腹刺痛及肢体疼痛。酒制后,寒凉之性缓和,活血祛瘀、调经止痛之功增强。多用于月经不调,痛经,心胸疼痛,风湿痹痛。

【炮制研究】 丹参含脂溶性成分,如丹参酮类、丹参酮醌类、丹参内酯类;另含水溶性成分多为酚酸类，如丹参素、丹参酸等。

1. 对化学成分的研究 研究证明，丹参切片前经水浸泡，总酚类、原儿茶醛等水溶性成分损失严重，但总丹参酮含量，浸泡者较未浸泡及闷润者要高。丹参饮片经酒、醋炙或炒炭后，水溶性总酚浸出量显著增高，尤以丹参炭最为显著，为生品的5倍多。

2. 对药理作用的研究 丹参素和丹参酮等能增加冠脉和肢体血流量，抑制血小板聚集和抗血栓形成，具较强的抗心律失常作用。有一定的抗感染、抗过敏、增强免疫、抗胃溃疡、镇痛、降低血糖及抗肿瘤等作用。

3. 对炮制工艺的研究 酒丹参炮制的最佳工艺条件为200℃，炒制12分钟。

【贮存】 贮干燥容器内，酒丹参密闭，置通风干燥处。防潮。

益 母 草

【处方用名】 益母草、坤草、酒益母草。

【来源】 本品为唇形科植物益母草 *Leonurus japonicus* Houtt.的新鲜或干燥地上部分。鲜品春季幼苗期至初夏花前期采割；干品夏季茎叶茂盛、花未开或初开时采割，晒干，或切段晒干。

【炮制方法】

1. 鲜益母草 除去杂质，迅速洗净。

2. 干益母草 取原药材，除去杂质，切去残根，洗净，润透，切段，干燥。

3. 酒益母草 取净益母草段，喷洒定量黄酒拌匀，稍闷润，待酒被吸尽后，置炒制容器内，用文火加热，炒干，取出晾凉。

每100kg益母草段，用黄酒15kg。

【成品性状】 益母草为不规则的段状，茎、叶、花混合。茎方形，黄绿色（鲜品）或灰绿色（干品），断面中部有髓。叶青绿色（鲜品）或灰绿色（干品），交互对生，有柄。轮伞花序腋生，小花淡紫色。气微，味微苦。酒益母草表面色泽加深，偶见焦斑，略具酒气。

【炮制作用】 性微寒，味苦、辛。归肝、心包经。生益母草活血调经，利水消肿，用于月经不调，水肿尿少，急性肾炎水肿及乳痈。经酒制后，其寒性缓和，活血祛瘀、调经止痛的作用增强。多用于月经不调，恶露不尽，瘀滞作痛及跌打伤痛等。

【炮制研究】 以益母草炮制时干燥的时间与温度为考察因素，用$L_9(34)$正交实验表安排实验，以盐酸水苏碱含量、含水量为考察指标，采用综合加权评分法对测定结果进行分析。结果益母草的最佳炮制工艺为干燥温度40℃，干燥时间3.5小时。

知识拓展

正交表是一整套规则的设计表格，用L为正交表的代号，n为试验的次数，t为水平数，c为列数，也就是可能安排最多的因素个数。例如$L_9(34)$，它表示需做9次实验，最多可观察4个因素，每个因素均为3水平。

链接

【贮存】 贮干燥容器内，置通风干燥处。防潮。

川 芎

【处方用名】 川芎、芎穹、酒川芎。

【来源】 本品为伞形科植物川芎 *Ligusticum chuanxiong* Hort. 的干燥根茎。夏季当茎上的节盘显著突出，并略带紫色时采挖，除去泥沙，晒后烘干，再去须根。

【炮制方法】

1. 川芎　取原药材，除去杂质，大小分开，略泡，洗净，润透，切薄片，干燥。筛去碎屑。

2. 酒川芎　取净川芎片，加入定量黄酒拌匀，稍闷润，待酒被吸尽后，置炒制容器内用文火加热，炒至棕黄色时，取出晾凉。筛去碎屑。

每100kg川芎片，用黄酒10kg。

【成品性状】　川芎为不规则的薄片，表面黄白色或灰黄色，片面可见波状环纹或不规则多角形的纹理，散有黄棕色的小油点（油室），切面光滑，周边粗糙不整齐。质坚韧。气浓香，味苦辛，稍有麻舌感，微回甜。酒川芎色泽加深，偶见焦斑，质坚脆，略有酒气。

【炮制作用】　性温，味辛。归肝、胆、心包经。生川芎活血行气、祛风止痛，用于月经不调，经闭痛经，癥瘕腹痛，胸胁刺痛，跌打肿痛，头痛，风湿痹痛。经酒制后，能引药上行，增强活血行气止痛作用。多用于血瘀头痛，偏头痛，风寒湿痛，产后瘀阻腹痛等。

【炮制研究】　川芎含挥发油、生物碱等。其中，藁本内酯是挥发油的主要成分。

1. 对化学成分的研究　实验证明酒炙后川芎的总生物碱含量提高；酒炙品水煎液中铁、锰、锂、镍、钴等元素的含量增加，铜、铬的含量减少；炒品水煎液中铁、锰、锂、钴、钒的含量增加，锌、铜、铬、镍的含量减少。

2. 对药理作用的研究　川芎嗪能扩张冠状动脉，增加冠脉血流量，改善心肌血氧供应和降低心肌耗氧量。阿魏酸与川芎内酯成分对平滑肌有抗痉作用。白酒炙川芎与非白酒组比较，除血沉外各指标均有显著性差异。说明酒炙确有增强川芎活血作用。

3. 对炮制工艺的研究　采用炒法炮制的酒川芎藁本内酯含量为1.837%，而烘制的酒川芎藁本内酯含量为1.758%。表明了烘制的酒川芎与炒制的酒川芎在藁本内酯的含量上无明显差别，传统的炒法不易控制火力，炒制时测温也会产生不可避免的误差，造成炮制品质量良莠不齐，而烘制的酒川芎饮片外观比炒制的整洁，方法也更简便，可作为推广。

【贮存】　贮干燥容器内，密闭，置阴凉干燥处。防霉、防蛀。

白　芍

【处方用名】　白芍、炒白芍、酒白芍、醋白芍、土炒白芍。

【来源】　本品为毛茛科植物芍药 *Paeonia lactiflora* Pall. 的干燥根。夏、秋两季采挖，洗净，除去头尾及细根，置沸水中煮后除去外皮或去皮后再煮，晒干。

【炮制方法】

1. 白芍　取原药材，除去杂质，大小条分开，洗净，润透，切薄片，干燥。筛去碎屑。

2. 酒白芍　取净白芍片，加入定量黄酒拌匀，稍闷润，待酒被吸尽后，置炒制容器内，用文火加热，炒干，取出晾凉。筛去碎屑。

每100kg白芍片，用黄酒10kg。

3. 炒白芍　取净白芍片，置炒制容器内，用文火加热，炒至表面微黄色，取出晾凉。筛去碎屑。

4. 醋白芍　取净白芍片，加入定量醋拌匀闷润，待醋被吸尽后，置炒制容器内，用文火加热，炒干，取出晾凉。筛去碎屑。

每100kg白芍片，用醋15kg。

5. 土炒白芍　取定量灶心土细粉，置炒制容器内，用中火加热，炒至土呈灵活状态，加入净白芍片，炒至表面挂土色，微显焦黄色时，取出，筛去土粉，摊开放凉。

每100kg白芍片，用灶心土粉20kg。

【成品性状】 白芍为近圆形或椭圆形的薄片，表面类白色或微带棕红色，片面平滑，角质样；中间类白色，有明显的环纹和放射状纹理；周边淡棕红色或粉白色。质坚脆。味微苦酸。酒白芍表面微黄色，微具酒气。炒白芍表面微黄色，偶见有焦斑。醋白芍表面微黄色，微有醋气。土炒白芍表面土黄色，微有焦土气。

【炮制作用】 性微寒，味苦、酸。归肝、脾经。生白芍泻肝火，平抑肝阳，养阴除烦，多用于肝阳上亢，头痛眩晕，阴虚发热，烦躁易怒。炒白芍寒性缓和，以养血敛阴为主。用于腹痛泄泻，自汗盗汗。酒炙降低寒性，善于调经止血，柔肝止痛，用于肝郁血虚，胁痛腹痛，月经不调。醋炙后疏肝解郁、止血作用增强。用于肝郁乳汁不通，尿血等。土炒增强柔肝和脾、止泻作用，适用于肝旺脾虚，腹痛腹泻。

【炮制研究】 白芍含芍药苷、氧化芍药苷及芍药内酯等。此外还含挥发油等成分。

1. 对化学成分的研究 据报道，白芍原药材中芍药苷含量最高，芍药苷的煎出量与炮制方法的关系为生品>麸炒品>醋炒品、炒黄品>炒焦品>酒炒品。也有新报道，除焦白芍中芍药苷含量略有降低外，酒白芍、土炒白芍、炒黄白芍中芍药苷含量均与生白芍中芍药苷含量相当，炮制工艺对主成分的影响不明显。白芍经炮制后丹皮酚的含量显著降低，尤以清炒品为甚，麸炒品降低最少。对亳白芍及其不同炮制品中氨基酸含量进行测定，分析结果表明氨基酸含量较高，其中以精氨酸含量最高，总氨基酸含量顺序为：生白芍>白芍>焦白芍>芍药（药材）>酒炒白芍>醋炒白芍>麸炒白芍。其中，麸炒白芍中氨基酸含量最低，可能与白芍麦麸同炒过程中，麦麸破坏或吸附氨基酸有关。

2. 对药理作用的研究 白芍及白芍苷有镇痛、解痉、抗感染、抗溃疡及增强免疫功能的作用，白芍中牡丹酚、苯甲酰芍药苷及氧化芍药苷也有抗感染作用。

3. 炮制工艺研究 以芍药苷含量为指标，用正交设计试验对酒炙白芍炮制工艺进行研究。结果以生白芍片90℃、炒制10分钟、加酒量5%为最佳炮制工艺。

以芍药苷含量为指标，用正交设计试验对麸炒白芍炮制工艺进行研究。结果以生白芍片在190℃、炒制10分钟、用麸量10%为最佳炮制工艺。

以紫外分光光度法测定醋炙白芍水煎液中芍药总苷的含量，用正交设计试验对醋炙白芍炮制工艺进行优选。结果以生白芍片在130℃、加热10分钟、加醋量20%为最佳炮制工艺。

【贮存】 贮干燥容器内，密闭，置阴凉干燥处。防潮，防蛀。

当 归

【处方用名】 当归、秦归、归头、归身、归尾、全当归、酒当归、土炒当归、当归炭。

【来源】 本品为伞形科植物当归 *Angelica sinensis* (Oliv.) Diels 的干燥根。秋末采挖，除去须根及泥沙，待水分稍蒸发后，捆成小把，上棚，用烟火慢慢熏干。

【炮制方法】

1. 当归（全当归） 取原药材，除去杂质，洗净，稍润，切薄片，晒干或低温干燥。筛去碎屑。

知识点拓展

如上操作，将当归根头部分切片，为当归头；主根部位切片，为当归身；须根部分切片，为当归尾。习惯认为全当归补血活血；当归头止血；归身补血；当归尾破血。

链接

2. 酒当归 取净当归片，加入定量黄酒拌匀，稍闷润，待酒被吸尽后，置炒制容器内，用文火加热,炒至深黄色,取出晾凉。

每100kg当归片,用黄酒10kg。

3. 土炒当归　将灶心土粉置炒制容器内,炒至灵活状态,倒入净当归片,炒至当归片上挂上土粉时,取出。筛去土,摊凉。

每100kg当归片,用灶心土粉30kg。

4. 当归炭　取净当归片,置炒制容器内,用中火加热,炒至微黑色,取出晾凉。

【成品性状】 当归为圆形或类圆形薄片,表面黄白色,或淡黄色,片面平坦,有裂隙,并有多数棕色的油点,周边灰棕色或灰褐色。质柔韧,香气浓郁,味甘辛,微苦。酒当归表面深黄色,偶见焦斑,略有酒香气。土炒当归表面土黄色,具土香气。当归炭表面黑褐色,断面灰棕色,质枯脆,气味减弱,并带涩味。

【炮制作用】 性温,味甘、辛。归肝、心、脾经。当归生品质润,长于补血调经、润肠通便。用于血虚萎黄,眩晕心悸,月经不调,肠燥便秘,痈疽疮痒。酒炙后增强活血通经,祛瘀止痛作用。用于经闭痛经,风湿痹痛,跌打损伤,瘀血肿痛。土炒后,既补血,又不滑肠。用于血虚便溏,中焦虚寒。炒炭后,以止血补血为主。用于月经过多。

药物趣闻

相传有个新婚青年要上山采药,对妻子说三年回来,谁知一去之后,一年无信,二年无音,三年仍不见回来。媳妇因思念丈夫而忧郁悲伤,得了气血亏损的妇女病,后来只好改嫁。谁知后来她的丈夫又回来了。她对丈夫哭诉道:"三年当归你不归,片纸只字也不回,如今我已错嫁人,心如刀割真悔恨。"丈夫也懊悔自己没有按时回来,遂把采集的草药根拿去给媳妇治病,竟然治好了她的妇女病。从此,人们才知道这种草药根,具有补血、活血、调经、止痛的功效,是一种妇科良药。为吸取"当归不归,娇妻改嫁"的悲剧教训,便把它叫"当归"。

链接

【炮制研究】 当归含挥发性成分、有机酸类、糖类及尿嘧啶、腺嘌呤、微量元素等。

1. 对化学成分的研究　以苯酚-浓硫酸法测定当归不同炮制品酒当归、土炒当归、当归炭中多糖含量,结果显示炮制后多糖含量均有所降低,其中,炮制品中以酒炙品含量最高。挥发油分析结果显示,加热炮制后含量明显降低。可见辅料及温度均影响当归的化学成分变化。

另有实验表明,当归头、身、尾三部分挥发油含量、比重、折光率、含糖量、旋光度,以及水分、灰分均无明显差别,但微量元素的含量有差别;其中,归头中的钙、铜、锌最高;归尾中钾、铁含量高;归尾挥发油含量比归头高,但挥发油中藁本内酯含量,却以归尾中最低。阿魏酸含量是归尾>归身>归头。

2. 对药理作用的研究　当归对子宫具有"双向"调节作用,高沸点挥发油对子宫呈抑制作用,水溶性和醇溶性成分对离体子宫有兴奋作用。当归头、身、尾的煎剂均有明显兴奋家兔子宫平滑肌的作用,但无明显差异。当归及其提取物有扩冠脉、增加冠脉血流量、降低心肌耗氧量、抑制血小板聚集等作用。当归多糖具有增强免疫、抗肿瘤作用。

3. 炮制工艺研究　以挥发油和阿魏酸含量为指标,用紫外分光光度法测定挥发油含量,用HPLC法测定阿魏酸含量。结果优选出的酒当归最佳炮制工艺为:黄酒用量10%,闷润1小时,140℃炒制15分钟。

【贮存】 贮干燥容器内,密闭,置阴凉干燥处。防霉、防蛀。

牛 膝

【处方用名】 牛膝、怀牛膝、酒牛膝、盐牛膝。

【来源】 本品为苋科植物牛膝 *Achyranthes bidentata* Bl. 干燥根。冬季茎叶枯萎时采挖，除去须根及泥沙，捆成小把，晒至干皱后，将顶端切齐，晒干。

【炮制方法】

1. 牛膝 取原药材，除去杂质，洗净，润透，除去芦头，切段，晒干。

2. 酒牛膝 取净牛膝段，加入定量黄酒拌匀，稍闷润，待酒被吸尽后，置炒制容器内，用文火加热，炒干，取出晾凉。

每 100kg 牛膝段，用黄酒 10kg。

3. 盐牛膝 取净牛膝段，加入定量食盐水拌匀，闷润，待盐水被吸尽后，置炒制容器，用文火加热，炒干，取出晾凉。

每 100kg 牛膝段，用食盐 2kg。

【成品性状】 牛膝为类圆形小段，切面淡棕色，平坦，略呈角质样油润，中心黄白色，外周散有多数筋脉点（维管束），排列成 2~4 轮，周边外皮有细纵皱纹。质坚脆。气微，味微甜涩，嚼之略黏牙。酒牛膝表面淡黄色，偶见焦斑，微有酒气。盐牛膝表面淡黄色，多有焦斑，微有咸味。

【炮制作用】 性平，味苦、酸。归肝、肾经。生牛膝逐瘀通经、引血下行，用于胎衣不下，肝阳眩晕、火热上逆。酒炙后，补肝肾、强筋骨、祛瘀止痛的作用增强。用于腰膝酸痛，经闭癥瘕。盐炙后，增强利尿通淋行瘀的作用。用于小便淋沥涩痛，尿血，小便不利。

历史来源

牛膝的茎有节，像牛的膝关节，因此称为牛膝。古代又称牛膝为百倍，是比喻说明牛膝的滋补作用，服用之后气力倍增，力大如牛。李时珍在《本草纲目》中，记载了一个用牛膝来滋补疗病的故事。有一个老人长期患有淋病，小便难解，很是痛苦。患者服了许多药，病情也未见好转。后来，一个大夫查找方书，看到用酒煎煮牛膝服用，可以治疗小便不利。于是他照此法给老人服用治疗。结果老人的淋病渐渐地好转了。

链接

【炮制研究】 采用正交实验设计，以怀牛膝醇溶性成分百分比含量为质量控制指标；采用 $L_9(34)$ 正交表，对怀牛膝酒制工艺进行初步探讨。在 210nm 波长下，以甲醇为溶剂，作齐墩果酸标准工作曲线，并测定牛膝中齐墩果酸的含量。结果：牛膝段加 15% 黄酒，120℃ 炒制 8 分钟的炮制工艺为佳。

【贮存】 贮干燥容器内，炮制品密闭，置阴凉干燥处。防霉。

续 断

【处方用名】 续断、川断、酒续断、盐续断。

【来源】 本品为川续断科植物川续断 *Dipsacus asperoides* C. Y. Cheng et T. M. Ai 的干燥根。秋季采挖，除去根头及须根，用微火烘至半干。堆至“发汗”内部变绿色时，再烘干。

【炮制方法】

1. 续断 取原药材，除去杂质，洗净，润透，切薄片，筛去碎屑。

2. 酒续断 取净续断片，加入定量黄酒拌匀，稍闷润，待酒被吸尽后，置炒制容器内，用文火加热,炒至微带黑色时,取出晾凉,筛去碎屑。

每100kg续断片,用黄酒10kg。

3. 盐续断　取净续断片,用盐水拌匀,稍闷润,待盐水被吸尽后,置炒制容器内,用文火加热,炒干,取出晾凉,筛去碎屑。

每100kg续断片,用食盐2kg。

【成品性状】 续断片为类圆形或椭圆形薄片,表面皮部墨绿色或棕褐色,木部灰黄色或黄褐色,导管束呈放射状排列。周边黄褐色或灰褐色,有皱纹。气微香,味苦,微甜而后涩。酒续断表面微黑色或灰褐色,略有酒气。盐续断表面黑褐色,有焦斑,味微咸。

【炮制作用】 性微温,味苦、辛。归肝、肾经。生续断补肝肾、强筋骨。用于腰膝酸软,关节痹痛。酒炙后能增强通血脉、续筋骨作用。用于风湿痹痛,跌扑损伤。盐炙后引药下行,补肝肾、强筋骨作用增强,用于腰膝酸软。

【炮制研究】 续断抗感染、镇痛、消血肿实验结果显示:续断的酒炙品镇痛作用明显;酒炙品及生品的抗感染作用明显;盐炙品、清炒品及生品的消血肿作用显著,说明不同的炮制方法对续断的药效存在影响。

【贮存】 贮干燥容器内,密闭,置阴凉干燥处。防潮、防蛀。

常　山

【处方用名】 常山、炒常山、酒常山。

【来源】 本品为虎耳草科植物常山 *Dichroa febrifuga* Lour. 的干燥根。秋季采挖,除去须根,洗净,晒干。

【炮制方法】

1. 常山　取原药材,除去杂质及残茎,分开大小,浸泡润透,切薄片,干燥,取出晾凉,筛去碎屑。

2. 炒常山　取净常山片,置炒制容器内,用文火加热,翻炒至常山色变深,取出晾凉。

3. 酒常山　取净常山片,加定量黄酒拌匀,稍闷润,待酒被吸尽后,置炒制容器内,用文火加热,炒干,取出晾凉,筛去碎屑。

每100kg常山片,用黄酒10kg。

【成品性状】 常山为不规则的薄片,片面黄白色,有放射状纹理,周边棕黄色,有细纵纹。质坚脆,折断时有粉尘飞扬。无臭,味苦。酒常山呈深黄色,略有酒气。

【炮制作用】 性寒,味苦、辛;有毒。归肺、肝、心经。生常山涌吐痰饮,多用于胸膈痰饮积聚。炒黄或酒炙后可降低毒性和副作用,用于疟疾。

【炮制研究】 常山主含常山碱甲、乙、丙,4-喹酮及伞形花内酯等。

各炮制品的常山碱含量:生品>麸炒品>醋炙品>酒炙品>清炒品>酒炖品。

【贮存】 贮干燥容器内,酒常山密闭,置阴凉干燥处。

第3节　醋　炙　法

将净选或切制后的药物,加入定量的米醋拌炒至规定程度的方法称为醋炙法。多用于疏肝解郁、化瘀止痛、攻下逐水的药物。

(一) 主要目的

1. 引药入肝,增强活血止痛的作用　延胡索、莪术、三棱、乳香、没药等醋炙后可增强活血散瘀止痛作用;柴胡、香附、青皮等醋制后可增强疏肝行气作用。

2. 降低毒性,缓和药性　甘遂、芫花、商陆等峻下逐水药,生用毒性很大,经醋炙后,可降低毒性,缓和其峻泻作用。

3. 矫味矫臭　乳香、没药、五灵脂等有特殊气味的药物,经醋炙后,能矫味矫臭。

(二)操作方法

1. 先拌醋后炒药　将净制或切制后的药物,加入定量的米醋拌匀,闷润,待醋被吸尽后,置于炒制容器内,用文火炒至一定程度,取出晾凉,即得。此法适用于大多数植物类药材,如柴胡、香附等。

2. 先炒药后喷醋　将净选后的药物,置炒制容器内,炒至表面熔化发亮(树脂类)或炒至表面颜色改变,有腥气逸出(动物粪便类)时,喷洒定量米醋,炒至微干,晾凉。此法适用于树脂类、动物粪便类药材,如乳香、没药、五灵脂等。

醋炙时用醋量,一般为每100kg药物,用米醋20~30kg。

(三)注意事项

(1)醋炙前药材应大小分档。

(2)若醋的用量较少,难与药材拌匀时,可加适量水稀释后,再与药材拌匀。

(3)树脂类及动物粪便类药物不能用醋拌润,以免黏结成团块。应采用先炒药后喷醋的方法;而且要出锅快,以防熔化黏锅,摊晾时也应勤翻动。

(4)一般用文火炒制,勤加翻动,要亮锅底,使之受热均匀。

重点药材的醋炙法:

柴　胡

【处方用名】　柴胡、炙柴胡、醋柴胡、鳖血柴胡。

【来源】　本品为伞形科植物柴胡 *Bupleurum chinense* DC. 或狭叶柴胡 *B. scorzonerifolium* Willd.的干燥根,按性状不同,分别习称"北柴胡"及"南柴胡"。春、秋两季采挖,除去茎叶及泥沙,干燥。

【炮制方法】

1. 柴胡　取原药材,除去杂质及残茎,洗净,润透,切厚片,干燥。

2. 醋柴胡　取净柴胡片,加入定量的米醋拌匀,闷润至醋被吸尽,置炒制容器内,用文火加热,炒干,取出晾凉。

每100kg柴胡,用米醋20kg。

炮制方法拓展

鳖血柴胡:取柴胡片,加入定量洁净的新鲜鳖血及定量黄酒或适量冷开水拌匀,闷润至鳖血液被吸尽,置炒制容器内,用文火加热,炒干,取出晾凉。每100kg柴胡片,用鳖血13kg,黄酒25kg。

链接

【成品性状】　柴胡为不规则厚片,北柴胡切面皮部浅棕色,木部黄白色,显纤维性。周边黑褐色或浅棕色,具纵向皱纹及支根痕。质坚硬,不易折断。气微香,味微苦。南柴胡周边红棕色或黑棕色,质稍软,易折断,断面略平坦,不显纤维性。具败油气。醋柴胡色泽加深,具醋气。鳖血柴胡色泽加深,有血腥气。

【炮制作用】 性微寒,味苦。归肝、胆经。具有和解表里、疏肝、升阳的功能。柴胡生品升散作用较强,多用于感冒发热,寒热往来。醋炙后缓和升散之性,增强疏肝止痛的作用。多用于胸胁胀痛,月经不调。鳖血炙品能填阴滋血,增强清肝退热的功效。可用于热入血室,骨蒸劳热。

【炮制研究】 柴胡主要含有挥发油、柴胡皂苷、多糖等。

1. 对化学成分的研究 应用 TLC、UV 等方法对柴胡生品与醋炙品的有效成分进行了比较分析。结果柴胡醋炙后挥发油含量下降了约 20%,总皂苷含量则没有变化,并均含有柴胡皂苷 a、柴胡皂苷 d;也有实验表明柴胡经不同方法炮制后总皂苷含量发生变化,其含量由高到低依次为:蜜柴胡>酒柴胡>醋柴胡>原生药>生柴胡,即原生药加工成饮片后,皂苷含量降低,经醋、酒、蜜炙后较生品有所升高,特别是蜜炙品,含量升高较多。

2. 对药理作用的研究 有实验表明,醋炙柴胡能明显增强胆汁的分泌量,醋拌品也显泌胆趋向,证明柴胡经醋炙后能增强其疏肝解郁作用。

3. 对炮制工艺的研究 采用正交试验法,对不同工艺炮制品中柴胡皂苷 b_2 的含量进行测定。结果醋柴胡的最佳炮制工艺是每 100kg 柴胡加 60kg 米醋,闷润 4 小时,于 140~150℃,炒 6 分钟 。

【贮存】 贮干燥容器内,醋柴胡、鳖血柴胡密闭,置阴凉干燥处。

延 胡 索

【处方用名】 延胡索、元胡、醋延胡索、酒延胡索。

【来源】 本品为罂粟科植物延胡索 *Corydalis yanhusuo* W. T. Wang 的干燥块茎。夏初茎叶枯萎时采挖,除去须根,洗净,置沸水中煮至恰无白心时,取出,干燥。

【炮制方法】

1. 延胡索 取原药材,大小分开,洗净,稍浸,润透,切厚片,干燥。或用时捣碎。

2. 醋延胡索 取净延胡索或延胡索片,加入定量的米醋拌匀,闷润至醋被吸尽后,置炒制容器内,用文火加热,炒干,取出晾凉。筛去碎屑。

每 100kg 延胡索,用米醋 20kg。

炮制方法拓展

取净延胡索,加入定量的米醋与适量清水,置煮制容器内,用文火加热煮至透心。醋液被吸尽时,取出,晾至六成干,切厚片,晒干。筛去碎屑;或干后捣碎。每 100kg 延胡索,用米醋 20kg。

链接

3. 酒延胡索 取延胡索片,加入定量的黄酒拌匀,闷润至酒被吸尽后,置炒制容器内,用文火加热,炒干,取出晾凉。筛去碎屑。

每 100kg 延胡索片,用黄酒 15kg。

【成品性状】 延胡索为圆形厚片,或不规则的碎颗粒,片面黄色,角质样,具蜡样光泽。周边呈黄色或黄褐色,有不规则网状皱纹。质硬而脆。气微,味苦。醋延胡索片表面深黄色或黄褐色，光泽不明显，味苦，略有醋气。酒延胡索略具酒气。

【炮制作用】 性温，味辛、苦。归肝、脾经。具有活血、利气、止痛的功能。用于胸胁、脘腹疼痛，经闭痛经，产后瘀阻，跌打肿痛等证。醋延胡索行气止痛作用增强。用于身体各部位的多种疼痛证候。酒延胡索以活血止痛为主。用于心血瘀滞所致的胸痛、胸闷及心悸；也可用于跌打损伤，瘀血疼痛。

历史溯源

《本草求真》中载："延胡索，无论是血是气，积而不散者，服此力能通达。以其性温，则于气血能行能畅；味辛则于气血能润能散，所以理一身上下诸痛。"《本草正义》云："延胡索，能治内外上下气血不宣之病，通滞散结，主一切肝胃胸腹诸痛。"《本草纲目》亦说"延胡索能行血中气滞，气中血滞，故专治一身上下诸痛，用之中的，妙不可言"。

链接

【炮制研究】

1. 对化学成分的研究 通过对延胡索不同制品煎液中成分分析表明，酒制、醋制后成分相同，总生物碱溶出率明显增加。醋炙后，延胡索中难溶性游离生物碱与醋酸结合成易溶性醋酸盐，故煎出量增多，但季铵碱含量明显降低，其含量顺序为生品>醋炙品>盐炙品>酒炙品。因为延胡索中季铵碱具有降压、增加冠脉流量的作用，而生品季铵碱含量最高，故应用于心脏病提倡用生品。

2. 对药理作用的研究 延胡索不同炮制品的小鼠扭体止痛和耐缺氧实验表明，醋炙和酒炙均能增强其止痛作用，以醋炙更为显著。镇痛作用强弱次序为醋炙>酒炙>生用>盐炙。同时发现其具有显著镇静作用，强弱次序为酒炙>醋炙>生品。小鼠存活时间延长率为生品>醋炙>盐炙>酒炙。

3. 对炮制工艺的研究 有实验表明醋炙法优于醋煮法、醋烘法及醋蒸法；600W的电炉功率最适宜作为醋炙的加热条件。

【贮存】 贮干燥容器内，醋延胡索密闭，置阴凉干燥处。

香 附

【处方用名】 香附、炙香附、醋香附、四制香附、酒香附、香附炭。

【来源】 本品为莎草科植物莎草 *Cyperus rotundus* L. 的干燥根茎。秋季采挖，燎去毛须，置沸水中略煮或蒸透后晒干，或燎后直接干燥。

【炮制方法】

1. 香附 取原药材，除去毛须及杂质，碾碎或润透，切薄片，干燥。筛去碎屑。

2. 醋香附

(1) 取净香附颗粒或片，加定量的米醋拌匀，闷润至醋被吸尽后，置炒制容器中，用文火加热炒干，取出晾凉。筛去碎屑。

每100kg香附，用米醋20kg。

(2) 取净香附，加入定量的米醋，再加与米醋等量的水，共煮至醋液基本吸尽，再蒸5小时，闷片刻，取出微晾，切薄片，干燥，筛去碎屑；或取出干燥后，碾成绿豆大颗粒。

每100kg香附颗粒或片，用米醋20kg。

3. 酒香附 取净香附颗粒或片，加入定量的黄酒拌匀，闷润至黄酒被吸尽，置炒制容器内，用文火加热炒干，取出晾凉。筛去碎屑。

每100kg香附颗粒或片，用黄酒20kg。

4. 香附炭　取净香附，大小分档，置炒制容器内，用中火加热，炒至表面焦黑色、内部焦褐色，喷淋清水少许，灭尽火星，取出晾凉。筛去碎屑。

5. 四制香附　取净香附颗粒或片，加入定量的生姜汁、米醋、黄酒、食盐水拌匀，闷润至汁液被吸尽后，用文火加热炒干，取出晾凉。筛去碎屑。

每100kg香附颗粒或片，用生姜5kg（取汁），米醋、黄酒各10kg，食盐2kg（清水溶化）。

【成品性状】　香附为不规则颗粒或薄片，经蒸煮者断面黄棕色或红棕色，角质样；生晒者断面色白而显粉性，内皮层环纹明显，点状维管束散在。周边棕褐色或棕黄色。质硬，气香，味微苦。醋香附表面棕褐色或红棕色，微有焦斑，角质样，略有醋气。酒香附表面红紫色，略具酒气。香附炭表面焦黑色，内部焦褐色。质脆，易碎。四制香附表面深棕褐色，内部呈黄褐色，具有清香气。气焦香，味苦涩。

【炮制作用】　性平，味辛、微苦、微甘。归肝、脾、三焦经。香附生品理气解郁，用于胸膈痞闷，胁肋疼痛等。醋香附，增强疏肝止痛作用，并能消积化滞。酒香附，能通经脉、散结滞，多用于治寒疝腹痛。香附炭，多用于治妇女崩漏等。四制香附，以行气解郁、调经散结为主，多用于治疗胁痛，痛经，月经不调等。

【炮制研究】　香附中含有挥发油，油中主要为α-香附酮、β-藿香酮及少量单萜化合物。

1. 对化学成分的研究　实验表明醋香附片浸出率最高，挥发油含量也较高，故醋炙是香附最佳炮制方法。

2. 对药理作用的研究　醋制香附的解痉、镇痛作用明显优于生品。生香附、制香附均有降低大鼠离体子宫张力，缓解子宫痉挛，以及提高小鼠痛阈的作用，但以醋制香附作用较强，且醋蒸法优于醋炙法。

3. 对炮制工艺的研究　采用 $L_9(34)$ 正交表设计实验，以α-香附酮的含量为考察指标，筛选醋炙香附的最佳条件。结果醋炙香附的最佳条件是：醋的用量60%，闷1小时，加入饮片时的温度为150℃，炒10分钟。另有实验表明，醋炙香附和醋淬香附的水溶性浸出率明显高于生香附，而砂烫醋淬香附又较醋炙香附提高了11.89%，说明新法制备的醋香附因质地疏松更利于成分的煎出，可考虑用砂烫醋淬法制备醋香附。

【贮存】　贮干燥容器内，炮制品密闭，置阴凉干燥处。

青　皮

【处方用名】　青皮、醋青皮、麸炒青皮。

【来源】　本品为芸香科植物橘 *Citrus reticulata* Blanco 及其栽培变种的干燥幼果或未成熟果实的果皮。5~6月收集自落的幼果，晒干，习称“个青皮”；7~8月采收未成熟的果实，在果皮上纵剖成四瓣至基部，除尽瓤瓣，晒干，习称“四花青皮”。

【炮制方法】

1. 青皮　取原药材，除去杂质，洗净，闷润，切厚片或丝，晒干。筛去碎屑。

2. 醋青皮　取净青皮片或丝，加入定量米醋拌匀，闷润至醋被吸尽后，置炒制容器内，用文火加热，炒干，取出晾凉。筛去碎屑。

每100kg青皮片或丝，用米醋15kg。

【成品性状】　青皮为类圆形厚片或不规则丝状，外表皮灰绿色或墨绿色，切面果皮黄白色或淡黄棕色，外缘有油点1~2列。质硬。气清香，味酸、苦、辛。醋青皮色泽加深，微有醋气。

【炮制作用】　性温，味苦、辛。归肝、胆、胃经。青皮生品性烈，长于破气消积，用于食积不化。醋青皮能引药入肝,增强疏肝止痛、消积化滞的作用,用于胸胁胀痛,疝气疼痛。

【贮存】 贮干燥容器内,密闭,置阴凉干燥处。

甘 遂

【处方用名】 甘遂、炙甘遂、醋甘遂。

【来源】 本品为大戟科植物甘遂 *Euphorbia kansui* T. N. Liou ex T. P. Wang 的块根。春季开花前或秋末茎叶枯萎后采挖,撞去外皮,晒干。

【炮制方法】

1. 甘遂 取原药材,除去杂质,洗净,晒干,大小分档。

2. 醋甘遂 取净甘遂,加入定量的米醋拌匀,闷润至醋被吸尽后,置炒制容器内,用文火加热,炒至微干,取出晾干。用时捣碎。

每100kg甘遂,用米醋30kg。

【成品性状】 本品为椭圆形、长圆柱形或连珠形,表面类白色或黄白色,凹陷处有棕色外皮残留。质脆,易折断,断面粉性,类白色,木部微显放射状纹理。气微,味微甘而辣。醋甘遂形如甘遂,表面棕黄色,偶有焦斑。略有醋气。

【炮制作用】 性寒,味苦;有毒。归肺、肾、大肠经。生甘遂药力峻烈,临床多入丸、散剂用,具有泻水逐饮的功能。可用于痈疽疮毒,胸腹积水,二便不通。醋甘遂毒性减低,峻泻作用缓和。用于腹水胀满,痰饮积聚,气逆喘咳,二便不利。

【炮制研究】 炮制品与生品水提取物及醇提物薄层层析法分析结果表明,甘遂经炮制后其所含的化学成分均发生了一定变化,因此引起毒性变化。可能是在醋制加热过程中,醋酸与甾醇缩水成酯,甾醇类物质含量降低甚至消失,因此峻泻作用减少或消失,刺激性降低。

另有实验结果表明,甘遂醋制品、豆腐制品及甘草制品的皮肤刺激和急性毒性均较生甘遂明显下降,泻下作用也明显减弱,并且以甘草制甘遂毒性最小。甘草制甘遂时甘草的用量与毒性相关,甘草用量增加可使毒性加大。对甘草与甘遂配伍时产生的毒性成分分离,初步判断为黄酮苷类化合物。甘遂经几种方法炮制后,药材重量也有改变。醋炒后增重,甘草制后药材重量减轻40%,而豆腐制品损失50%。因此,醋制法是最为方便合理的方法。有人研究用醋量对甘遂炮制的影响,结果证明,甘遂炮制以30%醋制为佳。

【贮存】 贮干燥容器内,醋甘遂密闭,置阴凉干燥处。防蛀。

莪 术

【处方用名】 莪术、醋莪术。

【来源】 本品为姜科植物蓬莪术 *Curcuma phaeocaulis* Val.广西莪术 *C.kwangsiensis* S.G.Lee et C.F.Liang 或温郁金 *C.wenyujin* Y.H.Chen et C.Ling 的干燥根茎。后者习称“温莪术”。冬季茎叶枯萎后采挖,洗净,蒸或煮至透心,晒干或低温干燥后除去须根及杂质。

【炮制方法】

1. 莪术 取原药材,除去杂质,大小分档,浸泡2小时,洗净,润透切薄片;或洗净后置蒸笼内蒸至上气,趁热切薄片,干燥,筛去碎屑。

2. 醋莪术 取净莪术,置煮制容器内,加入定量的米醋与适量水浸没药面,煮至醋液被吸尽、内无白心时,取出,稍晾,切厚片,干燥,筛去碎屑。

每100kg莪术,用米醋20kg。

【成品性状】 莪术为类圆形或椭圆形薄片,表面黄绿色或棕褐色,具灰黄色的环纹(内皮层)及众多散在的筋脉小点(点状维管束),边缘角质样,有光泽。周边灰黄色或棕黄色。气微香,味微苦而辛。醋莪术,片厚,色泽较黯,淡黄色偶有焦斑。角质状,具蜡样光泽,质坚脆,略有醋气。

【炮制作用】 性温,味辛、苦。归肝、脾经。生莪术行气破血、消积止痛。用于瘀血经闭,食积胀痛;早期宫颈癌。醋莪术主入肝经血分,散瘀止痛作用增强。用于心腹疼痛。

【炮制研究】

1. 对化学成分的研究 《中国药典》收载的三种不同来源的莪术及其炮制品中挥发油量大小为:生品>炒制品>醋制品>酒制品。且在三种莪术中,以蓬莪术挥发油含量最高,为筛选莪术合理的炮制工艺提供了实验依据。另有实验证明,莪术在醋制过程中部分组分消失,同时产生两个新的组分。

2. 对药理作用的研究 观察莪术不同炮制品的活血化瘀作用,结果显示莪术不同炮制品均具显著的抗血小板聚集、抗凝血及调节血液流变性作用,其中以醋炙莪术作用显著;采用不同方法对莪术不同炮制品进行镇痛作用研究,结果表明莪术不同炮制品都有一定程度的镇痛作用,其中以醋炙莪术镇痛作用强而持久。

【贮存】 贮干燥容器内,醋莪术密闭,置干燥处。防蛀。

商陆

【处方用名】 生商陆、醋商陆。

【来源】 本品商陆科植物商陆 *Phytolacca acinosa* Roxb. 或垂序商陆 *P. americana* L. 的干燥根。秋季至次春采挖,除去须根及泥沙,切成块或片,晒干或阴干。

【炮制方法】

1. 商陆 取原药材,除去杂质,洗净,润透,切厚片或块,干燥。

2. 醋商陆 取净商陆片,加入定量的米醋拌匀,闷润至醋被吸尽,置炒制容器内,用文火加热,炒干,取出放凉。

每 100kg 商陆片,用米醋 30kg。

【成品性状】 生商陆片为不规则的厚片,横切面浅棕黄色或黄白色,木部隆起,形成数个突起的棕色同心性环纹;纵切面木部呈平行条状突起。周边外皮灰黄色或灰棕色,边缘皱缩。质硬。气微,味稍甜,久嚼麻舌。醋商陆切面呈黄棕色,略有醋气。

【炮制作用】 性寒,味苦;有毒。归肺、脾、肾、大肠经。商陆生品善于消肿解毒,多用治痈疽肿毒。醋制后毒性降低,峻泻作用缓和,以逐水消肿为主。多用治水肿胀满,二便不通,痰饮癫痫。

【炮制研究】 商陆毒性成分为商陆皂苷,其中商陆皂苷甲为主要成分,其次含氧化肉豆蔻酸皂苷和多量硝酸钾、商陆碱等。据实验,商陆用不同的炮制方法炮制后,与原药材相比毒性成分降低,其中局部刺激降低 16.7%~83.3%,LD_{50}提高 1.66~10.47 倍,祛痰作用提高 1.10~1.57 倍,但利尿作用多数降低 16.0%~45.0%。另以家兔作局部刺激实验,刺激性最小为清蒸品,比原药降低 38.3%。小鼠急性毒性实验显示,半数致死量的降低次序为清蒸、醋蒸、醋炒、醋煮及水煮软化原药。祛痰作用从高至低为醋煮、软化水煮、醋炒、醋蒸及清蒸原药。利尿作用从高至低依次为软化原药、醋煮、醋炒、水煮、醋蒸及清蒸。又有人测定不同炮制工艺炮制后的商陆毒素和组胺,其中商陆毒素降低率最高的是水煮品,为 83.71%;降低率最低的是生片,为 34.29%。降低率从高至低是清蒸、醋蒸品、醋煮品、醋炙品及生片。对组胺的研究,通过软化切片,比原药材降低率达 23.31%,但经不同方法加热炮制后,组胺的含量有不同程度的回升。

【贮存】 贮干燥容器内,醋商陆密闭,置阴凉干燥处。防霉、防蛀。

芫 花

【处方用名】 芫花、炙芫花、醋芫花。

【来源】 本品为瑞香科植物芫花 *Daphne genkwa* Sieb. et Zucc. 的干燥花蕾。春季花未开放时采收,除去杂质,干燥。

【炮制方法】

1. 生芫花 取原药材,除去杂质及梗、叶。筛去灰屑。

2. 醋芫花 取净芫花,加入定量的米醋拌匀,闷润至醋被吸尽,置炒制容器内,用文火加热,炒至微干,取出干燥。

每 100kg 芫花,加米醋 30kg。

【成品性状】 生芫花小棒槌状,多弯曲,花被筒表面淡紫色或灰绿色,密被短柔毛,先端 4 裂。质软,味甘、微辛。醋芫花花被筒表面灰褐色,微有醋气,味微酸辣。

【炮制作用】 性温,味苦、辛;有毒。归肺、脾、肾经。芫花生品峻泻逐水力较猛,多外用治疥癣秃疮,冻疮等。醋炙后,能降低毒性,缓和泻下作用和腹痛症状。多用于胸腹积水,水肿胀满,痰饮积聚,气逆喘咳,二便不利等症。

【贮存】 贮干燥容器内,醋芫花密闭,置阴凉干燥处。防霉、防蛀。

艾 叶

【处方用名】 艾叶、醋艾叶、醋艾叶炭、艾叶炭。

【来源】 本品为菊科植物艾 *Artemisia argyi* Levl. et Vant. 的干燥叶。夏季花未开时采摘除去杂质,晒干。

【炮制方法】

1. 艾叶 取原药材,除去杂质及梗,筛去灰屑。

2. 醋艾叶 取净艾叶,加入定量的米醋拌匀,闷润至醋被吸尽置炒制容器内,用文火加热,炒干,取出晾凉。

每 100kg 艾叶,用米醋 15kg。

3. 艾叶炭 取净艾叶,置炒制容器内,用中火加热炒至表面焦黑色,喷淋清水少许,灭尽火星,炒至微干,取出晾凉。

4. 醋艾叶炭 取净艾叶,置炒制容器内,用中火加热,炒至表面焦黑色,喷入定量米醋,灭尽火星,炒至微干,取出晾凉。

每 100kg 艾叶,用米醋 15kg。

【成品性状】 生艾叶多皱缩、破碎。完整叶片呈卵状椭圆形,羽状深裂,裂片椭圆状披针形,边缘有不规则的粗锯齿,上表面灰绿色或深黄绿色,有稀疏的柔毛及白色腺点,下表面密生灰白色绒毛,质柔软。气清香,味苦。醋艾叶呈微黑色,清香气淡,略有醋气。艾叶炭为焦黑色,多卷曲,破碎。醋艾叶炭,形如艾叶炭,略有醋气。

【炮制作用】 性温,味辛、苦;有小毒。归肝、脾、肾经。艾叶生品性燥,对胃有刺激性,故多制绒外用。醋炙品温而不燥,并能缓和对胃的刺激性,增强散寒止痛的作用,用于宫寒不孕。艾叶炭,辛散之性大减,对胃的刺激性缓和,增强温经止血的作用,用于崩漏、妊娠下血。醋炙艾叶炭,增强温经止血的作用,用于虚寒性出血。

【贮存】 贮干燥容器内,密闭,置阴凉干燥通风处。

乳 香

【处方用名】 乳香、炒乳香、炙乳香、醋乳香。

【来源】 本品为橄榄科卡氏乳香树 *Boswellia carterii* Birdw. 及其同属植物皮部渗出的干燥油胶树脂。春、夏两季均可采收。采收时将树干的皮部由下向上顺序切伤,使树脂从伤口渗出,数天后凝成块状即可采收。

【炮制方法】

1. 乳香 取原药材,除去杂质,捣碎。

2. 醋乳香 取净乳香,置炒制容器内,用文火加热,炒至冒烟,表面微熔,喷淋定量的米醋,边喷边炒至表面呈油亮光泽时,迅速取出,摊开放凉。

每 100kg 乳香,用米醋 5kg。

3. 炒乳香 取净乳香,置炒制容器内,用文火加热,炒至冒烟,表面熔化显油亮光泽时,迅速取出,摊开放凉。

【成品性状】 乳香为不规则乳头状小颗粒或小团块状,表面黄棕色,稍有光泽,附有白色粉尘,质坚脆,有黏性。气香,味苦辛。醋乳香表面深黄色,显油亮,略有醋气。炒乳香表面油黄色,微透明,质坚脆,具特异香气。

【炮制作用】 性温,味辛、苦。归心、肝、脾经。乳香生品气味辛烈,对胃的刺激较强,具有活血止痛、消肿生肌的功能。多用于瘀血肿痛或外用。醋制后缓和刺激性,增强活血止痛,收敛生肌的功效。用于心腹疼痛,痈疽肿痛,炒制后作用与醋制基本相同,偏于活血。用于产后瘀滞不尽。

【贮存】 贮干燥容器内,密闭,置阴凉干燥通风处。防潮。

没 药

【处方用名】 没药、炒没药、炙没药、醋没药。

【来源】 本品为橄榄科植物没药树 *Commiphora myrrha* Engl. 及其同属植物树干皮部渗出的干燥油胶树脂,多系野生,11 月至次年 2 月间,将树刺伤,树脂由创口流出,在空气中渐渐变成红棕色硬块,采用时拣去杂质。

【炮制方法】

1. 没药 取原药材,除去杂质,砸成小块。

2. 醋没药 取净没药块,置炒制容器内,用文火加热,炒至冒烟,表面微熔,喷淋定量的米醋,边喷边炒至表面呈油亮光泽时,迅速取出,摊开放凉。

每 100kg 没药块,用米醋 5kg。

3. 炒没药 取净没药块,置炒制容器内,用文火加热,炒至冒烟,表面显油亮光泽时,迅速取出,摊开放凉。

【成品性状】 没药呈颗粒状或不规则碎片状,红棕色或黄棕色,表面粗糙,附有粉尘。质坚脆。气特殊,味苦而微辛。醋没药表面黑褐色或棕黑色,显油亮光泽,略有醋气。炒没药表面黑褐色或棕黑色,有光泽,气微香。

【炮制作用】 性平,味苦、辛。归心、肝、脾经。没药生品味烈,对胃有一定的刺激性,具有活血止痛、消肿生肌的功能。多外用治疗跌打损伤,筋骨受损作痛。醋炙品能缓和刺激性,增强活血止痛、收敛生肌的作用。用于闭经,痛经,脘腹疼痛等。炒制后作用与醋制基本相同。

【贮存】 贮干燥容器内,密闭,置阴凉干燥通风处。防潮。

第4节 盐 炙 法

将净选或切制后的药物,加入一定量食盐水溶液拌炒的方法称为盐炙法。多用于补肾固精、泻相火、利尿和疗疝止痛的药物。

(一) 主要目的

1. 引药下行,增强疗效　杜仲、巴戟天等盐炙后能增强补肝肾的作用;车前子等盐炙后可增强泻热利尿的作用;小茴香、橘核等盐炙后可增强疗疝止痛的功效。

2. 增强滋阴降火作用　知母、黄柏等药用盐炙可协同药力,增强滋阴降火、清热凉血的功效。

3. 缓和药物辛燥之性　益智仁等盐炙后可缓和辛燥之性,并能增强补肾固精的功效。

(二) 操作方法

1. 先拌盐水后炒　将食盐加适量清水溶解,与药物拌匀,闷润,待盐水被吸尽后,置炒制容器内,用文火炒至一定程度,取出晾凉。

2. 先炒药后加盐水　先将药物置炒制容器内,用文火炒至一定程度,再喷淋盐水,炒干,取出晾凉。含黏液质较多的药物一般用此法。

盐的用量通常是每100kg药物,用食盐2kg。

(三) 注意事项

(1) 药物盐炙前要大小分档。

(2) 溶解食盐时,一定要控制水量。水的用量应视药物的吸水情况而定,一般以食盐的4~5倍量为宜。

(3) 含黏液质多的车前子、知母等药物,宜先炒药后加盐水。因这类药物遇水容易发黏,盐水不易渗入,炒时又容易黏锅,故须先将药物加热炒去部分水分,并使药物质地变疏松,再喷洒盐水,以利于盐水渗入。

(4) 盐炙法火力宜用文火,采用先炒药后加盐水炮制药物时更应控制火力。若火力过大,加入盐水后,水分迅速蒸发,食盐即黏附在锅上,达不到盐炙的目的。

重点药材的盐炙法:

知　母

【处方用名】　知母、肥知母、知母肉、炒知母、盐知母。

【来源】　本品为百合科植物知母 *Anemarrhena asphodeloides* Bge. 的干燥根茎。春、秋两季采挖,除去须根及泥沙,晒干,习称“毛知母”。或除去外皮,晒干,习称“光知母”。

【炮制方法】

1. 知母　取原药材,除去毛状物及杂质,洗净,润透,切厚片,干燥,筛去毛屑。

2. 盐知母　取净知母片,置炒制容器内,用文火加热,炒至变色,边炒边喷淋盐水,炒至近干,取出晾凉。筛去碎屑。

每100kg知母片,用食盐2kg。

【成品性状】　知母为不规则类圆形厚片或条状片。表面黄白色。毛知母周边棕色,具紧密排列的环状节。味微甜略苦,嚼之黏牙。盐知母色泽加深,偶有焦斑,略具咸味。

【炮制作用】　性寒,味苦、甘。归肺、胃、肾经。生知母长于清热泻火、生津润燥。多用于外感热病,肺热燥咳,内热消渴,肠燥便秘。盐炙可引药下行入肾,增强滋阴降火的作用,善清虚热。常用于肝肾阴亏，骨蒸潮热，盗汗遗精。

【炮制研究】 知母含知母皂苷A(Ⅰ～Ⅳ)，B(Ⅰ～Ⅱ)，异菝葜皂苷元等成分。

1. 对化学成分的研究 对知母不同药用部位的研究结果表明，皂苷粗品(乙醇提取物)含量以知母皮最高，毛知母次之，光知母最低。有实验表明各炮制品中菝葜皂苷元的含量增高顺序为：盐炙>麸炒>清炒>酒炙>生品，初步证明了传统炮制方法的合理性。

2. 对药理作用的研究 知母皂苷及其水解产物菝葜皂苷元是Na^+，K^+-ATP酶抑制剂，有抗肿瘤作用；对肾上腺素能和胆碱能神经系统具有调节作用。知母总皂苷有抗血小板聚集作用。实验浓度下，对大肠埃希菌和金黄色葡萄球菌的抑制作用，知母皮强于毛知母和光知母，故认为知母以不去皮为宜。知母及其炮制品均有抗感染作用，但酒炙、清炒、盐炙品抗感染作用均不及生品；酒炒知母、清炒知母镇静作用比生品明显增强，而盐炙品增强不明显。

3. 对炮制工艺的研究 采用薄层扫描法测定炮制品中菝葜皂苷元的含量，以菝葜皂苷元的含量为主要考察指标，炮制品的外观性状为辅助指标，通过正交实验$L_9(34)$筛选最佳炮制工艺条件为：盐水质量浓度5%、焖润时间2小时、盐炙温度250℃、炒药机转速600转/分钟，按优选的最佳工艺实验3次，菝葜皂苷元的平均含量为1.07%，相对标准偏差为0.93%($n=3$)。

【贮存】 贮于干燥容器内，盐知母密闭，置通风干燥处。防潮。

杜 仲

【处方用名】 杜仲、川杜仲、炒杜仲、盐杜仲。

【来源】 本品为杜仲科植物杜仲*Eucommia ulmoides* Oliv.的干燥树皮。4～6月剥取，刮去粗皮，堆置“发汗”至内皮呈紫褐色，晒干。

【炮制方法】

1. 杜仲 取原药材，刮去粗皮，洗净，润透，切丝或块，干燥，筛去碎屑。

2. 盐杜仲 取杜仲丝或块，加盐水拌匀，稍闷，待盐水被吸尽后，置炒制容器内中火炒至断丝、表面焦黑色时，取出晾凉。筛去碎屑。

每100kg杜仲块或丝，用食盐2kg。

【成品性状】 杜仲呈小方块或丝状。外表面淡棕色或灰褐色，粗糙，内表面暗紫色，光滑。易折断，断面有细密富弹性的银白色橡胶丝相连。气微，味略苦。盐杜仲表面焦黑色，折断时橡胶丝弹性较差，略有咸味。

【炮制作用】 性温，味甘。归肝、肾经。生杜仲应用少，长于补益肝肾，用于头目眩晕。盐炙引药入肾，增强补肝肾、强筋骨、安胎的作用。常用于肾虚腰痛，筋骨无力，妊娠漏血，胎动不安和高血压症。

【炮制研究】 杜仲有效成分是木质素及环烯醚萜苷类成分，酚性成分及多种氨基酸，另外，还含反式异戊二烯结构的杜仲胶。

1. 对化学成分的研究 实验得出，不同炮制品的成分溶出性存在差异，以烘法炮制成分溶出率最高，余依次为砂烫、传统法、盐水浸。水溶性浸出物含量，盐水炙炒>盐炙砂炒品>生品杜仲。砂烫盐杜仲的绿原酸含量高于盐炒杜仲。盐炙后，有毒元素铅的含量下降，锌、锰、铁、钙、磷5种元素含量均升高。

2. 对药理作用的研究 杜仲所含的右旋松脂醇双葡萄糖苷为其主要降压成分。生杜仲、盐杜仲炭和砂烫盐杜仲均能降压。杜仲能使多种动物离体子宫自主收缩减弱，并对子宫收缩有解痉作用，盐制品又强于生品。

3. 对炮制工艺的研究 以松脂醇二葡萄糖苷、绿原酸的含量为考察指标，优选杜仲块、盐杜仲的最佳炮制工艺为：杜仲块的最佳工艺为浸5分钟，软润16小时，(75±2)°C干燥。盐杜仲的最佳工艺为加 2% 的盐化水拌匀,(400±5)°C 快速炒制 10 分钟。也有人以《中国药典》(2005 年版)之规定“断丝”为标准,用电热干燥箱烘烤法对其炮制温度进行了实验研究,结果杜仲的炮制温度以 180℃左右,时间约 25 分钟为宜,可取代传统的炮制方法。

【贮存】 贮干燥容器内,盐杜仲密闭,置通风干燥处。防霉。

应用前景

杜仲是我国特有药材，其药用历史悠久，在临床有着广泛的应用。现代药理研究报道杜仲叶的化学成分及其药理作用与皮基本相似，因资源较杜仲易得，已成为当今药用开发热点，并取得不少成就，如杜仲胶囊、杜仲平压片、杜仲壮骨丸、杜仲冲剂等。日本以杜仲叶作为鸡饲料添加剂，生产胆固醇低和高密度脂蛋白高的鸡蛋，用杜仲叶或其浸膏制成多种杜仲饮料等保健药品，作为抗高血压、高血脂等疾病患用。

链接

黄 柏

【处方用名】 黄柏、川黄柏、盐黄柏、酒黄柏、黄柏炭。

【来源】 本品为芸香科植物黄皮树 *Phellodendron chinense* Schneid. 的干燥树皮。习称“川黄柏”。剥取树皮后,除去粗皮,晒干。

【炮制方法】

1. 黄柏 取原药材,除去杂质,刮去残留的粗皮,洗净,润透,切丝,干燥,筛去碎屑。

2. 盐黄柏 取净黄柏丝,用盐水拌匀,稍闷,待盐水被吸尽后,置炒制容器内,用文火加热,炒干,取出晾凉,筛去碎屑。

每 100kg 黄柏丝,用食盐 2kg。

3. 酒黄柏 取净黄柏丝,用黄酒拌匀稍闷,待酒被吸尽后,置炒制容器内,用文火加热,炒干,取出晾凉,筛去碎屑。

每 100kg 黄柏丝,用黄酒 10kg。

4. 黄柏炭 取净黄柏丝,置炒制容器内,用武文加热,炒至表面焦黑色,内部深褐色,喷淋少许清水灭尽火星,取出晾干。筛去碎屑。

【成品性状】 黄柏为微卷曲的丝或小方块。外表面黄褐色或黄棕色,切面鲜黄色。体轻,质脆,易折断。断面纤维性,呈裂片状分层。味苦,嚼之有黏性。盐黄柏深黄色,有少量焦斑,味苦微咸。酒黄柏深黄色,有少量焦斑,略具酒气,味苦。黄柏炭表面焦黑色,内部深褐色,味苦涩。

【炮制作用】 性寒,味苦。归肾、膀胱经。生黄柏长于清热燥湿、泻火解毒,多用于湿热泄痢,黄疸,疮疡肿毒,湿疹瘙痒等。盐炙可引药入肾,增强滋阴降火的作用。多用于阴虚发热,骨蒸劳热,盗汗,遗精等。酒炙后可降低苦寒之性,引药上行,清血分湿热。用于热在血分。黄柏炭兼具涩性,长于止血,多用于便血、崩漏下血。

【炮制研究】 黄柏含生物碱,以小檗碱为主。另含挥发油、黄酮类化合物等成分。

1. 对化学成分的研究 黄柏化学成分的研究在 20 世纪 60 年代就有报道,有人用光电比色法对生黄柏、盐黄柏、酒黄柏和黄柏炭中的小檗碱含量进行了比较,结果:与生黄柏中的小檗碱相比,盐黄柏降低了 4%、酒黄柏降低了 13%、黄柏炭降低了 84%,并首次提出小檗碱可能和黄柏的寒性有关。另有人对黄柏、黄柏丝、盐黄柏、酒黄柏及黄柏炭进行了含量测定,结果表明不同的炮制方法对黄柏化学成分的变化影响较大，盐黄柏及酒黄柏在炮制过程中的温度低，受热时间短，小檗碱基本没有发生变化；而黄柏炭由于长时间的高温处理，多种有效成分被分解破坏，仅留部分小檗碱。黄柏在浸润切丝过程中，小檗碱损失了 24%。而盐黄柏和酒黄柏比黄柏丝又分别下降了 6% 及 9%，黄柏炭则下降了 80%。这说明黄柏中的小檗碱含量与炮制过程中受热温度有关系。也有实验对黄柏及其炮制品水提液中的小檗碱、总生物碱及水浸出物的含量进行了测定，结果表明黄柏及其炮制品水提液中小檗碱、总生物碱的含量顺序为：酒黄柏>盐黄柏>生黄柏>黄柏炭，水浸出物的含量顺序为：盐黄柏>酒黄柏>生黄柏>黄柏炭，认为辅料制品的含量均高于生品，以炒炭品的含量最低。

2. 对药理作用的研究　黄柏中的生物碱类成分具有广谱抗菌作用，并以小檗碱作用较强。实验表明黄柏及其六种不同温度、辅料炒制品的水煎液的抑菌强度对不同菌种无明显规律性变化，但炒制温度最高的抑菌作用最差；急性抗感染作用最强的是生品，除炒炭品外，其他炮制品的抗感染作用与生品差异不显著；温度越高，抗感染作用越差；黄柏的生品及其炮制品的清热作用较弱且缓慢；对小鼠胃分泌物的影响的实验中，认为降低胃蛋白酶活性较强的是生物碱以外的一种水溶性成分。

有实验证明黄柏除炒炭品外，黄柏生品、清炒品、盐炙品、酒炙品的水提取物和醇提取物均具有清除超氧阴离子自由基的作用，水提取物清除能力显著地大于醇提取物；黄柏酒炙品水提取物和醇提取物的能力强于其他炮制品，其他炮制品之间无显著性差异。炒炭则使黄柏水提取物和醇提取物的抗氧化作用几乎丧失。

3. 对炮制工艺的研究　有实验探讨了微波方法对盐黄柏中盐酸小檗碱含量的影响，优化了盐黄柏微波炮制的工艺条件。其采用高效液相色谱法检测盐黄柏中盐酸小檗碱的含量，并按 $L_9(34)$ 正交试验对盐黄柏的微波火力、加热时间、加盐量三个因素进行微波炮制盐黄柏的工艺考察。结果表明，可以用微波法炮制盐黄柏，最佳的工艺条件为微波火力 60%，加热时间 8 分钟，含盐量 2%。且用微波法炮制盐黄柏中盐酸小檗碱含量高于炒盐黄柏。

【贮存】　贮干燥容器内，炮制品密闭，置通风干燥处。防潮。

车　前　子

【处方用名】　车前子、车前仁、盐车前子、炒车前子。

【来源】　本品为车前科植物车前 *Plantago asiatica* L. 或平车前 *P. depressa* Willd. 的干燥成熟种子。夏、秋两季种子成熟时采收果穗，晒干，搓出种子，除去杂质。

【炮制方法】

1. 车前子　取原药材，除去杂质，筛去灰屑。

2. 炒车前子　取净车前子，置炒制容器中，用文火加热，炒至略有爆声，并有香气逸出时，取出晾凉。

3. 盐车前子　取净车前子，置炒制容器中，用文火加热，炒至有爆裂声，喷淋盐水，炒干，取出晾凉。

每 100kg 车前子，用食盐 2kg。

【成品性状】　车前子为椭圆形、不规则长圆形或三角形长圆形，略扁。表面黑褐色或黄棕色，遇水有黏滑感。质硬，味淡。炒车前子呈黑褐色或黄棕色，有香气。盐车前子黑褐色或黄棕色，气微香，味微咸。

【炮制作用】　性微寒，味甘。归肝、肾、肺、小肠经。生车前子长于利尿通淋、清肺化痰、清肝明目。用于水肿胀满，热淋涩痛，暑湿泄泻，痰热咳嗽，肝火目赤。炒车前子寒性稍缓，煎出效果提高，长于渗湿止泻、祛痰止咳。多用于湿浊泄泻。盐车前子引药下行入肾，增强泻热利尿、清肝明目作用。用于肾虚脚肿，目暗昏花。

【贮存】 贮干燥容器内，盐车前子密闭，置干燥通风处。防潮。

八角茴香

【处方用名】 八角茴香、茴香、大茴香、大八角、盐八角茴香。

【来源】 本品为木兰科植物八角茴香 *Illicium verum* Hook. f. 的干燥成熟果实。秋、冬两季果实由绿变黄时采摘，置沸水中略烫后干燥或直接干燥。

【炮制方法】

1. 八角茴香 取原药材，除去杂质，筛去灰屑，用时捣碎。

2. 盐八角茴香 取净八角茴香，加盐水拌匀，闷润，待盐水被吸尽后，置炒制容器内，用文火加热，炒干，取出晾凉，用时捣碎。

每100kg八角茴香，用食盐2kg。

【成品性状】 八角茴香为蓇葖果，由八瓣聚合而成，各瓣呈小艇形，外表红棕色，顶端呈鸟喙状，质坚脆，种子胚乳白色，富油性，味辛甜。盐八角茴香颜色加深，略带咸味。

【炮制作用】 性温，味辛。归肝、肾、脾、胃经。生八角茴香长于温阳散寒、理气止痛。用于胃寒呕吐，脘腹冷痛，寒疝腹痛。盐炙引药下行，长于温肾止痛。多用于肾虚腰痛，疝气疼痛。

【贮存】 贮干燥容器内，密闭，置阴凉干燥处。

补骨脂

【处方用名】 补骨脂、破故纸、盐补骨脂、盐骨脂。

【来源】 本品为豆科植物补骨脂 *Psoralea corylifolia* L. 的干燥成熟果实。秋季果实成熟时采收果序，晒干，搓出果实，除去杂质。

【炮制方法】

1. 补骨脂 取原药材，除去杂质。

2. 盐补骨脂 取净补骨脂，加盐水拌匀，闷润，待盐水被吸尽后，置炒制容器内，用文火加热，炒至微鼓起、迸裂并有香气逸出时，取出晾凉。

每100kg补骨脂，用食盐2kg。

【成品性状】 补骨脂为肾形，略扁。表面黑褐色或灰褐色，具细微网状皱纹。质坚硬，种仁显油性。气特异，微苦。盐补骨脂微鼓起，颜色加深，略有咸味。

【炮制作用】 性温，味辛、苦。归肾、脾经。生补骨脂长于温肾壮阳、除湿止痒，用于脾肾阳虚，五更泄泻；外用治白癜风，斑秃。盐炙可引药入肾，增强温肾纳气、止泻的作用。用于阳痿遗精，遗尿尿频，腰膝冷痛，肾虚作喘，五更泄泻。

【炮制研究】 补骨脂含香豆精类、黄酮类、单萜酚类以及挥发油、皂苷、多糖等成分。

1. 对化学成分的研究 盐炙后，补骨脂水溶性化学成分发生了质的变化，但其主要成分之一的补骨脂素无质的变化。

2. 对药理作用的研究 补骨脂乙素能显著扩张冠状动脉，增加冠脉血流量；挥发油、补骨脂乙素、补骨脂素和异补骨脂素等有抗癌作用，后者还有抗早孕和雌激素样作用；能促进皮肤黑色素的合成，并使之沉积于皮下，临床上用治白癜风。

3. 对炮制工艺的研究 盐炒补骨脂的最佳炮制工艺为：食盐水400℃、炒制5~6分钟。

【贮存】 贮干燥容器内，盐补骨脂密闭，置通风干燥处。防霉。

泽泻

【处方用名】 泽泻、淡泽泻、炒泽泻、盐泽泻。

【来源】 本品为泽泻科植物泽泻 *Alisma orientalis*（Sam.）Juzep. 的干燥块茎。冬季茎叶开始枯萎时采挖，洗净，干燥，除去须根及粗皮。

【炮制方法】

1. 泽泻 取原药材，除去杂质，分开大小，稍浸，洗净，润透，切厚片，干燥。筛去碎屑。

2. 盐泽泻 取净泽泻片，用盐水拌匀，闷润待盐水被吸尽后，置炒制容器内，用文火炒至微黄色，取出晾凉。筛去碎屑。

每 100kg 泽泻片，用食盐 2kg。

3. 麸炒泽泻 将麸皮撒入热锅中，用中火加热，待冒浓烟时投入净泽泻片，不断翻动，炒至药物呈黄色时，取出，筛去麸皮，晾凉。

每 100kg 泽泻，用麦麸 10kg。

【成品性状】 泽泻为圆形或椭圆形厚片。片面黄白色，粉性，有多数细孔。表皮黄白色，有横向环状浅沟及须根痕。质坚，粉性。味微苦。盐泽泻表面微黄色，偶见焦斑，味微咸。麸炒泽泻表面黄色，偶见焦斑，微有焦香气。

【炮制作用】 性寒，味甘、淡。归肾、膀胱经。生泽泻利水泻热。常用于小便不利，水肿，湿热黄疸，淋浊，湿热带下。盐炙后引药下行，并能增强泻热利尿作用，用于小便淋漓。麸炒后缓和寒性，长于渗湿和脾，降浊升清。多用于脾虚泄泻。

【贮存】 贮干燥容器内，密闭，置通风干燥处。防霉、防蛀。

巴 戟 天

【处方用名】 巴戟天、巴戟肉、巴戟、盐巴戟、制巴戟。

【来源】 本品为茜草科植物巴戟天 *Morinda officinalis* How 的干燥根。全年均可采挖洗净，除去须根，晒至 6~7 成干，轻轻捶扁，晒干。

【炮制方法】

1. 巴戟天 取原药材，除去杂质，洗净，干燥。

2. 巴戟肉 取净巴戟天，置蒸制容器内蒸透，趁热除去木心，切段，干燥。筛去碎屑。

3. 盐巴戟 取净巴戟天，用盐水拌匀，蒸软，除去木心，切段，干燥。筛去碎屑。

每 100kg 巴戟天，用食盐 2kg。

炮制方法拓展

制巴戟：取净甘草捣碎，加 5 倍于甘草的水量煎汤 2 次，去渣，合并两次煎液。取甘草汤与净巴戟天拌匀，置锅内，用文火煮透，使甘草液基本吸尽，取出，趁热除去木心，切段，干燥。筛去碎屑。每 100kg 巴戟天用甘草 6kg，煎汤约 50kg。

链接

【成品性状】 巴戟天呈扁圆柱形，略弯，长短不等。表面灰黄色或暗灰色，具纵皱及横纹。巴戟肉空心扁圆形节段或不规则小块。质坚，味微甘涩。盐巴戟天质较软润，味微咸。制巴戟天表面微黄色，味甜。

【炮制作用】 性微温，味甘、辛。归肾、肝经。生巴戟天长于祛风除湿。用于肾虚而兼风湿之证。盐制后增强补肾助阳作用。常用于阳痿早泄，宫冷不孕，月经不调。甘草制后长于补肾助阳、益气养血。用于肾气虚损，风湿痹痛，筋骨痿软。

【炮制研究】 用正交设计实验对巴戟天炮制工艺进行研究。结果：巴戟天于 80ml/L 的食盐水中浸泡20分钟,蒸15分钟为最佳炮制工艺。

【贮存】 贮干燥容器内,炮制品密闭,置通风干燥处。防霉、防蛀。

小 茴 香

【处方用名】 小茴香、小茴、茴香、盐茴香。

【来源】 本品为伞形科植物茴香 *Foeniculum vulgare* Mill. 的干燥成熟果实。秋季果实初熟时采割植株,晒干,打下果实,除去杂质,干燥。

【炮制方法】

1. 小茴香 取原药材,除去杂质及残梗。筛去灰屑。

2. 盐茴香 取净茴香,加盐水拌匀,略闷,待盐水被吸尽后,置炒制容器内,用文火炒至微黄色,有香气逸出时,取出晾凉。

每100kg小茴香,用食盐2kg。

【成品性状】 小茴香为双悬果,表面黄绿色或淡黄色,易分离成2个小分果。小分果背部有5条纵棱。有特殊香气,味辛微甜。盐茴香颜色加深,偶有焦斑,香气浓,略具咸味。

【炮制作用】 性温,味辛。归肝、肾、脾、胃经。生小茴香长于理气和胃止痛。用于胃寒呕吐,小腹冷痛,脘腹胀痛。盐炙后缓和辛散作用,长于温肾祛寒、疗疝止痛。用于疝气疼痛,睾丸坠痛,经寒腹痛。

【贮存】 贮干燥容器内,密闭,置阴凉干燥处。防潮。

橘 核

【处方用名】 橘核、炒橘核、盐橘核。

【来源】 本品为芸香科植物橘 *Citrus reticulata* Blanco 及其栽培变种的干燥成熟种子。果实成熟后收集,洗净,晒干。

【炮制方法】

1. 橘核 取原药材,除去杂质,洗净,干燥。

2. 盐橘核 取净橘核,用盐水拌匀,闷润,待盐水被吸尽后,置炒制容器内,用文火炒干,至微黄色并有香气逸出时,取出晾凉。用时捣碎。

每100kg橘核,用食盐2kg。

【成品性状】 橘核略呈卵形,一端钝圆,一端长尖。表面淡黄色或灰白色。气微,味苦。盐橘核色微黄,多有裂纹,略有咸味。

【炮制作用】 性平,味苦。归肝、肾经。生橘核长于理气散结、行气止痛,用于肝胃气滞疼痛,乳痈肿痛。盐炙后引药下行入肾,增强疗疝止痛作用。用于疝气疼痛,睾丸肿痛。

【贮存】 贮干燥容器内,盐橘核密闭,置通风干燥处。防霉、防蛀。

沙 苑 子

【处方用名】 沙苑子、沙苑蒺藜、潼蒺藜、盐沙苑子。

【来源】 本品为豆科植物扁茎黄芪 *Astragalus comaplanatus* R. Br. 的干燥成熟种子。秋末冬初果实成熟尚未开裂时采割植株,晒干,打下种子,除去杂质,晒干。

【炮制方法】

1. 沙苑子 取原药材,除去杂质,洗净,干燥。

2. 盐沙苑子 取净沙苑子,加盐水拌匀,稍闷,待盐水被吸尽后,置炒制容器内,用文火加热,炒干,取出晾凉。

每 100kg 沙苑子,用食盐 2kg。

【成品性状】 沙苑子为肾形,略扁。表面光滑,绿褐色或灰褐色,边缘一侧微凹处具圆形种脐。质坚硬,不易破碎。味淡,嚼之有豆腥气。盐沙苑子表面褐黄色,有光泽,微有咸味。

【炮制作用】 性温,味甘。归肝、肾经。沙苑子生品长于明目缩尿,用于眩晕目昏,尿频及遗尿等。盐沙苑子药性平和,并可引药入肾,增强补肾固精的作用。多用于肾虚腰痛,梦遗滑精,白浊带下,小便余沥。

【炮制研究】 以 UV 法测定沙苑子中总黄酮含量为指标,采用 $L_9(34)$ 正交试验设计法对沙苑子的炮制工艺进行优选。结果优选出最佳炮制工艺为:盐浓度 4%,烘制温度 140℃,烘制时间 4 小时。

【贮存】 贮干燥容器内,盐沙苑子密闭,置通风干燥处。

第5节 姜 炙 法

将净选或切制后的药物,加入定量姜汁拌炒的方法,称为姜炙法。姜炙法多用于祛痰止咳、降逆止呕的药物。

(一) 主要目的

1. 缓其寒性,增强和胃止呕作用 黄连姜炙可制其过于苦寒之性,免伤脾阳,并增强止呕作用。姜炙竹茹则可增强降逆止呕作用。

2. 减少副作用,增强疗效 厚朴姜炙可缓和对咽喉的刺激性,并能增强温中化湿作用。

(二) 操作方法

将药物与一定量的姜汁拌匀,放置闷润,使姜汁逐渐深入药物内部。然后置炒制容器内,用文火炒至一定程度,取出晾凉。

炮制方法拓展

姜汤煮:将鲜姜切片煎汤,加入药物煮 2 小时,待姜汁基本被吸尽,取出,进行切片,干燥。

链接

生姜的用量一般为每 100kg 药物,用生姜 10kg。若无生姜,可用干姜煎汁,用量为生姜的 1/3。

(三) 姜汁的制备方法

1. 榨汁 将适量净生姜切碎,置适宜容器内捣烂,加适量水,压榨取汁,残渣再加水共捣,压榨取汁,如此反复 2~3 次,合并姜汁。或将适量净生姜切碎,压榨取汁,将榨汁兑适量水稀释。

2. 煮汁 取净生姜片,加适量水煮(水量约为药量的 8 倍),煎煮 20~30 分钟,过滤,残渣再加 4 倍量水煮 15~20 分钟,过滤,合并 2 次滤液,适当浓缩。

一般1kg生姜制备1kg姜汁，1kg干姜制备3kg姜汁。

(四) 注意事项

(1) 制备姜汁时，水的用量不宜过多，一般最后所得姜汁与生姜的比例以1∶1为宜。

(2) 药物与姜汁拌匀后，需充分闷润，待姜汁完全被吸尽后，再用文火炒干，否则达不到姜炙的目的。

重点药材的姜炙法：

厚　朴

【处方用名】 厚朴、川厚朴、姜厚朴。

【来源】 本品为木兰科植物厚朴 *Magnolia officinalis* Rehd. et Wils. 或凹叶厚朴 *M. officinalis* Rehd. et Wils. var. *biloba* Rehd. et Wils. 的干燥干皮、根皮及枝皮。4~6月剥取根皮及枝皮直接阴干，干皮置沸水中微烫后，堆置阴湿处"发汗"至内表面变紫褐色或棕褐色时，再蒸软，取出，卷成筒状，干燥。

【炮制方法】

1. 厚朴　取原药材，刮去粗皮，洗净，润透，切丝，干燥，筛去碎屑。

2. 姜厚朴　取厚朴丝，加姜汁拌匀，闷润，待姜汁被吸尽后，置炒制容器内，用文火加热，炒干，取出晾凉。

每100kg厚朴，用生姜10kg。

【成品性状】 厚朴为弯曲丝条状，外表面黄棕色，内表面深紫褐色。断面纤维性，气香，味辛辣微苦。姜厚朴紫褐色，略具姜的辛辣气味。

【炮制作用】 性温，味苦、辛。归脾、胃、肺、大肠经。厚朴生品辛辣峻烈，对咽喉有刺激性，故一般内服不生用。姜制后可消除对咽喉的刺激性，并可增强宽中和胃的功效。多用于湿滞伤中，脘痞吐泻，食积气滞，腹胀便秘，痰饮喘咳。

【炮制研究】 厚朴含挥发油，主要为α或β-桉叶醇等，另含厚朴酚、和厚朴酚、四氢厚朴酚、异厚朴酚及厚朴碱、柳叶木兰花碱、木兰剑毒碱、白兰花碱等生物碱成分。

1. 对化学成分的研究　厚朴叶亦含厚朴酚，但含量比树皮中少，如果代替厚朴用，用量应为厚朴的5倍；实验表明在生品、清炒品、姜炙品、姜煮品、姜浸品中，厚朴酚是清炒品含量最高，三种姜制品亦高于生品，其中又以姜炙品含量最高；挥发油含量为姜汁炒>姜汁煮>生品；水浸出物含量姜汁煮>姜汁炒>姜汁浸>生品；醇浸出物含量姜汁炒>姜汁浸>姜汁煮>生品；铜、锌含量姜汁浸>姜汁炒>姜汁煮>生品。又有实验采用HPLC法对六种不同炮制品中厚朴酚与和厚朴酚的总含量大小进行分析，其依次为：生品>姜紫苏制厚朴>姜炙厚朴>姜浸厚朴>酒炙厚朴>醋制厚朴>盐水制厚朴。

2. 对药理作用的研究　厚朴中厚朴碱、木兰剑毒碱、厚朴酚等均有松弛横纹肌作用，厚朴酚与和厚朴酚能抑制胃液分泌、抗溃疡。厚朴挥发油及浸膏有抑制致龋齿的变形链球菌的作用。厚朴碱能降压并下降在体小肠张力。实验证实生品、姜炙品及清炒品均有抗溃疡作用，且姜炙厚朴作用较优，表明厚朴姜炙后和胃作用较生品增强。

3. 对炮制工艺的研究　采用 $L_9(34)$ 正交设计试验优选炮制工艺，以厚朴酚与和厚朴酚总含量为指标，考察烘烤温度、烘烤时间、生姜用量三种因素对炮制结果的影响。结果姜厚朴的最佳工艺为：生姜用量5%，70℃烘4小时。

【贮存】 贮干燥容器内，密闭，置阴凉干燥处。

竹 茹

【处方用名】 竹茹、淡竹茹、姜竹茹。

【来源】 本品为禾本科植物青秆竹 *Bambusa tuldoides* Munro、大头典竹 *S. beecheyanus*（Munro）McClure var. *pubescens* P. F. Li 或淡竹 *P. nigra*（Lodd.）Munro var. *henonis*（Mitf.）Stapf ex Rendle 茎秆的干燥中间层。全年均可采制。取新鲜茎，刮取外皮，将稍带绿色的中间层刮成细丝条，或削成薄片，捆扎成束，阴干。前者称“散竹茹”，后者成“齐竹茹”。

【炮制方法】

1. 竹茹 取原药材，除去杂质和硬皮，切段或揉成小团。

2. 姜竹茹 取净竹茹段或团，加姜汁拌匀，稍润，待姜汁被吸尽后，置炒制容器内，用文火加热，如烙饼法将两面烙至微黄色，取出晾凉。

每 100kg 竹茹，用生姜 10kg。

【成品性状】 竹茹为弯曲丝条状小段或小团，呈浅绿色或黄绿色，体轻松，质柔软而有弹性，味淡。姜竹茹颜色加深，有少许焦斑，微有姜的气味。

【炮制作用】 性微寒，味甘。归肺、胃经。生竹茹长于清热化痰、除烦。用于痰热咳嗽或痰火内扰，心烦不安。姜制后能增加降逆止呕的作用，用于恶心、呕吐。

【贮存】 贮干燥容器内，姜竹茹密闭，置阴凉干燥处。

竹茹姜炙后易变色，不易贮存，故以临用时制备为宜。

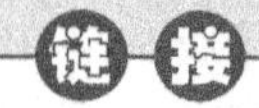

第6节 蜜 炙 法

将净选或切制后的药物，加入一定量炼蜜拌炒的方法称为蜜炙法。蜜炙法多用于止咳平喘、补脾益气的药物。

蜜炙法中所选用的蜜需先加热炼过，其药性由凉转温。炼蜜方法：将蜂蜜置锅内，加入适量水加热煮沸，除去泡沫及上浮蜡质，然后用罗筛或纱布滤去死蜂、杂质；将过滤后的蜜再倾入锅内，用文火加热熬炼，不断搅拌，防止外溢；当加热至 116～118℃，锅内出现均匀一致，有光泽的气泡（鱼眼泡），用手捻之有黏性，两手指分开尚无长白丝出现时，迅速出锅。炼蜜的含水量控制在 10%～13% 为宜。

知识点延伸

炼蜜的目的是除去杂质，破坏酵素，杀死微生物，蒸发水分，增强黏性。大量生产可用蒸汽夹层锅，减压蒸发浓缩锅进行炼制。炼蜜的程度分为嫩蜜、炼蜜、老蜜三种。

链接

（一）主要目的

（1）协同作用，使药效增强：百部、款冬花、紫菀等药物蜜炙后能增强润肺止咳的作用；黄芪、甘草、党参等药物蜜炙后能增强补中益气作用。

(2) 缓和药性:麻黄蜜炙后能缓和辛散作用,并可增强宣肺平喘的功效。

(3) 矫味和消除副作用:马兜铃蜜炙不仅能增强其止咳作用外,还能矫味,以免引起呕吐。

(二) 操作方法

1. 先拌蜜后炒药　先取一定量的炼蜜,加适量开水稀释,与药物拌匀,放置闷润,使蜜被药物吸尽后,然后置锅内,用文火炒至颜色加深,不黏手时,取出摊晾,凉后及时收贮。一般药物用这种方法炮制,如甘草、黄芪。

2. 先炒药后加蜜　先将药物置锅内,用文火炒至颜色加深时,再加入一定量的炼蜜,迅速翻动,使蜜与药物拌匀,炒至不黏手时,取出摊晾,凉后及时收贮。质地致密,蜜不易被吸收的药物,应采用此法炮制,如百合、槐角。

通常每100kg药物,用炼蜜25kg。

(三) 注意事项

(1) 蜜炙药物所用的炼蜜不宜过老,即用手拈之甚黏手,能拉出白丝的老蜜不能用,否则黏性太强,不易与药物拌匀。

(2) 蜜的用量应视药物的性质而定。一般质地疏松、纤维多的药物用蜜量宜大;而质地坚实,黏性较强,油分较多的药物用蜜量宜小。

(3) 若蜂蜜过于浓稠,可加适量开水稀释,并要严格控制水量(约炼蜜量的1/3~1/2),以蜜汁能与药物拌匀而又无剩余的蜜液为宜。若加水量过多,则药物过湿,不易炒干,成品容易发霉。

(4) 炼蜜时,火力不宜过大,以免溢出锅外或焦化。

(5) 蜜炙时,火力一定要小,以免焦化。炙的时间可稍长,要尽量将水分除去,避免发霉。

(6) 蜜炙药物须凉后密闭贮存于阴凉通风干燥处,以免吸潮发黏或发酵变质。

重点药材的蜜炙法:

甘　草

【处方用名】　甘草、粉甘草、炙甘草、蜜甘草。

【来源】　本品为豆科植物甘草 *Glycyrrhiza uralensis* Fisch.、胀果甘草 *G. inflata* Bat. 或光果甘草 *G. glabra* L. 的干燥根及根茎。春、秋两季采挖,除去须根,晒干。

【炮制方法】

1. 甘草　取原药材,除去杂质,洗净,润透,切厚片,筛去碎屑。

2. 蜜甘草　取炼蜜加适量开水稀释后,淋入净甘草片中拌匀,闷润至蜜汁被吸尽,置炒制容器内,用文火加热,炒至老黄色、不黏手时,取出晾凉。

每100kg甘草片,用炼蜜25kg。

【成品性状】　甘草为类圆形或椭圆形厚片。表面黄白色,棕色形成层环纹明显,导管孔放射状(菊花心),具粉性。周边红棕色或灰棕色,粗糙,具纵皱纹。味甜特殊。蜜炙甘草表面老黄色,略有光泽,微有黏性,气焦香,味甜。

【炮制作用】　性平,味甘。归心、肺、脾、胃经。甘草生品甘凉,长于泻火解毒、化痰止咳。多用于痰热咳嗽,咽喉肿痛,痈疽疮毒,食物中毒及药物中毒。蜜炙甘草甘温,长于补脾和胃、益气复脉。常用于脾胃虚弱,心气不足,脘腹疼痛,脉结代。

历史溯源

甘草在古代被称为本草王国中的"国老"。早在公元前200年左右，我国最古老的辞书《尔雅》中，已有了甘草的记载。古代医家对甘草的使用更是广泛，比如东汉时期，"医圣"张仲景著《伤寒杂病论》中，据不完全统计约有处方256个，其中含甘草的处方就有154个，占总处方量的60%以上。

链接

【炮制研究】 甘草主要含有甘草酸、甘草苷及部分金属元素。

1. 对化学成分的研究 据报道甘草蜜炙前后甘草酸的含量无明显变化，也与蜜量无关；又有报道，甘草酸的含量与炮制过程中温度有关，炮制时温度越高，其甘草酸含量下降越多。不同炮制品水煎液中，炙甘草煎出液中锌、铬、钙、钴、锰含量显著减少，而铁显著上升，但铜变化不显著，而炒甘草煎出液中锌、铜则显著减少。

2. 对药理作用的研究 甘草及炙甘草均有抗心律失常、增强免疫作用，炙甘草的作用均优于生甘草，故补气时应用蜜炙甘草；止痛作用顺序是炙甘草组>生甘草加蜜组>生甘草组。

3. 对炮制工艺的研究 将净甘草加炼蜜、白酒、水闷润后，置恒温干燥箱，60℃，恒温干燥1小时（烘干法）所制得的甘草炮制品与传统蜜炙法的甘草炮制品进行比较。结果烘干法的甘草炮制品在外观性状、贮存期等方面明显优于传统蜜炙法。另有实验应用HPLC指纹图谱规范炙甘草的炮制，得出结论：烘制和微波加热的炮制方法，可控性强，样品的指纹图谱重现性高，可以作为替代传统炒制工艺的新工艺。

【贮存】 贮干燥容器内，蜜甘草密闭，置阴凉干燥处。防霉、防蛀。

黄　芪

【处方用名】 黄芪、炙黄芪、蜜黄芪。

【来源】 本品为豆科植物蒙古黄芪 *Astragalus membranaceus*（Fisch.）Bge. var. *mongholicus*（Bge.）Hsiao 或膜荚黄芪 *A. membranaceus*（Fisch.）Bge. 的干燥根。春、秋两季采挖，除去须根及根头，晒干。

【炮制方法】

1. 黄芪 取原药材，除去杂质，大小分开，洗净，润透，切厚片，干燥，筛去碎屑。

2. 蜜黄芪 取炼蜜，加适量开水稀释后，淋入净黄芪片中拌匀，闷润至蜜汁被吸尽，置炒制容器内，用文火加热，炒至深黄色、不黏手时，取出晾凉。

每100kg黄芪片，用炼蜜25kg。

【成品性状】 黄芪为类圆形或椭圆形厚片。皮部黄白色，木部淡黄色，有放射状纹理及裂隙，老根中心偶有枯朽状，黑褐色或呈空洞。纤维性强，有粉性。气微，味微甜，嚼之有豆腥气味。蜜黄芪表面深黄色，质较脆，略带黏性，有蜜香气，味甜。

【炮制作用】 性温，味甘。归肺、脾经。黄芪生品长于益卫固表、托毒生肌、利尿退肿。常用于表卫不固的自汗或体虚易感，气虚水肿，痈疽难溃或溃久不敛。蜜炙黄芪甘温而偏润，长于益气补中。多用于脾肺气虚，食少便溏，气短乏力、久泻脱肛、便血崩漏。

【炮制研究】 黄芪主要含有黄芪甲苷、磷脂类成分及氨基酸等。

1. 对化学成分的研究 黄芪炮制后黄芪甲苷含量均比生品含量低；蜜炙黄芪较生黄芪磷脂酸和溶血磷脂酰胆碱的含量增高，其他磷脂组分则有所下降；黄芪各炮制品含有天门冬氨酸、谷氨酸、脯氨酸等17种以上的氨基酸，总氨基酸含量是生黄芪>炒黄芪>酒黄芪>盐黄芪>米黄芪>

蜜黄芪>麸黄芪，其中7种人体必需氨基酸含量是生黄芪>盐黄芪>酒黄芪>米黄芪>炒黄芪>麸黄芪>蜜黄芪。

2. 对药理作用的研究 蜜炙黄芪和生黄芪均有增强免疫的功效，而蜜炙黄芪又强于生黄芪；气虚的药理模型表明，蜜炙黄芪的补气作用强于生品；另外，生品和蜜炙品均有恢复受损红细胞的变形能力，而蜜炙黄芪对人体受损伤的保护作用又强于生品。

3. 对炮制工艺的研究 采用正交设计法，以水煎液比重值和水溶物百分含量为质量指标，选择浸泡时间、软化方法、饮片厚度三个因素，对黄芪饮片加工工艺进行比较。试验结果表明，黄芪饮片切制最佳工艺为：取净药材，常温浸泡5分钟，常法浸润软化，饮片厚度2~3mm。以水溶性浸出物为指标，按《中国药典》(2005年版)热浸法测定，其结果是水溶性成分浸出效果与饮片厚度有直接关系，斜片与粉末的浸出率较为接近，浸出最为充分，故建议用斜片作为黄芪的统一片型。又据报道，应用薄层扫描法，分析比较不同浸润时间切制的黄芪饮片中黄芪甲苷的含量。结果表明，浸泡时间越长，黄芪甲苷损失越大，浸泡1小时损失率为4.45%，浸泡4小时损失率为13.17%。因此，黄芪软化时应尽量少泡多润，采用浸润加工方法为佳。另有实验以黄芪甲苷为指标，采用正交试验来优选黄芪、炙黄芪的最佳炮制工艺。黄芪的最佳炮制条件为：润软4小时，干燥温度80℃。炙黄芪最佳炮制条件为：加蜜量30%，炒制温度300℃，炒制时间2分钟。中试研究表明黄芪和炙黄芪炮制工艺科学合理可行，且批间质量稳定均一。可为黄芪饮片标准化提供参考。

【贮存】 贮干燥容器内，蜜黄芪密闭，置通风干燥处。防蛀、防潮。

麻 黄

【处方用名】 麻黄、麻黄绒、炙麻黄、蜜麻黄、炙麻黄绒、蜜麻黄绒。

【来源】 本品为麻黄科植物草麻黄 *Ephedra sinica* Stapf、中麻黄 *E. intermedia* Schrenk et C.A. Mey.或木贼麻黄 *E. equisetina* Bge. 的干燥草质茎。秋季采割绿色的草质茎，晒干。

【炮制方法】

1. 麻黄 取原药材，除去木质茎、残根及杂质，或洗净后稍润，切段，干燥。

2. 蜜麻黄 取炼蜜，加适量开水稀释，淋入净麻黄段中拌匀，闷润至蜜汁被吸尽，置炒制容器内，用文火加热，炒至不黏手时，取出晾凉。

每100kg麻黄段，用炼蜜20kg。

3. 麻黄绒 取麻黄段，碾绒，筛去粉末。

4. 蜜麻黄绒 取炼蜜，加适量开水稀释，淋入麻黄绒内拌匀，闷润至蜜汁被吸尽，置炒制容器内，用文火加热，炒至深黄色、不黏手时，取出晾凉。

每100kg麻黄绒，用炼蜜25kg。

【成品性状】 麻黄为圆柱形短节段。表面黄绿色，粗糙，有细纵棱线。体轻，质脆，易折断。断面中心显红黄色，粉性。气微香，味苦涩。蜜麻黄表面深黄色，微有光泽，略具黏性，有蜜香气，味甜。麻黄绒为松散的绒团状，黄绿色，体轻。蜜麻黄绒为黏结的绒团状，深黄色，略带黏性，味微甜。

【炮制作用】 性温，味辛、微苦。归肺、膀胱经。麻黄生品发汗解表和利水消肿力强。多用于风寒感冒，风水浮肿，风湿痹痛。蜜麻黄性温偏润，辛散作用缓和，宣肺平喘力强。多用于表证已解，气喘咳嗽。麻黄绒作用缓和，适于老人、幼儿及体虚者。蜜麻黄绒作用更缓和，适于表证已解而喘咳未愈的老人、幼儿及体虚患者。

【炮制研究】 麻黄中主要含有生物碱、挥发油等成分。现已证明麻黄的有效成分麻黄碱能松弛支气管平滑肌，有平喘作用，伪麻黄碱有明显的利尿作用，而挥发油则有抑制流感病毒、发汗等作用。

1. 对化学成分的研究　实验结果表明，草质茎生物碱含量最高，木质茎最低，故传统炮制要求除去木质茎是正确的；麻黄经炮制后其生物碱含量有所变化，各炮制品的生物碱含量依次为生品>麻黄绒>蜜麻黄>炒麻黄>蜜制麻黄绒>生姜、甘草制麻黄>煅麻黄；水浸出物以蜜拌烘烤麻黄含量最高，麻黄绒含量最低；麻黄炮制后挥发油含量显著降低，降低幅度是蜜炙品>清炒老品>清炒嫩品，而且炮制后挥发油的种类和组分关系都发生了变化。

2. 对药理作用的研究　麻黄茎的节与节间均表现出麻黄碱型生物碱的药理作用，但节比节间作用弱；节、全节和节间毒性实验表明，以节的毒性最大，特别是出现惊厥现象，故麻黄去节是有道理的，但因节仅占全草的 3%，为了简化操作，现在炮制多不去节；麻黄根与茎作用相反，麻黄茎有发汗作用和升压作用；麻黄根有止汗和降压作用，故麻黄茎与根应分别入药。

3. 炮制工艺研究　以麻黄总生物碱含量为考察指标，采用均匀设计法对蜜麻黄炮制工艺进行优化。结果为：加炼蜜 10%、润蜜时间 0.5 小时、炒制温度（90±5）℃、炒制时间 11 分钟。

【贮存】 贮干燥容器内，蜜麻黄、蜜麻黄绒密闭，置通风干燥处。

紫　菀

【处方用名】 紫菀、炙紫菀、蜜紫菀。

【来源】 本品为菊科植物紫菀 *Aster tataricus* L. f. 的干燥根及根茎。春、秋两季采挖，除去有节的根茎（习称“母根”）和泥沙，编成辫状晒干，或直接晒干。

【炮制方法】

1. 紫菀　取原药材，除去残茎及杂质，洗净，稍润，切厚片，干燥。

2. 蜜紫菀　取炼蜜，加适量开水稀释，淋入净紫菀片中拌匀，闷润至蜜汁被吸尽，置炒制容器内，用文火加热，炒至棕褐色、不黏手时，取出晾凉。

每 100kg 紫菀片，用炼蜜 25kg。

【成品性状】 紫菀为不规则的厚片。断面灰白色，中心部有黄白色筋脉点。周边紫红色或棕褐色。质柔软。气微香，味甜微苦。蜜紫菀表面棕褐色或紫棕色，略有黏性，味甜。

【炮制作用】 性温，味辛、苦。归肺经。紫菀生品长于散寒、降气化痰。多用于风寒咳嗽，痰饮喘咳，小便癃闭。紫菀蜜炙后，增强润肺止咳作用，多用于肺虚久咳或肺虚咳血。

【贮存】 贮干燥容器内，蜜紫菀密闭，置阴凉干燥处。防潮、防蛀。

马　兜　铃

【处方用名】 马兜铃、兜铃、炙马兜铃、炙兜铃、蜜兜铃。

【来源】 本品为马兜铃科植物北马兜铃 *Aristolochia contorta* Bge. 或马兜铃 *A. debilis* Sieb. et Zucc. 的干燥成熟果实。秋季果实由绿变黄时采收，干燥。

【炮制方法】

1. 马兜铃　取原药材，除去杂质，搓碎，筛去灰屑。

2. 炒马兜铃　取净马兜铃碎片，置锅内，用文火加热炒至表面棕黄色，偶有焦斑，取出放凉。

3. 蜜马兜铃　取炼蜜，加适量开水稀释，淋入马兜铃碎片中拌匀，闷润至蜜汁被吸尽，置炒制容器内，用文火加热，炒至不黏手为度，取出晾凉。

每 100kg 马兜铃，用炼蜜 25kg。

炮制方法拓展

烤马兜铃：将炼蜜与马兜铃拌匀，做好烤制准备。同时预热烤箱，当预热到130℃时，将铺薄层马兜铃的烤盘放入烤箱，烤制40分钟，取出。每100kg马兜铃，用炼蜜25kg。

链 接

【成品性状】 马兜铃为不规则的碎片。果皮呈黄绿色。种子扁平而薄,钝三角形或扇形,边缘有翅。种仁乳白色,有油性。气特异,味微苦。蜜炙马兜铃表面深黄色,种子多黏附在果皮上,皮脆,略有光泽,味苦而微甜。

【炮制作用】 性寒,味苦。归肺、大肠经。马兜铃生品味劣,易致恶心、呕吐,故临床多用蜜炙品。蜜炙后能缓和苦寒之性,增强润肺止咳的作用,并可矫味,减少呕吐的副作用。多用于肺虚有热的咳嗽。

【贮存】 贮干燥容器内,蜜马兜铃密闭,置通风干燥处。

百 部

【处方用名】 百部、百部根、炙百部、蜜百部。

【来源】 本品为百合科植物直立百部 *Stemona sessilifolia*（Miq.）Miq.、蔓生百部 *S. japonica*（Bl.）Miq. 或对叶百部 *S. tuberosa* Lour. 的干燥块根。春、秋两季采挖,除去须根,洗净,置沸水中略烫或蒸至无白心,取出,晒干。

【炮制方法】

1. 百部 取原药材,除去杂质,洗净,润透,切厚片,干燥,筛去碎屑。

2. 蜜百部 取炼蜜,加少量开水稀释,淋入净百部片内拌匀,闷润至蜜被吸尽,置炒制容器内,用文火加热,炒至不黏手时,取出晾凉。

每100kg百部片,用炼蜜12.5kg。

【成品性状】 百部呈不规则厚片、或不规则条形斜片;表面灰白色、棕黄色,有深纵皱纹;切面灰白色、淡黄棕色或黄白色,角质样;皮部较厚、中柱扁缩。质韧软。气微、味甘、苦。炙百部表面棕黄色或褐棕色,略带焦斑,稍具黏性,偶有粘连块,味甜。

【炮制作用】 性微温,味甘、苦。归肺经。百部生品长于止咳化痰、灭虱杀虫。可用于外感咳嗽,疥癣,头(体)虱及蛲虫。由于生品有小毒,对胃有一定刺激性,内服用量不宜过大。蜜炙可缓和对胃的刺激性,并增强润肺止咳的功效。用于肺痨咳嗽,百日咳。

【炮制研究】 百部所含生物碱性质不稳定,经蜜炙后生物碱含量均有所下降。

【贮存】 贮干燥容器内,蜜百部密闭,置通风干燥处。防潮。

枇 杷 叶

【处方用名】 枇杷叶、炙枇杷叶、蜜枇杷叶。

【来源】 本品为蔷薇科植物枇杷 *Eriobotrya japonica*（Thunb.）Lindl. 的干燥叶。全年均可采收,晒至7~8成干,扎成小把,再晒。

【炮制方法】

1. 枇杷叶 取原药材,除去绒毛,用水喷润,切丝,干燥。

2. 蜜枇杷叶 取炼蜜,加适量开水稀释,淋入枇杷叶丝内拌匀,闷润置蜜汁被吸尽,置炒制容器内,用文火加热,炒至不黏手为度,取出晾凉。

每 100kg 枇杷叶丝，用炼蜜 20kg。

【成品性状】 枇杷叶为丝条状。上表面呈灰绿色、黄棕色或红棕色，较光滑；下表面无绒毛，主脉突起。革质而脆。味微苦。蜜枇杷叶棕黄色，质脆，略有光泽和黏性，具蜜香气，味甜。

【炮制作用】 性微寒，味苦。归肺、胃经。生枇杷叶长于清肺止咳、降逆止呕。多用于肺热咳嗽，胃热呕哕或口渴。蜜炙能增强润肺止咳的作用，多用于肺燥咳嗽。

【炮制研究】 有实验表明不同炮制方法对枇杷叶中熊果酸的含量有一定的影响。其炮制品中熊果酸含量均高于生品。并且姜汤煮品>蜜炙品>姜汁炒品>生品。由此可见，炮制能升高枇杷叶中熊果酸的含量。临床上可使用蜜炙枇杷叶或姜炙枇杷叶，特别是姜汤煮品。

【贮存】 贮干燥容器内，蜜枇杷叶密闭，置通风干燥处。

款冬花

【处方用名】 款冬花、冬花、炙冬花、炙款冬花、蜜冬花、蜜款冬花。

【来源】 本品为菊科植物款冬 *Tussilago farfara* L. 的干燥花蕾。12 月或地冻前花蕾尚未出土时采集，除去花梗及泥沙，阴干。

【炮制方法】

1. 款冬花　取原药材，除去杂质及残梗，筛去灰屑。

2. 蜜款冬花　取炼蜜，加适量开水稀释，淋入净款冬花内拌匀，闷润置蜜汁被吸尽，文火加热，炒至微黄色、不黏手时，取出晾凉。

每 100kg 款冬花，用炼蜜 25kg。

【成品性状】 款冬花为短细棒状花蕾，单生或 2～3 个基部连生，外面被有多数鱼鳞状苞片，苞片外表面紫红或淡红色，内表面被白色絮状绒毛。体轻，撕开后可见白色茸毛。气微香，味微苦而辛，嚼之呈絮状。蜜款冬花表面棕黄色，略有焦斑，具光泽，味微甜。

【炮制作用】 性温，味辛、微苦。归肺经。款冬花生品长于散寒止咳，多用于风寒咳嗽。蜜炙后药性温润，能增强润肺止咳的功用。多用于肺虚久咳或阴虚燥咳。

【贮存】 贮干燥容器内，蜜款冬花密闭，置通风干燥处。防潮、防蛀。

桑叶

【处方用名】 桑叶、冬桑叶、霜桑叶、蜜桑叶。

【来源】 本品为桑科植物桑 *Morus alba* L. 的干燥叶。打霜后采收，除去杂质，晒干。

【炮制方法】

1. 桑叶　取原药材，除去杂质，搓碎，去柄。

2. 蜜桑叶　取炼蜜，加适量开水稀释，淋入净桑叶碎片内拌匀，闷润至蜜被吸尽，置炒制容器内，用文火加热，炒至表面深黄色、不黏手为度，取出晾凉。

每 100kg 桑叶，用炼蜜 25kg。

【成品性状】 桑叶为碎片状。上表面黄绿色或浅黄棕色，有的有小疣状突起，下表面淡黄绿色或黄白色，叶脉突出，小脉网状。质脆。气微，味淡微苦涩。蜜桑叶表面暗黄色，微有光泽，略带黏性，味甜。

【炮制作用】 性寒，味甘、苦。归肺、肝经。桑叶生品长于疏散风热，清肝明目。常用于外感风热，头痛咳嗽，咽喉肿痛及肝热目赤涩痛。蜜桑叶其性偏润，多用于温燥伤肺咳嗽。

【贮存】 贮干燥容器内，蜜桑叶密闭，置通风干燥处。

应用前景

桑叶用做茶饮料，始见于《本草纲目》：桑叶“汁煎代茗，能止消渴”；“炙熟煎饮，代茶止渴”。在中国素有“神仙茶”的美誉，在日本被称为“长寿茶”风靡全国。近年来常有以下应用：

1. 治疗各种类型的糖尿病　用法：用干桑叶或鲜品开水冲泡代茶，用量为每日10～20g，鲜品可加倍。

2. 治疗经络不畅所致的手足麻木病症　用法：桑叶水煎，浸泡手足，每日早晚各1次，每次20分钟。

3. 用于面部痤疮　用法：用桑叶煎水洗脸，每日早晚各1次。

4. 用于燥热伤肺所致的咽喉疼痛、咳嗽咳痰　用法：凡各类急慢性咽喉炎及支气管炎患者，均可用桑叶配麦冬(2 :1比例)，泡水代茶饮用。

5. 用于生发护发　用法：桑叶10～20g，茯苓15g，开水冲泡代茶，每日1剂。洗头时用桑叶20g水煎，每周2～3次。

6. 用于各类目疾　用法：不论是高血压、糖尿病引起的各种眼底病变，还是近视及缺乏维生素A引起的两目干涩、视物昏花等，均可将桑叶开水冲泡代茶饮用。

链接

桑白皮

【处方用名】 桑白皮、桑根白皮、炙桑白皮、蜜桑皮。

【来源】 本品为桑科植物桑 *Morus alba* L. 的干燥根皮。秋末叶落时至次春发芽前采挖根部，刮去黄棕色粗皮，纵向剖开，剥取根皮，晒干。

【炮制方法】

1. 桑白皮　取原药材，刮净粗皮，洗净，稍润，切丝，干燥。筛去碎屑。

2. 蜜桑白皮　取炼蜜，加适量开水稀释，淋入桑白皮丝中拌匀，闷润，置炒制容器内，用文火加热，炒至深黄色、不黏手时，取出晾凉。

每100kg桑白皮丝，用炼蜜25kg。

【成品性状】 桑白皮为卷曲丝条状。外表面类白色或淡黄色，较平坦，内表面淡黄色或灰黄色，有细纵纹。质柔韧，纤维性强，难折断，易纵向撕裂，撕裂时有粉尘飞扬。味微甜。蜜桑白皮深黄色，略有光泽，有蜜香气，味甜。

【炮制作用】 性寒，味甘。归肺经。桑白皮生品性寒，长于利水消肿、清热止咳，用于水肿尿少，肺热痰多的喘咳。蜜炙后缓和寒泻之性，偏于润肺止咳，多用于肺虚喘咳。

【贮存】 贮干燥容器内，蜜桑白皮密闭，置通风干燥处。

百　合

【处方用名】 百合、炙百合、蜜百合。

【来源】 本品为百合科植物卷丹 *Lilium lancifolium* Thunb. 百合 *L. brownii* F. E. Brown var. *viridulum* Baker 或细叶百合 *L. pumilum* DC. 的干燥肉质鳞叶。秋季采挖，洗净，剥取鳞叶，置沸水中略烫，干燥。

【炮制方法】

1. 百合　取原药材，除去杂质，筛净灰屑。

2. 蜜百合　取净百合，置炒制容器内，用文火加热，加入适量开水稀释过的炼蜜，炒至颜色加深时，迅速翻炒均匀，并继续用文火炒至微黄色、不黏手时，取出晾凉。

每 100kg 百合，用炼蜜 5kg。

【成品性状】　百合为长椭圆形鳞片，边缘薄，微向内弯曲。表面类白色、淡黄棕色或微带紫色。角质样，半透明，质硬而脆，断面较平坦，味微苦。蜜炙百合表面黄色，偶见焦斑，略带黏性，味甜。

【炮制作用】　性寒，味甘。归心、肺经。百合生品长于清心安神，用于热病后余热未清，虚烦惊悸，精神恍惚，失眠多梦。蜜炙后润肺止咳作用增强，多用于阴虚久咳。

【炮制研究】　用浓氨水喷雾法和二氧化硫刺激法对小鼠进行止咳实验。结果：百合具有润肺止咳的作用，通过蜜炙使止咳效果更好，百合和蜂蜜的止咳作用不存在效应叠加。

【贮存】　贮干燥容器内，蜜百合密闭，置通风干燥处。防潮、防蛀。

金樱子

【处方用名】　金樱子、金樱子肉、蜜金樱子。

【来源】　本品为蔷薇科植物金樱子 *Rosa laevigata* Michx. 的干燥成熟果实。10～11 月果实成熟变红时采收，干燥，除去毛刺。

【炮制方法】

1. 金樱子　取原药材，除去杂质，洗净，干燥。

2. 金樱子肉　取净金樱子，略浸，润透，纵切两瓣，除去毛、核，干燥。

3. 蜜金樱子　取炼蜜，加适量开水稀释，淋入净金樱子内拌匀，闷润，置炒制容器内，用文火加热，炒至表面红棕色、不黏手时，取出晾凉。

每 100kg 金樱子，用炼蜜 20kg。

【成品性状】　金樱子呈倒卵形纵削瓣。外表面红黄色或红棕色，有突起的棕色小点。内表面淡黄色，无核、毛。质硬。味甘微涩。蜜金樱子表面暗棕色，有蜜的焦香气，味甜。

【炮制作用】　性平，味酸、甘、涩。归肾、膀胱、大肠经。金樱子生品酸涩、固涩止脱作用强，多用于遗精，滑精，遗尿，尿频，崩漏，带下。蜜炙品偏于甘涩，长于补中涩肠止泻。多用于脾虚久泻、久痢。

【炮制研究】　实验表明麸炒品有较好的涩肠作用，其余炮制品有涩肠趋势，但均不明显；金樱子生品较炮制品水煎液中鞣质含量高，蜜炙品和盐炙品鞣质含量有明显降低。改进后的炮制方法为：将金樱子略洒水闷润 1～1.5 小时使其潮湿，用粉碎机使其破碎，过 6～8 目筛除核及部分线毛，于 60℃烘箱内烘干或晒干，取出稍加扬簸即得净金樱子肉。每 10kg 金樱子可得成品 2.8～3.5kg。

【贮存】　贮干燥容器内，蜜金樱子密闭，置通风干燥处。

第7节　油　炙　法

将净选或切制后的药物，与一定量的食用油脂共同加热处理的方法称为油炙法，又称酥炙法。

油炙法所用的辅料包括植物油和动物脂（习称动物油）二类。常用的有麻油（芝麻油）、羊脂油，菜油、酥油亦可采用。麻油常用以炮制质地坚硬或有毒药物，使之酥脆，降低毒性；羊脂与药物共制后能增强补虚助阳的作用。

（一）主要目的

1. 增强疗效 淫羊藿用羊脂油炙后能增强温肾助阳作用。

2. 降低毒性 马钱子用麻油制后毒性降低。

3. 便于粉碎，利于制剂和服用 三七、蛤蚧等药物经油炸或涂酥后，质变酥脆，易于粉碎，并可矫正不良气味。

（二）操作方法

油炙通常有三种操作方法，即油炒、油炸和油酥。

1. 油炒 先将羊脂油置锅内，加热熔化，倒入净药物，用文火炒至油被吸尽，药物表面微黄色，显油亮光泽时，取出，晾凉。

2. 油炸 取麻油置锅内，加热至沸腾时，放入净药物，用文火炸至色黄、酥脆时取出，沥去油。

3. 油酥 将需酥炙的动物类药物，放无烟炉火上烘烤，用酥油涂布，加热烘烤，待酥油渗入药内后，再涂再烤，反复操作，直至药物质地酥脆。

（三）注意事项

（1）油炒时，应控制好火力和温度，以免药物炒焦。

（2）油炸时，因温度较高，操作时要控制好温度和时间，否则易将药物炸焦，致使药效降低或者丧失药效。

（3）油脂涂酥药物时，需反复操作直至酥脆为度并注意防止烤焦。

重点药材的油炙法：

淫 羊 藿

【处方用名】 淫羊藿、羊藿、仙灵脾、炙淫羊藿、炙羊藿。

【来源】 本品为小檗科植物淫羊藿 *Epimedium brevicornum* Maxim.、箭叶淫羊藿 *E. sagittatum* (Sieb. et Zucc.) Maxim.、柔毛淫羊藿 *E. pubescens* Maxim.、巫山淫羊藿 *E. wushanense* T. S. Ying 或朝鲜淫羊藿 *E. koreanum* Nakai 的干燥地上部分。夏、秋两季茎叶茂盛时采制，除去粗梗及杂质，晒干或阴干。

【炮制方法】

1. 淫羊藿 取原药材，除去杂质、枝梗，摘取叶片，喷淋清水，稍润，切丝，干燥。

2. 炙淫羊藿 取羊脂油置锅内加热熔化，加入净淫羊藿丝，用文火加热，炒至微黄色，均匀有光泽时，取出，晾凉。

每100kg淫羊藿丝，用羊脂油20kg。

【成品性状】 淫羊藿为丝状片，上表面黄绿色，下表面灰绿色，细脉两面突起，网脉明显。味苦。炙淫羊藿表面微黄色，光亮，微有羊脂油气。

【炮制作用】 性温，味辛、甘。归肝、肾经。淫羊藿生品以祛风湿、强筋骨力胜。用于风湿痹痛，筋骨痿软，麻木拘挛，更年期高血压等。羊脂油炙淫羊藿能增强温肾助阳作用，多用于阳痿、不孕、早泄。

【炮制研究】 淫羊藿含有黄酮类，如淫羊藿苷、淫羊藿新苷、淫羊藿次苷等。亦含有多糖、木脂素、生物碱、挥发油等成分。淫羊藿苷具有雄性激素样作用，有扩张血管，降低血压等作用。总黄酮具有增强免疫，增加冠脉流量，抗血栓，抗衰老等作用。

1. 对化学成分的研究　有实验对巫山淫羊藿生品及其四种炮制品中总黄酮、淫羊藿苷及绿原酸的含量进行测定与比较。结果总黄酮的含量依次为：生品>酒炙品>盐蒸品>盐炙品>羊脂炙品；淫羊藿苷的含量依次为：羊脂炙品>盐蒸品>盐炙品>酒炙品>生品；绿原酸的含量依次为：盐蒸品>酒炙品>盐炙品>生品>羊脂炙品。

2. 对药理作用的研究　动物实验表明，生品淫羊藿无促进性机能作用，且部分指标还显示有抑制性机能作用，而炮制品则有明显的促性机能作用，说明经用甘温的羊脂油炮制后，淫羊藿性由寒转温，具有温肾壮阳的作用。

【贮存】　置通风干燥处。炙淫羊藿密闭，置阴凉干燥处。

蛤　蚧

【处方用名】　蛤蚧、酒蛤蚧、酥蛤蚧。

【来源】　本品为壁虎科动物蛤蚧 *Gekko gecko* Linnaeus 的干燥体。全年均可捕捉，除去内脏，拭净，用竹片撑开，使全体扁平顺直，低温干燥。

【炮制方法】

1. 蛤蚧　取原药材，除去竹片，洗净，除去鳞片及头足，切成小块，干燥。

2. 酒蛤蚧　取蛤蚧块，用黄酒拌匀，闷润，待酒被吸尽后，烘干。

每 100kg 蛤蚧块，用黄酒 20kg。

3. 油酥蛤蚧　取蛤蚧，涂以麻油块。置无烟火上烤至稍黄质脆，除去鳞片及头足，切成小块。

【成品性状】　蛤蚧为不规则片状小块。背部呈灰黑色或银灰白色，有黄白色或灰绿色斑点散在或密集成不显著的斑纹，脊椎骨及肋骨突出。质坚韧。气腥，味微咸。酒蛤蚧色稍黄，质较脆，微有酒气。油酥蛤蚧色稍黄，质较脆，具香酥气。

【炮制作用】　性平，味咸。归肺、肾经。蛤蚧生品与酥炙品功用相同，长于补肺益肾、纳气定喘。用于肺虚咳嗽和肾虚作喘。酒炙蛤蚧可增强补肾壮阳作用，多用于肾阳不足，精血亏损的阳痿。

【贮存】　用木箱严密封装，常用花椒拌存，置阴凉干燥处，防蛀。

小结

炙法是中药炮制火制的方法之一，本章讲述了炙法的含义、分类、操作方法、炮制目的、注意事项等。它与加辅料炒法在操作方法上基本相似，但加热温度、时间等有一定区别。根据所用液体辅料的不同，可分为酒炙、醋炙、盐炙、姜炙、蜜炙、油炙等法。重点讲述了黄连、大黄、蕲蛇、蟾酥、地龙、龙胆、丹参、川芎、白芍、当归、牛膝、柴胡、延胡索、香附、青皮、甘遂、莪术、商陆、艾叶、乳香、没药、知母、杜仲、黄柏、车前子、补骨脂、泽泻、巴戟天、厚朴、竹茹、甘草、黄芪、麻黄、百部、枇杷叶、桑叶、桑白皮、金樱子、淫羊藿、蛤蚧等药材的来源、成品性状、炮制方法、炮制作用、炮制研究。通过系统学习基本能掌握上述内容，能进行炙法基本操作，并判断适合的炮制程度，选择合适的炮制品应用于临床。

目标检测

一、名词解释

1. 炙法　2. 酒炙法

二、填空题

1. 炙法根据所用液体辅料的不同,分为________、________、________、________、________、________等法。

2. 酒炙一般用________火炒制,勤________,要亮________,使药物________。

3. 传统中药认为当归不同药用部位功用不同。全当归________;归头________;归身________;归尾________。

4. ________生品可涌吐痰饮,酒炙品可用于疟疾。

5. 醋炙时先炒药,后喷醋的药材有________、________、________。

6. 盐炙时盐的用量通常是每100kg药物,用食盐________。溶解食盐时,一定要控制水量为食盐的________为宜。

7. 生姜的用量一般为每100kg药物,用生姜________。若无生姜,可用干姜煎汁,用量为生姜的________。

8. 蜜炙的目的是________、________、________。适合先炒药后加蜜的药物是________,如________、________。

9. 油炙法所用的辅料包括________和________两类。油炙通常有三种操作方法,即________、________和________。

三、选择题

(一) A 型题

1. 黄芪常用的炮制方法是　(　　)

A. 盐炙法　B. 炒黄法
C. 蜜炙法　D. 酒炙法
E. 醋炙法

2. 车前子炮制时应　(　　)

A. 先炒药后加盐水　B. 先拌盐水后炒药
C. 先炒药后加醋　D. 先炒药后加酒
E. 先拌酒后炒药

3. 芫花的炮制目的是　(　　)

A. 降低毒性　B. 增加利水作用
C. 矫臭矫味　D. 利于保存
E. 利于粉碎

4. 酒炙法炮制药材通常辅料用量为　(　　)

A. 20%～25%　B. 25%～30%
C. 10%～20%　D. 15%～25%
E. 5%～10%

5. 盐炙时,一般应如何炒制　(　　)

A. 文火　B. 中火
C. 武火　D. 先文火后武火
E. 先武火后文火

6. 清气分湿热，散肝胆郁火的黄连炮制品是 (　　)

A. 酒黄连
B. 姜黄连
C. 萸黄连
D. 醋黄连
E. 炒黄连

7. 醋炙延胡索的主要作用是 (　　)

A. 使之容易粉碎
B. 使之游离出延胡索的生物碱
C. 使之生物碱成盐，增加溶出率
D. 使之与醋酸产生协同作用，增强疗效
E. 利于保存

8. 若蜜不能与药物拌匀时，可以 (　　)

A. 增加蜜的用量
B. 加开水稀释
C. 加冷水稀释
D. 改用老蜜
E. 减少蜜的用量

9. 表证已解而喘咳未愈的老人、幼儿及体虚患者，可用 (　　)

A. 生麻黄
B. 炙麻黄
C. 麻黄绒
D. 蜜炙麻黄绒
E. 麻黄根

10. 淫羊藿中具有雄性激素样作用的成分为 (　　)

A. 苷类
B. 鞣质
C. 有机酸
D. 生物碱
E. 多糖

11. 下列哪个药物可用鳖血炮制 (　　)

A. 杜仲
B. 甘草
C. 大黄
D. 柴胡
E. 黄芩

12. 骨蒸劳热常用黄柏的哪个炮制品 (　　)

A. 生黄柏
B. 盐黄柏
C. 酒黄柏
D. 黄柏炭
E. 炒黄柏

（二）B 型题

A. 车前子、知母
B. 厚朴、竹茹
C. 当归、大黄
D. 甘草、麻黄
E. 香附、延胡索

13. 指出适宜采用酒炙法加工炮制的药物组 (　　)
14. 指出适宜采用醋炙法加工炮制的药物组 (　　)
15. 指出适宜采用盐炙法加工炮制的药物组 (　　)
16. 指出适宜采用姜炙法加工炮制的药物组 (　　)
17. 指出适宜采用蜜炙法加工炮制的药物组 (　　)

（三）X 型题

18. 炙法和加固体辅料炒法的主要区别是 (　　)

A. 有液体辅料，固体辅料不同
B. 适用药物不同
C. 辅料所起作用不同
D. 加热时间不同
E. 加热温度不同

19. 酒炙法多适用于 (　　)

A. 活血化瘀、通络调经类药物
B. 祛痰止咳、降逆止呕类药物
C. 苦寒沉降、清热泻火类药物
D. 腥臭味重的动物类药物

E. 质地坚硬的矿物类药物

20. 蜜炙后增强润肺止咳的药物是 ( )

A. 紫菀 B. 黄芪

C. 桑白皮 D. 枇杷叶

E. 款冬花

四、问答题

1. 写出炙法的分类及各自适用的药物。
2. 比较炙法与加辅料炒法的不同。
3. 当归有哪些炮制品？炮制作用如何？
4. 写出香附常见的炮制品及操作方法。
5. 如何制备姜汁？姜炙竹茹如何操作？
6. 如何炼蜜？蜜炙该怎样操作？
7. 麻黄常用哪些炮制品？其临床功用有何不同？为什么？
8. 油炙法可选择哪些辅料？如何操作？
9. 哪些药材炮制加工时先炒药,后加液体辅料？为什么？

（邵 芸）

第10章 煅 法

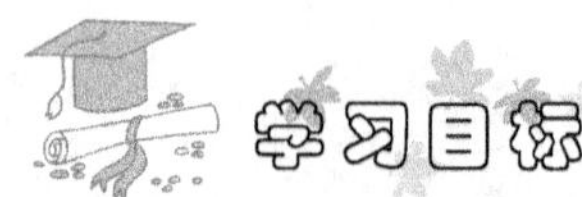

1. 掌握中药炮制常见煅法的含义、炮制目的、适用范围及重点药材的炮制方法及炮制作用

2. 理解重点中药的现代炮制研究的内容

3. 了解煅法常见中药的炮制历史沿革

第1节 概 述

(一) 煅法的含义

将药物直接放于无烟炉火上或适宜的耐火容器内，在有氧或缺氧的条件下煅烧至所需程度的方法，称为煅法。

(二) 煅法的分类

依据操作方法和要求的不同，煅法分为明煅法、煅淬法、闷煅法(扣锅煅)。

(三) 主要目的

煅制的目的是药物经过高温煅烧，改变原有的性状，使质地变得疏松，利于粉碎和煎出药性，故有“煅者去坚性”之说；同时，减少或消除了副作用，从而提高疗效或产生新的药效。

(四) 操作方法

煅法的操作要掌握药物粒度的大小与煅制温度、煅制时间的关系；注意药物受热要均匀，掌握煅至“存性”的质量要求，植物类药要特别注意防止灰化。矿物类及其他类药物，均需煅至体松质脆的标准。

煅法主要适用于矿物类中药，以及质地坚硬的药物，如贝壳类药物、化石类药物，或某些中成药在制备过程需要综合制炭(如砒枣散)的各类药物。此外，闷煅法多用于制备某些植物类和动物类药物的炭药。

(五) 注意事项

根据药物性质，对主含云母类(如云母)、石棉类、石英类(如紫石英)矿物药，煅时温度应高，时间应长。因为对这类矿物药来说，虽短时间煅烧可达“红透”，但其理化性质很难改变。含铁量高而又裹挟黏土、砷的药物,如从除去砷的角度考虑,粒度要小,温度不一定太高,但时间应稍长。而对主含硫化物类和硫酸盐类的药物(如白矾),煅时温度不一定太高,后者时间需稍长,以使结晶水挥发彻底和达到理化性质应有的变化。

第2节 明 煅 法

药物直接放于无烟炉火上或适宜的耐火容器内不隔绝空气进行煅烧的方法称明煅法,前者又称直火煅法,后者又称间接煅法。

(一) 主要目的

1. 使药物质地疏松,有效成分易于煎出　明煅法可使药物受热后不同药物组分在不同方向胀缩的比例产生差异,致使药粒间出现孔隙,质地变得酥脆,易于煎出有效成分。另外,由于煅制温度高,使某些药物发生了化学变化,如钟乳石等含碳酸钙类的药物煅后生成氧化钙,从而改变了钙的赋存状态,使药物中的钙成分更易溶出。

2. 除去结晶水,增强收敛作用　白矾、硼砂、石膏等药物为了临床需要需除去结晶水以增强收敛等作用。

(二) 操作方法

1. 直接煅(直火煅)　将药物直接放于无烟炉火上煅至红透,取出放凉。此法适用于质地坚硬的矿物类药。

2. 间接煅(锅煅)　将药物置适宜的耐火容器内,加热煅透,取出放凉。此法适用于含结晶水的矿物类,动物贝壳类及化石类,以及某些块小易碎的药物。

目前,以间接煅使用较多。大量生产采用平炉煅或反射炉煅。

(三) 注意事项

(1) 将药物大小分档,分别煅制,以免煅制时生熟不均。

(2) 明煅时,药物宜一次煅透,中途不得停火,以免出现夹生现象或生熟不均。

(3) 煅制温度、时间应适度,要根据药材的性质而定。

(4) 有些药物在煅烧时产生爆溅,可在容器上加盖(但不密闭)以防爆溅。

(5) 有些含结晶水的矿物类药材,不要求煅红,但须使结晶水完全蒸发或全部呈蜂窝状固体。

重点药材的煅法:

白 矾

【处方用名】 白矾、明矾、枯矾。

【来源】 本品为硫酸盐类矿物明矾石经加工提炼制成,主含含水硫酸铝钾[$KAl(SO_4)_2 \cdot 12H_2O$]。

【炮制方法】

1. 白矾　取原药材,除去杂质,用时捣碎或研细。

2. 枯矾　取净白矾,敲成小块,置煅锅内,用武火加热至熔化,继续煅至松脆,呈白色蜂窝状固体,完全干燥,停火,放凉后取出,研成细粉。

操作注意点

煅制白矾时应一次性煅透,中途不得停火,不要搅拌。否则搅拌后堵塞了水分挥发的通路,易形成凉后的"僵块"。制枯矾时不宜放矾过多,否则易出现煅制不透现象,原因是底层白矾先失水形成枯矾,具有较强隔热能力。

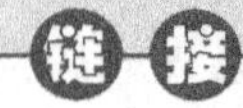

【成品性状】 白矾呈不规则结晶块状或粒状。无色,或淡黄白色。透明或半透明。表面具细密纵棱,有玻璃样光泽。质坚而脆,味酸、微甜而极涩。枯矾为蜂窝状或海绵状固体块状物或细粉,白色,不透明。体轻质松,手捻易碎,味酸涩,有颗粒感。

【炮制作用】 性寒,味酸、涩。归肺、脾、大肠、肝经。生白矾外用解毒杀虫、燥湿止痒,用于湿疹,疥癣;内服止血止泻、祛除风痰,用于久泻不止,便血,崩漏,癫痫发狂。枯矾长于收涩敛疮、止血化腐。用于湿疹湿疮,耳内流脓,阴痒带下,鼻衄齿衄。

【炮制研究】 白矾为含水硫酸铝钾[$KAl(SO_4)_2 \cdot 12H_2O$]。

1\. 对化学成分的研究　白矾煅制时50℃开始失重,120℃开始出现大量吸热过程,大约260℃左右脱水基本完成,300℃开始分解,但300~600℃分解缓慢,至750℃无水硫酸铝钾脱硫过程大量发生,产生硫酸钾(K_2SO_4)、三氧化二铝(Al_2O_3)及三氧化硫(SO_3),810℃以后持续熔融,成品水溶性差,出现混浊并有沉淀,故煅制温度应控制在180~260℃。

用铁锅煅制白矾时,经一系列化学反应能产生红色的三氧化二铁(Fe_2O_3),因白矾能与铁反应,所以紧贴锅底的白矾是红褐色,产品铁盐含量会超出限度,因此,以耐火材料制作的容器煅制为好。

2\. 对药理作用的研究　枯矾消除了生品的致吐作用,增强了止血止泻作用。另有报道,在180~260℃煅制的枯矾对家兔眼结膜的刺激作用小,对变形杆菌、金黄色葡萄球菌、痢疾杆菌、铜绿假单胞菌的抑制作用与生品之间没有差异;300℃煅制品抑菌作用与生品之间有差异;500~900℃煅制品与生品之间有显著差异,比生品抑菌作用显著降低。

3\. 对炮制工艺的研究　白矾含水量按分子式中所含结晶水计算为45.5%。由白矾制成枯矾,传统炮制法干燥失重约45%,在烤箱(180±1)℃的条件下,烤制4小时干燥失重为45.5%,亦有用烘箱240℃,4小时炮制白矾,认为产品优于传统煅法。还有用远红外线炮制白矾,温度(220±20)℃,时间2小时,其炮制品的质量均能符合《中国药典》(2005年版)和传统规定指标。

另有实验对烘法炮制白矾的过程进行研究。方法考察不同温度下白矾的失水变化,根据失水率的变化,对白矾的失水情况进行分析,判断烘法炮制白矾的适宜条件。结果在150~500℃,0.5~7小时,白矾的失水率在160~400℃温度范围内,均有一个失水率平台,且与温度、时间没有显著相关性。结论:烘法炮制白矾的适宜温度为180~260℃,烘制的时间能满足实际要求,炮制品的质量符合《中国药典》(2005年版)要求。

【贮存】 贮干燥容器内,置干燥处。防潮、防尘。

石　膏

【处方用名】 生石膏、煅石膏。

【来源】 本品为硫酸盐类矿物硬石膏族石膏,主含含水硫酸钙($CaSO_4 \cdot 2H_2O$)。采挖后,除去泥沙及杂石。

【炮制方法】

1. 生石膏 取原药材，洗净，晒干，敲成小块，除去杂石，粉碎成粗粉。

2. 煅石膏 取净石膏块，置无烟炉火上或耐火容器内，用武火加热，煅至红透，取出，凉后碾碎。

【成品性状】 生石膏为长块状、板块状或不规则块状。白色、灰色或淡黄色，有的半透明。纵断面有绢丝样光泽，体重，质软，味淡。煅石膏呈酥松块状或白色粉末，纹理破坏，不透明，质地轻松，表面松脆易碎，味淡。

【炮制作用】 性大寒，味辛、甘。归肺、胃经。生石膏具有清热泻火、除烦止渴的功能；用于外感热病，肺热喘咳，胃火牙痛。煅石膏具收湿、生肌、敛疮、止血的功能。用于溃疡不敛，湿疹瘙痒，水火烫伤，外伤出血。

【炮制研究】 石膏主要成分为含水硫酸钙，此外尚有有机物、硫化物等杂质。

1. 对化学成分的研究 生石膏为含水硫酸钙，加热至80～90℃开始失水，至225℃可全部脱水转化成煅石膏，其物理性状已不同于石膏，应属长石（硬石膏），但化学成分特征无变化。有实验对各地生品、炮制品进行原子发射光谱分析，比较石膏炮制前后的微量元素变化。结果在各产地的石膏生品中，铝、钴、铜、铁、镁、硅、锶及锌等这几种元素全部或大部分被检出。高温煅制后，各地石膏的微量元素含量均不同程度下降，只有锶的含量相对增加，煅石膏纯度相对较高。

2. 对药理作用的研究 近年来石膏及其组成方剂对实验性发热影响的研究结果均显示石膏有一定的解热作用，对内毒素发热有明显的解热效果，并可减轻口渴状态。另外，体外培养表明，石膏提取液能增强家兔巨噬细胞的吞噬能力。

3. 对炮制工艺的研究 采用正交试验法，以酥脆程度、失水率及 $CaSO_4$ 含量为考察指标，对石膏炮制工艺进行优选。结果：煅制时将石膏粒度控制在100目，温度650℃，炮制1.5小时，效果最佳。

【贮存】 贮干燥容器内，置干燥处。

硼 砂

【处方用名】 硼砂、月石、煅硼砂。

【来源】 本品为单斜晶系矿物硼砂经精制而成的结晶，主含含水四硼酸钠（$Na_2B_4O_7 \cdot 10H_2O$）。

【炮制方法】

1. 硼砂 取原药材，除去杂质，捣碎。

2. 煅硼砂 取净硼砂适当粉碎，置煅锅内，用武火加热，煅至鼓起小泡成雪白酥松块状，取出放凉碾碎。

【成品性状】 硼砂为不规则块状，无色透明或白色半透明，有玻璃样光泽，久置空气中易风化成白色粉状。质脆易碎，味先略咸，后微甜。煅硼砂为白色粉末，体轻，不透明，无光泽。

【炮制作用】 性凉，味甘、咸。归肺、胃经。本品多生用、外用。外用清热解毒用于口舌生疮；内服清肺化痰，多作含化剂用于咽喉肿痛，咳嗽痰稠。煅制后具有燥湿收敛作用，对局部渗出物容易吸收，同时易研成细粉，多用于喉科散药。

【贮存】 贮干燥容器内，置干燥处。防潮、防尘。

云 母 石

【处方用名】 云母、云母石、银精石、煅云母、煅银精石。

【来源】 本品为单斜晶系硅酸盐类矿物白云母的矿石。采挖后，除去杂石。

【炮制方法】

1. 云母石　取原药材，除去杂质，洗净，干燥，砸成薄片。

2. 煅云母石　取净云母石，置耐火容器内，武火煅至红透，取出放凉，碾碎。

【成品性状】　云母为不规则片状，薄片可层层剥离，无色或呈白色，略带浅黄棕色、淡绿色或淡灰色，具玻璃样光泽。质韧，具弹性。煅云母石为灰白色粉末，易破碎，无光泽，微有焦土气。

【炮制作用】　性平，味甘。归肺、心、肝经。云母石临床一般不用生品，仅在特殊要求时选用。煅云母石质地酥脆，易于粉碎和煎出有效成分，具有纳气、安神、止泻、除疟等功能，用于虚喘眩晕，惊悸癫痫，久痢带下，目翳不明，寒疟，痈疽疮毒等。

【贮存】　贮干燥容器内，置干燥处。

龙　齿

【处方用名】　龙齿、生龙齿、青龙齿、煅龙齿。

【来源】　本品为古代哺乳动物，如三趾马、犀类、鹿类、牛类、象类、羚羊类等的牙齿化石。采挖后，除去泥土，敲去牙床。

【炮制方法】

1. 龙齿　取原药材，除去泥土及杂质，打碎。

2. 煅龙齿　取净龙齿小块，置耐火容器内，用武火煅至红透，取出，放凉，碾碎。

操作注意点

煅时要用武火，但要控制时间，以防灰化，并要在容器上加盖，防止爆溅。

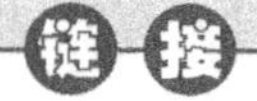

【成品性状】　龙齿为齿状或不规则的碎块，表面青灰色、暗棕色（青龙齿）或黄白色（白龙齿），有的可见具光泽的釉质层。质坚硬，断面粗糙，具吸舌性。煅龙齿呈灰白色或白色，无光泽，吸舌性较强。

【炮制作用】　性凉，味甘、涩。归心、肝经。生龙齿具有镇惊安神、除烦解热的功能。用于惊痫，癫狂，怔忡等证。煅后寒性降低，收敛固涩作用增强，并长于安神宁志，用于失眠多梦、心神恍惚。

【贮存】　贮干燥容器内，置干燥处。

龙　骨

【处方用名】　龙骨、生龙骨、煅龙骨。

【来源】　本品为古代哺乳动物如三趾马、犀类、鹿类、牛类、象类等的骨骼化石或象类门齿的化石，前者习称“龙骨”，后者习称“五花龙骨”。挖出后除去泥土及杂质。

【炮制方法】

1. 龙骨　取原药材，除去杂质及灰屑，刷净泥土，打碎。

2. 煅龙骨　取净龙骨小块，置耐火容器内，用武火煅至红透，取出放凉，碾碎。

【成品性状】　龙骨为不规则的碎块，表面类白色、灰白色或浅黄色。质硬脆，气微，吸舌力很强。煅龙骨呈灰白色或灰褐色。质轻，酥脆易碎，表面显粉性，吸舌力强。

【炮制作用】　性平，味甘、涩。归心、肝经。生龙骨镇惊潜阳作用较强。用于怔忡多梦，惊痫，头目眩晕。煅后能增强收敛固涩、生肌敛疮的功能，用于盗汗，自汗，遗精，带下，崩漏，久泻，久痢，疮口不敛等。

【炮制研究】 龙骨主要含有碳酸钙、磷酸钙。

1. 对化学成分的研究 龙骨煅后能使部分钙盐受热转化为钙的氧化物。龙骨火煅醋淬后，其煎液中钙离子含量明显高于火煅不淬的龙骨，证明煅淬能显著提高钙离子的煎出率。

2. 对炮制工艺的研究 以 Ca^{2+} 含量为指标，采用正交试验法优选出煅龙骨的最佳条件：温度 660℃，时间 10 分钟，醋淬一次。

【贮存】 贮干燥容器内，置干燥处。防潮。

牡 蛎

【处方用名】 牡蛎、生牡蛎、煅牡蛎。

【来源】 本品为牡蛎科动物长牡蛎 *Ostrea gigas* Thunberg.、大连湾牡蛎 *Ostrea talienwhanensis* Crosse 或近江牡蛎 *Ostrea rivularis* Gould 的贝壳。全年均可采收，去肉，洗净，晒干。

【炮制方法】

1. 牡蛎 取原药材，洗净，晒干，碾碎。

2. 煅牡蛎 取净牡蛎，置无烟炉火上或耐火容器内，用武火煅至酥脆时，取出，放凉，碾碎。

【成品性状】 牡蛎为不规则片状，灰白色，具光泽，分层次，质坚硬。煅牡蛎呈不规则片块，大小不一，灰白色或灰黑色，质酥脆。

【炮制作用】 性微寒，味咸。归肝、胆、肾经。生牡蛎具有重镇安神、潜阳补阴、软坚散结的功能。用于惊悸失眠，眩晕耳鸣，瘰疬痰核。煅后增强了收敛固涩作用。用于自汗盗汗，遗精崩带，胃痛吐酸。

【炮制研究】 牡蛎主含碳酸钙。

有实验表明牡蛎煅后醋淬品水煎液中钙离子含量高于煅品和生品。以牡蛎煎出液中 Ca^{2+} 含量为指标，采用正交试验法，得出最佳的工艺条件为：温度 550℃，煅 2.5 小时，煅后醋淬。

【贮存】 贮干燥容器内，置干燥处。

石 决 明

【处方用名】 石决明、煅石决明。

【来源】 本品为鲍科动物杂色鲍 *Haliotis diversicolor* Reeve、皱纹盘鲍 *Haliotis discus* hannai Lno、羊鲍 *Haliotis ovina* Gmelin、澳洲鲍 *Haliotis ruber*(Leach)、耳鲍 *Haliotis asinina* Linnaeus 或白鲍 *Haliotis laevigata*(Donovan)的贝壳。夏、秋两季捕捉，去肉，洗净，干燥。

【炮制方法】

1. 石决明 取原药材洗净，干燥，捣碎。

2. 煅石决明 取净石决明，置于无烟炉火上或耐火容器内，用武火煅至灰白色或青灰色，质地酥碎时，取出放凉，碾碎。

【成品性状】 石决明为不规则的碎片，外表面灰棕色、灰褐色，有珍珠样光彩。质坚硬，不易破碎。煅石决明呈不规则的小碎块或细粉状，灰白色或青灰色，无光泽。质地酥脆。

【炮制作用】 性寒，味咸。归肝经。生石决明偏于平肝潜阳。用于头痛眩晕，惊痫抽搐，癥瘕痞块。煅石决明咸寒之性降低，平肝潜阳的功效缓和，增强了固涩收敛、明目作用。用于目赤翳障，视物昏花，青盲雀目。

【炮制研究】 石决明主要含有碳酸钙、无机元素等。

采用正交设计、多指标综合评分优选石决明的煅制醋淬工艺。结果:高温煅制醋淬的最佳工艺为石决明900℃煅制1.5小时,1.2倍量醋淬制。石决明煅制醋淬品的质量显著优于生品、煅制盐淬品及煅制品。

【贮存】 贮干燥容器内,置干燥处。

瓦楞子

【处方用名】 瓦楞子、煅瓦楞子。

【来源】 本品为蚶科动物毛蚶 *Arca subcrenata* Lischke、泥蚶 *Arca granosa* Linnaeus 或魁蚶 *Arca inflata* Reeve 的贝壳。秋、冬至次年春捕捞,洗净,置沸水中略煮,去肉,干燥。

【炮制方法】

1. 瓦楞子　取原药材,洗净,捞出,干燥,碾碎。

2. 煅瓦楞子　取净瓦楞子,置耐火容器内,武火煅至酥脆,取出放凉,碾碎或研粉。

【成品性状】 瓦楞子为不规则碎片或粒状,白色或灰白色,较大碎块仍显瓦楞线,有光泽。质坚硬,研粉后呈白色无定形粉末。煅瓦楞子呈不规则碎片或颗粒,灰白色,光泽消失。质地酥脆,研粉后呈灰白色无定形粉末,无颗粒。

【炮制作用】 性平,味咸。归肺、胃、肝经。生瓦楞子偏于消痰化瘀、软坚散结。用于瘿瘤,瘰疬,癥瘕痞块。煅瓦楞子质地酥脆,便于粉碎,长于制酸止痛,用于胃痛泛酸。

【贮存】 贮干燥容器内,置干燥处,防尘。

蛤壳

【处方用名】 蛤壳、海蛤壳、煅蛤壳。

【来源】 本品为帘蛤科动物文蛤 *Meretrix meretrix* Linnaeus 或青蛤 *Cyclina sinensis* Gmelin 的贝壳。夏、秋两季捕捞,去肉,洗净,晒干。

【炮制方法】

1. 蛤壳　取原药材,洗净,干燥,碾碎。

2. 煅蛤壳　取净蛤壳,置耐火容器内,煅至酥脆,取出放凉,碾碎或研粉。

【成品性状】 蛤壳为不规则的碎片或无定形粉末,表面灰白色或黄白色,内面乳白色,略带青紫光泽。质坚硬而重,断面显层状,气无味淡。煅蛤壳呈不规则碎片或无定形粉末,光泽消失,灰白色。质疏松,口尝有涩感。

【炮制作用】 性寒,味苦、咸。归肺、肾、胃经。生蛤壳偏于软坚散结,用于瘰疬,瘿瘤,痰核等。煅蛤壳易于粉碎,化痰制酸作用增强。用于痰火咳嗽,胸胁疼痛,痰中带血,胃痛吞酸。

【贮存】 贮干燥容器内,置干燥处,防尘。

珍珠母

【处方用名】 珍珠母、珠母、明珠母、煅珍珠母。

【来源】 本品为蚌科动物三角帆蚌 *Hyriopsis cumingii* (Lea)、褶纹冠蚌 *Cristaria plicata* (Leach)或珍珠贝科动物马氏珍珠贝 *Pteria martensii* (Dunker)的贝壳。去肉,洗净,干燥。

【炮制方法】

1. 珍珠母　取原药材,除去杂质及灰屑,碾碎。

2. 煅珍珠母　取净珍珠母,置耐火容器内,用武火煅至酥脆,取出放凉,打碎或碾粉。

【成品性状】 珍珠母为不规则碎块状,黄玉白色或银灰白色,有光彩,习称"珠光"。质硬而重,气微,味淡。煅珍珠母呈不规则碎块或粉状,青灰色,"珠光"少见或消失。质松酥脆,易碎。

【炮制作用】 性寒，味咸。归肝、心经。生珍珠母具有平肝潜阳、定惊安神的功能。用于头痛眩晕，烦躁失眠，肝热目赤，肝虚目昏。煅珍珠母长于收涩制酸，细研吞服，能治胃酸过多。

【贮存】 贮干燥容器内，置干燥处。

第3节 煅 淬 法

将药材按明煅法煅烧至红透后，立即投入规定的液体辅料中骤然冷却的方法称煅淬法。所用的液体辅料称为淬液。常用的淬液有醋、酒、药汁等。煅淬法适用于质地坚硬，经过高温仍不能疏松的矿物药，以及临床上因特殊需要而必须煅淬的药物。

（一）主要目的

（1）使药物质地酥脆，易于粉碎，利于有效成分煎出。如自然铜、磁石等。

（2）改变药物的理化性质，减少副作用，增强疗效。如赭石等。

（3）清除杂质及毒性成分，洁净药物。如炉甘石等。

（二）注意事项

（1）煅淬要反复进行几次，使液体辅料吸尽、药物全部酥脆为度。

（2）煅淬时所用的淬液种类和用量由各药物的性质和煅淬目的要求而定。

重点药材的煅淬法：

自 然 铜

【处方用名】 自然铜、煅自然铜。

【来源】 本品为硫化物类矿物黄铁矿族黄铁矿的矿石，主含二硫化铁（FeS_2）。采挖后，除去杂质。

【炮制方法】

1. 自然铜　取原药材，除去杂质，洗净，干燥，砸碎。

2. 煅自然铜　取净自然铜，置耐火容器内，用武火加热，煅至红透立即取出，投入醋液中淬制，待冷后取出，继续煅烧醋淬至黑褐色，光泽消失并酥松，取出，摊开放凉，干燥后碾碎。

每100kg自然铜，用醋30kg。

【成品性状】 自然铜为小方块状，大小不一，表面亮淡黄色，有金属光泽。有的黄棕色或棕褐色，无金属光泽。具条纹，条痕呈绿黑色或棕红色。体重，质坚硬或稍脆，易砸碎。煅自然铜为不规则的碎粒，呈黑褐色或黑色，无金属光泽。质地酥脆，有醋气，碾碎后呈无定形黑色粉末。

【炮制作用】 性平，味辛。归肝经。自然铜具有散瘀、接骨、止痛的功能。本品多煅制用，经煅淬后，可增强散瘀止痛作用。多用于跌打肿痛，筋骨折伤。

【炮制研究】 自然铜主含二硫化铁等成分及铜、镍、砷、锑等杂质。

自然铜经火煅后二硫化铁分解成硫化铁，经醋淬后表面部分生成醋酸亚铁，且能使药物质地疏松易碎，提高了铁离子溶出率，有利于机体吸收。

采用正交试验法，以疏松度、硬度、Fe^{2+}含量、砷含量4个指标相结合，综合评分，对自然铜炮制工艺进行优选。结果：自然铜粒度在9～10mm，铺垫厚度3cm，煅制温度450℃，时间2小时，程序升温时间40分钟，用醋含酸量3.8g/100ml，效果最佳。

【贮存】 贮干燥容器内，置干燥处。

赭　石

【处方用名】 代赭石、赭石、生赭石、煅赭石。

【来源】 本品为氧化物类矿物刚玉族赤铁矿的矿石，主含三氧化二铁(Fe_2O_3)。采挖后，除去杂石。

【炮制方法】

1. 代赭石　取原药材，除去杂质，洗净晒干，打碎。

2. 煅赭石　取净赭石小块，置耐火容器内用武火加热，煅至红透，立即倒入醋液淬制，反复煅淬至质地酥脆，淬液用尽为度。取出，干燥，碾成粗粉。

每 100kg 代赭石，用醋 30kg。

【成品性状】 代赭石为不规则扁平块状，大小不一，暗红棕色或灰黑色。一面有圆形乳头状突起，习称“钉头”。另一面与突起相对应处有同样大小的凹窝。体重，质硬。味淡。煅赭石为无定形粉末，暗褐色或紫褐色，光泽消失。质地酥脆，略带醋气。

【炮制作用】 性寒，味苦。归心、肝经。生代赭石具有平肝潜阳、重镇降逆、凉血止血的功能。用于眩晕耳鸣，呕吐，噫气，呃逆，喘息，以及血热所致的吐血和衄血。煅代赭石降低了苦寒之性，增强了平肝止血作用。用于吐血、衄血及崩漏等证。

【炮制研究】 代赭石主含三氧化二铁。

有实验表明：代赭石火煅醋淬后，铁离子、亚铁离子煎出增加，且与煅淬次数成正比，合理增加煅淬次数可提高亚铁含量；砷含量下降，对不同炮制品的含砷量进行测定，含砷量由高到低的顺序为：生品干研>煅干研>煅醋淬干研>生品水飞>煅水飞>煅醋淬水飞。其中煅、醋淬、水飞是最好的除砷方法。

【贮存】 贮干燥容器内，置干燥处。防尘。

磁　石

【处方用名】 磁石、灵磁石、煅磁石。

【来源】 本品为氧化物类矿物尖晶石族磁铁矿的矿石，主含四氧化三铁(Fe_3O_4)。采挖后，除去杂石。

【炮制方法】

1. 磁石　取原药材，除去杂质，碾碎。

2. 煅磁石　取净磁石小块，置耐火容器内，用武火煅至红透，趁热倒入醋液内淬制，冷却后取出，反复煅淬至酥脆，取出干燥，碾碎。

每 100kg 磁石，用醋 30kg。

【成品性状】 磁石为多棱角不规则块状，表面铁黑色或棕褐色，有金属样光泽。体重，质坚硬。断面不整齐。具磁性，有土腥气，无味。煅磁石呈黑色或深灰色无定形粉末，光泽消失。质地酥脆，略有醋气。

【炮制作用】 性寒，味咸。入肝、心、肾经。生磁石偏于平肝潜阳、镇惊安神。用于惊悸，失眠，头晕目眩。煅磁石长于聪耳明目、补肾纳气，并且质地酥脆，易于粉碎及煎出有效成分。用于耳鸣耳聋，视物昏花，肾虚气喘等。

【炮制研究】 磁石主要含四氧化三铁，并含有硅、铅、钛、镁等杂质及一定量的砷。

1. 对化学成分的研究　对磁石炮制前后含砷量进行比较，发现磁石经煅醋淬后，与生品比较降低约 5~25 倍，粉碎程度大时，其表面积增大，更易除去砷。其水煎液中 Fe^{2+} 的含量增加而重金属含量也有不同程度的降低，砷含量显著降低。另有实验证明，磁石煅后含砷量显著下降，温度升高至700℃后，降幅减缓，并且随着煅制时间的延长含砷量下降。

2. 对药理作用的研究 对磁石炮制前后的药理作用进行比较，发现炮制后镇静及抗惊厥作用明显增强，煅磁石与异戊巴比妥钠有协同作用，能显著延长异戊巴比妥钠对小鼠的睡眠作用。对士的宁引起的小鼠惊厥有对抗作用，使惊厥潜伏期明显延长。另有实验结果表明磁石可显著减少小鼠自发活动，能明显增加阈下剂量戊巴比妥钠小鼠的入睡率，可显著缩短小鼠的入睡时间并能延长其睡眠时间。

3. 对炮制工艺的研究 通过近年来对磁石的研究表明，磁石煅制醋淬以煅制温度在600~700℃、时间在20~60分钟、醋的含酸量在4%~10%为最佳。

【贮存】 贮干燥容器内，置干燥处。防尘。

炉甘石

【处方用名】 炉甘石、煅炉甘石、制炉甘石。

【来源】 本品为碳酸盐类方解石族菱锌矿，主含碳酸锌（$ZnCO_3$）。采挖后，洗净，晒干，除去杂石。

【炮制方法】

1. 炉甘石 取原药材，除去杂质，打碎。

2. 煅炉甘石 取净炉甘石，置耐火容器内，用武火加热，煅至红透，取出，立即倒入水中浸淬，搅拌，倾取上层混悬液，残渣继续煅淬3~4次，至不能混悬为度，合并混悬液，静置，待澄清后倾去上层清水，干燥。

临床应用

本品多作眼科外用药，临床要求用极细药粉，大多煅淬后还需水飞制取。制炉甘石应选用水飞后的细粉。

链接

【成品性状】 炉甘石为不规则碎块状，表面灰白色或淡红色，不平坦，具孔似蜂窝状，显粉性。体轻，易碎，味微涩。煅炉甘石呈白色或灰白色细粉，质轻松。制炉甘石呈黄色或深黄色细粉，质轻松，味苦。

【炮制作用】 性平，味甘。归肝、心经。一般不生用，多作外敷用。经煅淬水飞后，质地纯洁细腻，适宜于眼科及外敷用。用于目赤肿痛，眼缘赤烂，翳膜胬肉，溃疡不敛，脓水淋漓，湿疮，皮肤瘙痒。

【炮制研究】 炉甘石主要成分为碳酸锌，尚含少量的氧化铝、氧化铁、氧化镁、氧化锰以及毒副作用成分铅等。

1. 对化学成分的研究 生炉甘石溶出物中铅含量>3%，而煅、水飞后只占0.4%，故煅、水飞都可减少炉甘石的毒性成分。从这一点考虑，水飞时应只取上部混悬液，沉而不浮者应弃去。

2. 对炮制工艺的研究 采用正交试验法对炉甘石的煅制工艺进行优选，采用单因素对炉甘石水飞工艺进行考察。优选的炉甘石煅制及水飞工艺如下：2~7号筛药材300℃煅2小时，用10倍量水淬，静置20分钟倾出上清液，沉淀转移至研钵中研磨研细，再加多量水研磨搅拌静止（5~10秒），倾出混悬液，下沉部分再按上法反复操作18次，每次混悬搅拌的加水量：6倍则按上法反复操作2次，5倍则按上法反复操作2次，4倍则按上法反复操作3次，3倍则按上法反复操作4次，2倍则按上法反复操作6次，1倍则先除去杂质，再合并混悬液，密封静置2~12小时后，倾出上清液,沉淀沸水浴挥干水分,用105℃烘干至恒重。

【贮存】 贮干燥容器内,置干燥处。防尘。

第4节 扣锅煅法

药物在高温缺氧条件下煅烧成炭的方法称扣锅煅法,又称密闭煅、闷煅、暗煅。适用于煅制质地疏松、炒炭易灰化及某些中成药在制备过程中需要综合制炭的药物。

(一) 主要目的

(1) 改变药物性能,产生新的疗效,增强止血作用。如血余炭、棕榈炭等。

(2) 降低毒性。如干漆等。

(二) 操作方法

将药物置于锅中,上盖一较小的锅,两锅结合处用盐泥封严,上压重物,扣锅底部贴一白纸条或放几粒大米,待盐泥稍干后,先用文火后用武火加热,煅至白纸或大米呈深黄色,药物全部炭化为度,停火,待完全冷却后,取出药物。

操作拓展

可在两锅盐泥封闭处留一小孔,用筷子塞住,在炉火上煅烧,时时观察小孔处的烟雾,当由白烟变黄烟并转成青烟,之后逐渐减少时,降低火力。煅至基本无烟时,离火,待完全冷却后,取出药物。

链接

(三) 注意事项

(1) 待盐泥半干时再煅烧。煅制时由于药物受热炭化,有大量气体及浓烟从锅缝中喷出,应随时用湿泥堵封,以防空气进入,使药物灰化。

(2) 药材煅透后关火,放冷后再取出煅好的药物,以免药材遇空气后燃烧灰化。

(3) 煅锅内药料不宜放得过多,一般为锅容量的2/3,也不宜过紧,以免煅制不透。

(4) 判断药物是否煅透的方法,可采用"滴水即沸法"、"白纸变黄法"、"米变焦黄法"、"烟雾指示法"来判断。

重点药材的扣锅煅法:

血余炭

【处方用名】 血余炭。

【来源】 本品为人头发制成的炭化物。

【炮制方法】 取头发,除去杂质,用稀碱水洗去油垢,清水漂净,晒干,装于锅内,上扣一个口径较小的锅,两锅结合处用盐泥或黄泥封固,上压重物,扣锅底部贴一白纸条,或放几粒大米,用文武火加热,煅至白纸或大米呈深黄色为度,离火,待凉后取出,剁成小块。

【成品性状】 血余炭为不规则的小块状,大小不一,乌黑光亮,呈蜂窝状,研之清脆有声。质轻松易碎,有焦发气,味苦。

【炮制作用】 性平,味苦、涩。归肝、胃、膀胱经。本品不生用,入药必须煅炭,煅后具有止血、化瘀作用。用于吐血,咯血,衄血,尿血,崩漏下血,外伤出血。

【炮制研究】 头发主含纤维蛋白,还含脂肪、黑色素和铁、锌、铜、钙、镁等。

有实验结果表明,血余炭的炮制方法应以扣锅煅制为好,虽然其炮制品收率低于直火烧炭品和锅炒炭品,但扣锅煅制品止血作用最强,其性状质量较佳,浸出物含量高于其他炮制品。另有研究结果表明,温度直接影响血余炭的质量,血余炭的最佳炮制工艺为300℃扣锅煅制20分钟,该制品的浸出物、钙元素含量高,并具有明显的止血作用。

【贮存】 贮干燥容器内,密闭,置干燥处。

棕 榈

【处方用名】 棕板、棕榈炭、陈棕炭、棕板炭。

【来源】 本品为棕榈科植物棕榈 *Trachycarpus fortunei* H. Wendl. 的干燥叶柄。采棕时割取旧叶柄下延部分及鞘片,除去纤维状的棕毛,晒干。

【炮制方法】

1. 棕榈 取原药材,除去杂质,洗净,切段,干燥,筛去灰屑。

2. 棕榈炭 取净棕榈段或棕板块置锅内,上扣一较小锅,两锅结合处用盐泥封固,上压重物,并贴一块白纸条或放大米数粒,用文武火加热,煅至白纸或大米呈深黄色时,停火,待锅凉后,取出。

【成品性状】 棕榈为长条板状,一端较窄厚,另端较宽稍薄,大小不等。表面红棕色,粗糙,有纵直皱纹,一面有明显的凸出纤维,纤维的两侧着生棕色茸毛。质硬而韧,不易折断,断面纤维性。味淡。煅棕炭为黑褐色或黑色的块状,有光泽。质酥脆,味苦涩。炒棕板炭表面黑棕色,微发亮,内部棕褐色,质较脆。

【炮制作用】 性平,味苦、涩。归肺、肝、大肠经。生棕榈不入药,经煅后具有收涩止血作用。用于吐血,衄血,尿血,便血,崩漏下血。

【炮制研究】 棕榈中含有对羟基苯甲酸、原儿茶酸、原儿茶醛、α-儿茶素、没食子酸等成分。

现代对棕榈的炮制研究主要是对其药用部位、药材的新陈及不同制炭方法等进行了成分和药理的研究比较。鉴于棕榈药用部位不一致。有实验以小白鼠凝血时间和止血时间为指标,对棕皮、棕板及陈棕三种规格的药材制成的水煎剂和混悬剂进行实验研究。结果表明,棕板的止血效果远不及棕皮;陈棕皮水煎剂无止血作用,而陈棕皮炭的煎剂和混悬剂则有明显的止血作用;无论新棕皮或新棕板,对小白鼠凝血、出血时间均无影响;陈棕、陈棕皮(除水煎剂外)则有明显的缩短出凝血时间的作用。

【贮存】 贮干燥容器内,密闭,置通风干燥处。

荷 叶

【处方用名】 荷叶、荷叶炭。

【来源】 本品为睡莲科植物莲 *Nelumbo nucifera* Gaertn. 的干燥叶。夏、秋两季采收,晒至七八成干时,除去叶柄,折成半圆形或扇形,干燥。

【炮制方法】

1. 荷叶 取原药材,除去杂质及叶柄,抢水洗净,稍润,切丝,干燥。

2. 荷叶炭 取净荷叶折叠后平放锅内,留有空隙,上扣一个口径较小的锅,两锅接合处用盐泥封固,上压重物,并贴一白纸条或放大米数粒,用文武火加热,煅至白纸条或大米呈深黄色时,停火,待锅凉后,取出。

【成品性状】 荷叶为不规则丝片状,青灰色或黄绿色,叶脉明显凸起。质脆易碎,具清香气,味微苦。荷叶炭表面呈炭黑色,味苦涩。

【炮制作用】 性平,味苦、涩。归心、肝、脾经。生品长于清热解暑、升发清阳。用于暑热烦渴,暑湿泄泻,脾虚泄泻,血热吐衄。荷叶炭收涩化瘀止血力强,用于多种出血症。

【贮存】 贮干燥容器内,密闭,置干燥处。

煅法是中药炮制常用的方法之一,本章讲述了煅法的含义、分类、操作方法、炮制目的、注意事项等。依据操作方法和要求的不同,煅法分为明煅法、煅淬法、闷煅法(扣锅煅)。重点讲述了白矾、石膏、龙骨、牡蛎、石决明、自然铜、赭石、磁石、炉甘石、血余炭、棕榈等药材的来源、成品性状、炮制方法、炮制作用、炮制研究。通过系统学习基本能掌握上述内容,能进行煅法基本操作,并判断适合的炮制程度,选择合适的炮制品应用于临床。

目标检测

一、名词解释

1. 明煅法　2. 煅淬法

二、填空题

1. 生石膏为含水硫酸钙($CaSO_4 \cdot 2H_2O$),加热至________开始失水。至________时可全部脱水,转化为煅石膏。

2. 头发可采用________法煅制,煅后称________。

三、选择题

（一）**A 型题**

1. 下列药材炮制常采用煅淬法的为（　）
   A. 石膏　B. 自然铜
   C. 血余炭　D. 荷叶
   E. 百合
2. 代赭石煅制能（　）
   A. 降低毒性　B. 降低咸寒之性
   C. 平肝止血　D. 凉血止血
   E. 散瘀
3. 白矾、石膏炮制时应采用(　)法
   A. 提净　B. 煅淬
   C. 暗煅　D. 明煅
   E. 水飞
4. 煅炉甘石的主要成分为（　）
   A. $ZnCO_3$　B. $ZnSO_4$

C. ZnO　　D. $MnCO_3$

E. $MnSO_4$

5. 下列哪组药物,均不宜用煅法炮制 (　　)

A. 自然铜、朱砂　　B. 芒硝、石膏

C. 绿矾、炉甘石　　D. 朱砂、雄黄

E. 龙骨、云母石

（二）**X型题**

6. 煅淬法适用的药物是 (　　)

A. 质地坚硬的矿物药　　B. 经过高温仍不能疏松的矿物药

C. 炒炭易灰化的植物药　　D. 质地坚实的木质类药

E. 化学合成类药

7. 煅制白矾的注意事项为 (　　)

A. 中间不得停火和搅拌　　B. 最佳温度为180~260℃

C. 不得用铁器　　D. 宜采取扣锅煅

E. 煅后需淬制

8. 暗煅的注意事项有 (　　)

A. 高温缺氧　　B. 煅透后需放冷后再启锅

C. 必须存性　　D. 锅内药材不宜过多、过紧

E. 可采用观察扣锅底部米或纸的颜色判断药材是否煅透

四、问答题

1. 写出煅法的分类并比较其操作的不同。

2. 为何煅淬能将坚硬的药材炮制达到酥脆?

（段国峰）

第11章　蒸、煮、焯法

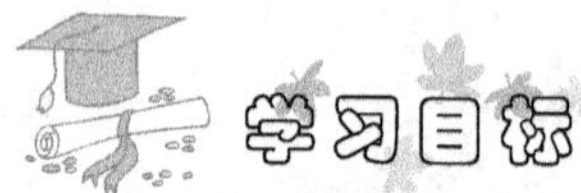

1. 掌握蒸、煮、焯法的含义、目的、操作方法、注意事项及重点药材的炮制方法、炮制作用和蒸、煮、焯的操作，并通过成品性状判断炮制程度

2. 理解重点中药的现代炮制研究的内容

3. 了解蒸、煮、焯法常见中药的炮制历史沿革

蒸、煮、焯法既用水又用火，同属于水火共制法。蒸法和煮法多用于一些具有滋补作用或有毒副作用药物的炮制，制后可使其滋补作用增强，毒副作用降低。焯法适用于须去皮的种子类药物，制后便于分离种皮和种仁。

第1节　蒸　　法

（一）蒸法的含义

将净制或切制后的药物加辅料或不加辅料装入蒸制容器内隔水加热至一定程度的方法，称为蒸法。蒸法依据药物在蒸制时是否加辅料，分为清蒸法和加辅料蒸法。

（二）主要目的

1. 改变药物性能，扩大用药范围　如地黄生品性寒，具有清热凉血的作用，用于血热，蒸制后药性由寒转温，作用由清变补，主要用于肝肾阴虚血虚。

2. 减少副作用　如大黄生品气味重浊，泻下作用峻猛，易伤胃气，酒蒸制后泻下作用缓和，能减轻腹痛等副作用。

3. 保存药效，利于贮存　如桑螵蛸为螳螂的卵鞘，内有大量具有活性的卵，蒸制后可杀死虫卵，利于贮存。黄芩蒸制后可破坏能分解苷的水解酶，利于保存苷类成分。

4. 便于软化切片　如木瓜、天麻等一些质地坚硬或含糖类较多药物，用水浸润软化时水分不易渗入，久泡则易损失有效成分，采用蒸法能较好地将药物软化，易于饮片切制和干燥。

5. 增强疗效　如肉苁蓉生品具有补肾止浊，润肠通便的功效，酒蒸制后补肾助阳之力增强，多用于阳痿、腰痛，不孕。

（三）操作方法

1. 清蒸法　将待蒸药物净制并大小分档，置蒸制容器内直接蒸制至所需程度，取出，趁热切片或干燥。一般质地坚硬药物可先用水浸润1~2小时后再蒸制，可改善蒸制效果。

2. 加辅料蒸法　将待蒸制药物净制并大小分档，与辅料拌匀或用辅料润透后，置蒸制容器内，密闭，隔水加热至一定程度，凉后取出，干燥。

操作注意点

蒸制时间一般视药物性质不同而有所不同，有的要求反复蒸制。如醋蒸五味子时要求五味子蒸至紫黑色；酒蒸山茱萸、黄精、女贞子、熟地等药物时要求蒸至药物黑润；黑豆汁蒸何首乌时要求蒸至药物棕褐色。

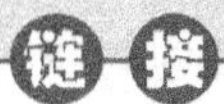

（四）注意事项

（1）将药物洁净分档后再进行蒸制。

（2）需用液体辅料拌蒸的药物应注意药物与辅料的比例，润透后再蒸制。

（3）蒸制时一般先用武火，待“圆气”后改为文火，保持锅内有足够的蒸汽即可。酒蒸要密闭，防止酒挥发。

（4）蒸制时要注意火候，不及达不到蒸制目的；太过则有的药物可能“上水”，难于干燥，则影响药效。

（5）蒸制时间要根据药物的性质及炮制目的而定，少则 1~2 小时，多则数十小时，有的还要求反复蒸制。

（6）须长时间蒸制的药物宜不断添加沸水，以免蒸汽中断，尤其要注意不要将水蒸干。

（7）加辅料蒸制完毕后，若容器内有剩余的液体辅料，应将药物晾晒至四至六成干后，再拌入残余的液汁，使之吸尽后再进行干燥，否则影响药效。

重点药材的蒸法：

人　参

历史溯源

人参俗称“棒槌”，属五加科多年生草本植物，是驰名中外的名贵补药，久服健身延年，在我国药用历史约 4000 年，具有很大的医疗价值和经济价值，东北“三宝”之首，因此，被人们称为“百草之王”。“百草之王“的称号是从满语中翻译而来的。满族人称作“奥尔厚达”，“奥尔厚”是草类总称，“达”是首领、头人的意思，译成汉语即“百草之王”。

链接

【处方用名】　人参、生晒参、红参。

【来源】　本品为五加科植物人参 *Panax ginseng* C. A. Mey. 的干燥根及根茎。多于秋季采挖，洗净经晒干或烘干。栽培的又称“园参”；播种在山林野生状态下自然生长的又称“林下参”，习称“籽海”。

【炮制方法】

1. 生晒参　取原药材，除去杂质，洗净，润透，切薄片，干燥。或用时粉碎、捣碎。

2. 红参　取原药材，洗净，经蒸制干燥后即为红参。用时蒸软或稍浸后烤软，切薄片，干燥。或直接捣碎、碾粉。

【成品性状】 生晒参为圆形或类圆形薄片，表面灰白色，显菊花纹，具粉性，体轻质脆。香气特异，味微苦、甘。红参为圆形或类圆形薄片，表面红棕色或深红色，质地硬而脆，角质样，气微香，味甘，微苦。

【炮制作用】 人参性平，味甘、微苦。归脾、肺、心经。生晒参长于补气生津、复脉固脱、补脾益肺，多用于体虚欲脱，脾虚食少，口渴，消渴等证。红参味甘、微苦，性温。具有大补元气、复脉固脱、益气摄血的功效。多用于体虚欲脱，肢冷脉微，气不摄血，崩漏下血，心力衰竭，心源性休克。

【炮制研究】 实验表明，人参皂苷和人参多糖对正常动物内皮系统的吞噬功能有刺激作用，人参茎叶皂苷能明显提高抗感染能力，皂苷既是免疫增强剂也是免疫调节剂。能提高小鼠T、B淋巴细胞对相应分裂原的反应性，还能对抗辐射和冷水游泳引起的免疫功能下降，增强机体免疫功能。此外研究表明，人参能增强机体对有害刺激的防御能力，加强机体适应性。能加强大脑皮质的兴奋和抑制过程，使兴奋和抑制得到平衡，使紊乱的神经得以恢复。人参皂苷Rb类有中枢镇静作用，Rb_1、Rb_2、Rc混合皂苷有安定作用，Rg类有中枢兴奋作用。近年研究证明，人参中的有机锗有明显的抗癌作用，进一步肯定了人参的抗癌功效。临床上常用于胃癌、胰腺癌、结肠癌、乳腺癌的治疗。

【贮藏】 置阴凉干燥处，密闭保存，防蛀。

地　黄

【处方用名】 鲜地黄、生地黄、熟地黄、生地炭、熟地炭。

【来源】 本品为玄参科植物地黄 *Rehmannia glutinosa* Libosch. 的新鲜或干燥块根。秋季采挖，除去芦头、须根及泥沙，鲜用；或将地黄缓缓烘焙至约八成干。前者习称“鲜地黄”，后者习称“生地黄”。

【炮制方法】

1. 鲜地黄　取鲜药材，洗净泥土，除去杂质，贮存于沙中。用时切厚片或捣烂绞汁。

2. 生地黄　取干药材，除去杂质，用水稍泡，洗净，闷润，切厚片，干燥，筛去碎屑。

3. 熟地黄

（1）酒蒸：生地与黄酒拌匀，密闭，隔水蒸至酒吸尽，显乌黑色光泽，味转甜，取出，晒至外皮黏液稍干，切厚片，干燥。筛去碎屑。

每100kg生地黄，用黄酒30~50kg。

（2）清蒸：取洗净的生地，置适宜的容器内，隔水蒸至黑润，取出，晒至八成干，切厚片，干燥，筛去碎屑。

4. 生地炭　取净生地片，置预热好的炒制容器内，用武火加热，炒至焦黑色，发泡，鼓起时，喷洒清水灭尽火星，取出，放凉。或用闷煅法煅炭。

5. 熟地炭　取净熟地片，置预热炒制容器内，用武火加热，炒至外表焦黑色，喷洒清水灭尽火星，取出，放凉。或用闷煅法煅炭。

【成品性状】 鲜地黄呈纺锤形或条状，外皮薄，表面浅红黄色，具弯曲的皱纹，横长皮孔及不规则疤痕，肉质，切面淡黄白色，可见橘红色油点，中部有放射状纹理。气微，味微甜、微苦。生地黄为不规则类圆形厚片，表面棕黑色或乌黑色，有光泽，具黏性。周边灰黑色或棕灰色，极皱缩。体重，质软而韧，气特异，味微甜。熟地黄表面乌黑发亮，质滋润而柔软，不易折断，易粘连。味甜或微有酒气。生地炭表面焦黑色，质轻松膨胀，外皮焦脆，中心部呈棕黑色并有蜂窝状裂隙。有焦苦味。熟地炭表面焦黑色，有光泽，较生地炭色深。

【炮制作用】 性寒，味甘、苦，归心、肝、肺经。鲜生地长于清热生津、凉血止血。用于热病伤阴，舌绛烦渴，发斑发疹，吐衄等症。生地黄，性寒，为清热凉血之品，长于养阴清热、凉血生津。用于热病烦躁，发斑消渴，骨蒸劳热，吐血，衄血，尿血，崩漏。熟地黄药性由寒转温，味由苦转甜，功能由清转补。长于滋阴补血、益精填髓。用于肝肾阴虚，目昏耳鸣，腰膝酸软，消渴，遗精，崩漏，须发早白。生地炭入血分，长于凉血止血，用于吐血，衄血，尿血，崩漏。熟地炭以补血止血为主。

【炮制研究】 研究证明，生地有强心作用，对衰弱的心脏更为明显。地黄对麻醉犬有降低血压、改善肾功能、降低肾性高血压的作用。地黄煎剂对四氯化碳中毒性肝炎的肝脏有保护作用，能防止肝糖原减少。地黄具有刺激骨髓，增加红细胞、血红蛋白、血小板的作用。

【贮存】 鲜地黄放在阴凉干燥处或埋于沙土中，防冻。其他制品贮干燥容器内，密闭，置阴凉干燥处。防霉、防蛀。

何首乌

【处方用名】 何首乌、首乌、生首乌、制首乌。

【来源】 本品为蓼科植物何首乌 *Polygonum multiforum* Thunb. 的干燥块根。秋、冬两季枯萎时采挖，削去两端，洗净，大个的切成块，干燥。

【炮制方法】

1. 何首乌　取原药材，除去杂质，洗净，稍浸，切厚片或块，干燥。筛去碎屑。

2. 制首乌　取生首乌或块，用黑豆汁拌匀，润湿，置非铁质蒸制容器内，密闭，蒸或炖至汁液被吸尽药物呈棕褐色时，取出，干燥。

每 100kg 何首乌片或块，用黑豆 10kg。

辅料制法：取黑豆 10kg，加水适量，煮约 4 小时，熬汁约 15kg；黑豆渣再加水煮 3 小时，熬汁约 10kg，合并得黑豆汁约 25kg。

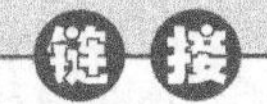

【成品性状】 何首乌为不规则圆形厚片或小方块，表面淡红棕色或棕黄色，皮部有 4~11 个异型维管束（“云锦花纹”）环列，显粉性。周边红棕色或红褐色，皱缩不平。体重质坚。味微苦而涩。制首乌黑褐色或棕褐色厚片或小方块，微粗糙，凹凸不平，有光泽。味淡而微甘。

【炮制作用】 性温，味苦、甘、涩。归肝、心、肾经。生首乌长于解毒消肿、润肠通便。用于瘰疬疮痈，风疹瘙痒，肠燥便秘。经黑豆汁拌蒸的制首乌后，增强了补肝肾、益精血、乌须发、强筋骨的作用，消除了滑肠致泻的副作用。用于血虚萎黄，眩晕耳鸣，须发早白，腰膝酸软，肢体麻木。

【炮制研究】

1. 对化学成分的研究　研究结果表明，何首乌炮制后水溶性总糖含量升高，其中单糖、低聚糖、多糖均有所增加，以多糖含量增加为主。其水溶性多糖含量的变化是否与何首乌炮制有关有待进一步研究探讨。

2. 对药理作用的研究　实验证明，何首乌提取物对小鼠皮肤脂质过氧化物的生成具有非常明显的抑制作用，可以作为良好的皮肤抗衰老化妆品的添加剂。能明显提高老年大鼠的外周淋巴细胞 DNA 损伤修复能力，通过抑制脑内单胺氧化酶-B(MAO-B)活性，延缓大脑的衰老。

3. 对炮制工艺的研究　用正交实验方法，按炖制时间、干燥温度、干燥时间作为考察的三个因素，各取三个水平设计实验方案制首乌。通过实验表明，黑豆汁炖何首乌最佳炮制工艺：炖 36

小时,干燥时间 9 小时,干燥温度 80℃。

【贮存】 贮干燥容器内,密闭,置通风干燥处。防霉、防蛀。

黄　芩

【处方用名】 黄芩、酒黄芩、黄芩炭。

【来源】 本品为唇形科植物黄芩 *Scutellaria baicalensis* Geogi 的干燥根。春、秋两季采挖,除去须根及泥沙,晒后撞去粗皮,晒干。

【炮制方法】

1. 黄芩　取原药材,除去杂质,洗净泥屑,大小分档。置蒸制容器内隔水加热,蒸至"圆气"后半小时,待质地软化,取出,趁热切薄片。干燥,筛去碎屑。或将净黄芩经沸水煮 10 分钟,闷润至内外湿度一致时,切薄片,干燥。筛去碎屑。

2. 酒黄芩　取净黄芩片加黄酒拌匀,用文火炒至深黄色时,取出,晾凉。筛去碎屑。

每 100kg 黄芩片,用黄酒 10kg。

3. 黄芩炭　取净黄芩片,置预热炒制容器内,用武火炒至药物外面黑褐色,里面深黄色,喷淋少量清水,灭尽火星,取出,摊晾。

【成品性状】 黄芩呈类圆形片,片面深黄色,呈放射状纹理(老根中心部分多枯朽状的棕色圆心)。周边棕黄色或深黄色。质硬而脆,味苦。酒黄芩棕褐色,略有酒气。黄芩炭黑褐色,体轻质松,有焦炭气。

【炮制作用】 性寒,味苦。归肺、胆、脾、大肠、小肠经。生黄芩清热泻火解毒力强,用于热入气分,湿热黄疸,乳痈发背。酒制品入血分,并可借黄酒升腾之力,清上焦肺热及四肢肌表之湿热,用于肺热咳嗽、目赤肿痛。黄芩炭以清热止血为主,用于崩漏下血,吐血衄血。

【炮制研究】

1. 对化学成分的研究　通过对黄芩的 50% 乙醇提取物的正丁醇萃取部分进行化学成分研究,分离得到了 9 个已知成分,其中苯乙酸、4-*O*-β-*D*-吡喃葡萄糖基反式苯丙烯酸、4-*O*-β-*D*-吡喃葡萄糖基顺式苯丙烯酸为首次从该属植物中分离得到。

2. 对药理成分的研究　研究表明,黄芩苷、黄芩素和汉黄芩素对癌细胞增殖都有一定的抑制作用。黄芩素和黄芩苷能剂量依赖性的抑制肝癌细胞增殖,且与细胞周期无关。另有研究表明,黄芩素的抑制增殖的作用在于直接抑制与生长有关的信号因子、蛋白酪氨酸激酶及减少生长因子的 mRNA 表达。

3. 对炮制工艺的研究　研究表明,黄芩煮法以加等体积水,加热 10 分钟,80℃ 干燥为宜;黄芩蒸法时间 20 分钟,干燥温度以 80℃ 为宜。黄芩经过蒸或煮既可软化切片,又可破坏酶的活性,所得饮片质量较高。这两种方法相比之下,蒸法比煮法效果更好。因为蒸法的热含量高、穿透力强,杀酶效果也最好。

另有研究表明,加酒浓度 10%,焖润时间 6 小时,炒药机转速 600 转/分钟,炙炒温度 200℃,炙炒时间 8 分钟,为酒黄芩的最佳炮制工艺。以此方法炮制的酒黄芩中黄芩苷的含量比生饮片有显著的提高。实验表明黄芩苷含量白酒炮制>传统黄酒炮制>生品。

【贮存】 贮通风干燥处。防潮。酒黄芩密闭,贮于阴凉干燥处。

黄　精

【处方用名】 黄精、蒸黄精、酒黄精。

【来源】 本品为百合科植物滇黄精 *Polygonatum kingianum* Coll. et Hemsl. 黄精 *Polygonatum sibiricum* Red. 或多花黄精 *Polygonatum cyrtonema* Hua.的干燥根茎。按形状不同,习称"大黄精"、

"鸡头黄精"、"姜形黄精"。春、秋两季采挖,除去须根,洗净,置沸水中略烫或蒸至透心,干燥。

【炮制方法】

1. 黄精 取原药材,除去杂质,洗净,略润,切厚片,干燥。

2. 蒸黄精 取原药材,除去杂质,洗净,置适宜的蒸制容器内反复蒸至内外呈滋润黑色,口尝无麻味时取出,切厚片,干燥。

3. 酒黄精 取净黄精与定量黄酒拌匀,密闭,隔水蒸至酒被吸尽,色泽黑润,口尝无麻味为度。取出,切厚片,干燥。筛去碎屑。

每 100kg 黄精,用黄酒 20kg。

【成品性状】 黄精为不规则的厚片,外皮淡黄色至黄棕色,并见有"鸡眼"状的茎痕,切面角质,淡黄色至黄棕色。质硬而韧,味甜,嚼之有黏性。蒸黄精表面棕黑色,有光泽,质柔软,味甜。酒黄精表面黑色,有光泽,中心深褐色,质柔软,味甜,略有酒气。

【炮制作用】 性平,味甘。归脾、肺、肾经。生黄精具麻味,刺人咽喉,一般不直接入药。蒸制后增强补脾润肺益肾的功能,并可除去麻味,以免刺激咽喉。用于肺虚燥咳,脾胃虚弱,肾虚精亏。酒制后助其药势,补肾益血力胜。

【贮存】 贮干燥容器内,密闭,置通风干燥处。防毒、防蛀。

五 味 子

【处方用名】 五味子、醋五味子、酒五味子、蜜五味子。

【来源】 本品为木兰科植物五味子 *Schisandra chinensis* (Turcz.) Baill. 的干燥成熟果实。习称"北五味子"。秋季果实成熟时采摘,晒干或蒸后晒干,除去果梗及杂质。

【炮制方法】

1. 五味子 取原药材,除去杂质,用时捣碎。

2. 醋五味子 取净五味子,加醋拌匀,稍闷,蒸至醋被吸尽,表面显紫黑色时,取出,干燥。

每 100kg 净五味子,用醋 15kg。

3. 酒五味子 取净五味子,加黄酒拌匀,密闭,稍闷,隔水蒸之,待酒吸尽,表面呈乌黑色时,取出,晒干。

每 100kg 净五味子,用黄酒 20kg。

4. 蜜五味子 取炼蜜用适量开水稀释后,加入净五味子,拌匀,闷透,置适宜的炒制容器内,用文火加热,炒至不黏手时,取出,放凉。

每 100kg 净五味子,用炼蜜 10kg。

【成品性状】 五味子呈不规则的球形或扁球形。表面红色、紫红色或暗红色,皱缩,显油润;有的表面呈黑红色或出现"白霜"。果肉柔软,种子 1~2 粒,肾形,表面棕黄色,有光泽,种皮薄而脆。果肉气微,味酸;种子破碎后,有香气,味辛、微苦。醋五味子表面乌黑色,油润,稍有光泽。果肉柔软,有黏性。种子表面棕红色,有光泽,微有醋气。酒五味子形同醋五味子,微具酒气。蜜五味子色泽加深,略显光泽,味酸,兼有甘味。

【炮制作用】 性温,味酸、甘;归肺、心、肾经。五味子生品以敛肺止咳止汗为主。用于咳喘、自汗、盗汗、口干作渴。醋制后增强酸涩收敛之性,涩精止泻作用更强。用于遗精,泄泻。酒制后增强益肾固精作用,用于肾虚遗精。蜜炙后增强补益肺肾作用,用于久咳虚喘。

【炮制研究】

1. 对化学成分的研究 研究表明,五味子果实、种子含丰富的木脂素类化合物,如五味子醇、五味子素、五味子甲素、乙素、丙素、五味子酚、异五味子素等。五味子种子中含挥发油,油中以柠檬醛、α 或 β-花柏烯、β-花柏醛为主要成分;果实含柠檬酸、苹果酸、酒石酸;种子含有大量脂肪酸。此外，尚发现有柠檬醛、叶绿素、甾醇、维生素 C 和维生素 E、树脂、鞣质及少量糖等。

2. 对药理作用的研究　五味子及其木脂素成分的药理作用可以归纳为六种：①保肝；②诱导肝药酶，增强解毒功能；③促进蛋白质、糖原合成；④抗氧化，保护肝、心脑血管功能；⑤克服肿瘤耐药性，增强对抗药癌的敏感性；⑥对中枢神经系统有镇静作用。

【贮存】　贮干燥容器内，密闭，置通风干燥处。

肉　苁　蓉

【处方用名】　肉苁蓉、酒苁蓉。

【来源】　本品为列当科植物肉苁蓉 *Cistanche deserticola* Y. C. Ma 或管状花肉苁蓉 *Cistanche tubulosa*(Schrenk) Wight 的干燥带鳞片的肉质茎。多于春季苗未出土或刚出土时采挖。除去花序，切段，晒干。

【炮制方法】

1. 肉苁蓉　取原药材，除去杂质，大小分档，洗净，润透，切厚片，干燥。有盐质者，先将盐分漂净后再切厚片，干燥。

2. 酒苁蓉　取净肉苁蓉片，置适宜容器内，加黄酒拌匀，密闭，隔水炖至酒被吸尽，表面显黑色或灰黄色时，取出，干燥。

每 100kg 肉苁蓉片，用黄酒 30kg。

【成品性状】　肉苁蓉为不规则类圆形厚片，表面棕褐色或灰棕色。中间有淡棕色点状维管束，排列成波状环纹。周边棕褐色或灰棕色，有的可见肉质鳞叶。质坚脆，味甜微苦。酒苁蓉表面黑棕色，质柔软，味微甜，微有酒气。

【炮制作用】　性温，味甘、咸。归肾、大肠经。生肉苁蓉补肾止浊，滑肠通便力强，用于便秘，白浊。酒制后增强补肾助阳作用，用于阳痿，腰痛及不孕。

【贮存】　贮干燥容器内，密闭，置通风干燥处。防受潮后起霜，防霉，防蛀。

天　　麻

【处方用名】　天麻。

【来源】　本品为兰科植物天麻 *Gastrodia elata* Bl. 的干燥块茎。立冬后至次年清明前采挖，立即洗净，蒸透，敞开低温干燥。

【炮制方法】　取原药材，除去杂质，大小分档，用水浸泡至七成透，捞出，稍晾，润透或蒸软，切薄片，干燥。筛去碎屑。

【成品性状】　天麻为不规则的薄片。切面较平坦，黄白色至淡棕色，角质样，半透明，有光泽。质坚实，味甘。

【炮制作用】　性平，味甘、辛。归肝经。具有平肝熄风止痉的功能，用于头痛眩晕，肢体麻木，小儿惊风，癫痫抽搐及破伤风。天麻蒸制主要是为了便于软化切片，同时可破坏酶，保存苷类成分。

【炮制研究】

1. 对化学成分的研究　研究表明，新鲜和冻干天麻中的天麻素含量极低。经炮制加工后，天麻素的含量显著增加。且不同炮制方法对天麻素含量有明显的影响。煮制法和蒸制法可显著提高天麻素的含量。115℃蒸制 1 小时的天麻中天麻素含量达 0.27%，是同一鲜天麻样品的 6 倍。实验证明，蒸制是最为有效的方法，天麻素的含量随蒸制温度的升高和时间的延长而逐渐增高。

2. 对药理作用的研究　实验表明，天麻提取物具有抗惊厥、神经保护、改善学习记忆、抗焦虑等药理作用。

【贮存】 贮干燥容器内,密闭,置通风干燥处。

第2节 煮 法

(一) 煮法的含义

将净选后的药物加辅料或不加辅料放入锅内(固体辅料需先切制或捣碎),加适量清水同煮的方法称煮法。

(二) 主要目的

1. 清除或降低药物的毒性 如清水煮川乌、豆腐煮藤黄均可降低毒性。
2. 改变药性、增强疗效 如甘草水煮远志可减轻其燥性,增强安神作用。
3. 清洁药物 如豆腐煮珍珠可去除污垢。

(三) 操作方法

将药物大小分档,淘洗干净,浸泡至内无干心,置适宜容器内,加水没过药物表面,武火煮沸,用辅料者可同时加入(或稍后加入),一般要求在100℃的温度条件下较长时间的加热,可以先用武火后用文火。一般煮至内无白心,刚透心为度。取出,切片。

(四) 注意事项

(1) 药物需大小分档,分别炮制。

(2) 适当掌握加水量。加水量多少根据要求而定。如煮的时间长用水宜多,短者可少加;若需煮熟、煮透或弃汁、留汁的加水宜多,要求煮干者,则加水要少。毒剧药清水煮时加水量宜大。

(3) 若用辅料起协同作用,则辅料汁液应被药物吸尽。

(4) 若用豆腐煮,则将药物置豆腐中,放置于适宜容器,加水没过豆腐,煮至规定程度,取出放凉,除去豆腐。

(5) 控制好火力。一般先用武火后改为文火。

(6) 药物煮好后出锅,及时晒干或烘干。

重点药材的煮法:

川 乌

【处方用名】 生川乌、制川乌。

【来源】 本品为毛茛科植物乌头 *Aconitum carmichaeli* Debx. 的干燥母根。6月下旬至8月上旬采挖。除去子根、须根及泥沙,晒干。

【炮制方法】

1. 生川乌 取原药材,除去杂质,洗净灰屑,晒干。
2. 制川乌 取净川乌,大小分档,用水浸泡至内无干心,取出,加水煮沸4~6小时,或蒸6~8

小时，至取大个及实心者切开无白心，口尝微有麻舌感时，取出，晾至六成干，切厚片，干燥。筛去碎屑。

【成品性状】 生川乌呈不规则圆锥形，稍弯曲，表面灰褐色，有细纵皱纹，散生有小瘤状侧根。质坚实，断面粉白色。口尝有强烈麻舌感。制川乌为不规则厚片，表面灰褐色或暗黄色，有光泽，可见灰棕色多角形环纹。体轻质脆，微有麻舌感。

【炮制作用】 性热，味辛、苦；有大毒。归心、肝、脾、肾经。生川乌有毒，具有祛风除湿、温经止痛的功能。多外用于风冷牙痛，疥癣，痈肿。制川乌毒性降低，可供内服，用于风寒湿痹，肢体疼痛，麻木不仁，心腹冷痛，疝痛，跌扑剧痛。

【炮制研究】 实验表明，用高温高压法炮制川乌，远比用传统法炮制的川乌毒性小，其炮制品没有乌头碱特有的苦味，也无麻辣感，毒性降为原生药的1/200。高温高压制法：将生川乌置高压罐内，以110~115℃的温度，1.5kg/cm^{2}的气压炮制40分钟。

【贮存】 贮干燥容器内，置通风干燥处。生品防蛀，制品防潮、防霉。按毒剧药品管理。

草　　乌

【处方用名】 草乌、生草乌、制草乌。

【来源】 本品为毛茛科植物北乌头 *Aconitum kusnezoffii* Reichb. 的干燥块根。秋季茎叶枯萎时采挖，除去须根及泥沙，干燥。

【炮制方法】

1. 生草乌　取原药材，除去杂质，洗净，干燥。

2. 制草乌　取净草乌，大小分档，用水浸泡至内无干心，取出，加水煮沸至取大个及实心者切开内无白心，口尝微有麻舌感时，取出，晾至六成干，切薄片，干燥。

【成品性状】 生草乌呈不规则长圆锥形，稍弯曲。表面暗棕色或灰褐色，外皮皱缩，偶有突起的支根“钉角”。质硬，断面灰白色或暗灰色，有裂隙，形成层环纹多角形或类圆形，髓部较大或中空。味辛辣、麻舌。制草乌呈不规则类圆形或近三角形片状，表面黑褐色，有灰白色多角形形成层环及点状维管束，并有空隙，周边皱缩或弯曲。质脆。无臭，味微辛辣，稍有麻舌感。

【炮制作用】 性热，味辛、苦；有大毒。归心、肝、脾、肾经。生草乌有大毒，具有祛风除湿、温经止痛的功能。多外用于喉痹，痈疽，瘰疬。制后毒性降低，可供内服。用于风寒湿痹，关节疼痛，心腹冷痛，跌打疼痛。

【贮存】 贮干燥容器内，置通风干燥处。生品防蛀，制品防潮、防霉。按毒药管理。

附　　子

【处方用名】 附片、炮附片、淡附片。

【来源】 本品为毛茛科植物乌头 *Aconitum carmichaeli* Debx. 的子根加工制品。6月下旬至8月上旬采挖，除去母根、须根及泥沙，习称“泥附子”。加工成盐附子、黑顺片、白附片。

【炮制方法】

1. 附片　黑顺片、白附片可直接入药。

（1）黑顺片：取泥附子，大小分档，洗净，浸入食用胆巴的水溶液中数日，连同浸液煮至透心，捞出，水漂，纵切成约5mm的厚片，再用水浸漂，用调色液使附片染成浓茶色，取出，蒸至出现油面、光泽后，烘至半干，再晒干或继续烘干。

（2）白附片：取泥附子，大小分档，洗净，浸入食用胆巴的水溶液中数日，连同浸液煮至透心，捞出，剥去外皮，纵切成约3mm的厚片，再用水浸漂，取出，蒸透，晒干。

2. 盐附子　取大小均匀泥附子，洗净，浸入食用胆巴的水溶液中，过夜，再加食盐，继续浸泡,每日取出晾晒,并逐渐延长晾晒时间,直至附子表面出现大量结晶盐粒,体质变硬。

3. 淡附片 取净盐附子,用清水浸漂,每日换水2~3次,至盐分漂尽,与甘草、黑豆加水共煮至透心,切开后尝无麻舌感时,取出,除去甘草、黑豆,切薄片,干燥。

每100kg盐附子,用甘草5kg,黑豆10kg。

4. 炮附片 取砂置预热炒制容器内,用武火炒热,加入净附片,拌炒至鼓起并微变色,取出,筛去砂,放凉。

【成品性状】 黑顺片为不规则纵切厚片,上宽下窄,表面暗黄色,油润具光泽,半透明状,并有纵向导管束。质硬而脆,断面角质样,周边黑褐色,气微,味淡。白附片形如黑顺片,表面黄白色(无外皮),半透明。盐附子呈圆锥形,表面灰黑色,被盐霜,顶端有凹陷的芽痕,周围有瘤状突起的支痕。体重,横切面灰褐色,可见充满盐霜的小空隙及多角形形成层环纹,环纹内侧导管束排列不整齐。气微,味咸而麻,刺舌。淡附片为不规则薄片,表面灰白色或灰褐色,味淡,口尝无麻舌感。炮附片形如黑顺片,表面色泽加深,略鼓起。

【炮制作用】 性大热,味辛、甘;有毒。归心、肾、脾经。生附子有毒,产地加工成黑顺片、白附片后毒性降低,可直接入药。具有回阳救逆、补火助阳、逐风寒湿邪的功能。加工成盐附子的目的是防止药物腐烂,利于贮存。淡附片长于回阳救逆、散寒止痛。用于亡阳虚脱,肢冷脉微,阴寒水肿,阳虚外感,寒湿痹痛。炮附片长于温肾暖脾,用于心腹冷痛,虚寒吐泻。

【炮制研究】 现代药理研究表明,附子具有多种药理作用,如强心、升压、抗休克、抗血栓形成、抗缺氧、抗心肌缺血、抗缓慢性心律失常以及镇痛、抗感染、抗溃疡、抗腹泻和糖皮质激素样作用。

【贮存】 贮干燥容器内,密闭,置通风干燥处。防潮。

远　志

【处方用名】 远志、炙远志、远志肉。

【来源】 本品为远志科植物远志 *Polygala tenuifolia* Willd. 或卵叶远志 *Polygala sibirica* L. 的干燥根。春、秋两季采挖,除去须根及泥沙,晒干。

【炮制方法】

1. 远志 取原药材,除去杂质,略洗,润透,切段,干燥。

2. 制远志 取甘草片加适量水煎煮两次,合并煎液并浓缩至甘草量的10倍左右,加入净远志段,用文火煮至汤被吸尽,取出,干燥。

每100kg远志段,用甘草6kg。

3. 蜜远志 取炼蜜,加入少许开水稀释后,与净远志段拌匀,闷透,置预热炒制容器内,用文火加热,炒至蜜被吸尽、不黏手时,取出晾凉。

每100kg净远志段,用炼蜜20kg。

【成品性状】 远志为小圆筒形结节状小段。表面灰黄色至灰棕色,有较密并深陷的横皱纹、纵皱纹及裂纹。断面皮部棕黄色,木部黄白色,皮部易与木部剥离。质硬而脆,易折断。味苦、微辛,嚼之有刺喉感。制远志表面灰黄色或灰棕色,味略甜,嚼之无刺喉感。蜜远志棕红色,稍带焦斑,略有黏性,味甜。

【炮制作用】 味苦、辛,性微温。归心、肾、肺经。远志生用对咽喉有一定刺激性,多外用于疮疡肿毒,乳房肿痛。制远志可缓和其苦燥之性,减少刺激性,以安神养智为主。用于心肾不交引起的失眠多梦,健忘惊悸,神志恍惚。蜜远志可增强化痰止咳的作用,多用于寒痰咳喘,咳嗽痰多,咳痰不爽。

【贮存】 贮藏干燥容器内,密闭,置通风干燥处。

藤 黄

【处方用名】 藤黄、制藤黄。

【来源】 本品为藤黄科植物藤黄 *Gareinia morella* Desv. 所分泌的干燥树脂。在开花前割取,蒸干。

【炮制方法】

1. 藤黄 取原药材,除去杂质,轧成粗粒或打成小块。

2. 制藤黄

(1) 豆腐制:取大块豆腐,中间挖一长方形槽,将净藤黄置槽中,再用豆腐盖严,置锅中加水煮,或将定量豆腐块中间挖槽,把净藤黄粗末放入槽中,上用豆腐覆盖,放入盘内用蒸笼加热。当藤黄全部熔化,取出,放冷,除去豆腐,干燥。

每 100kg 净藤黄,用豆腐 300kg。

(2) 荷叶制:取荷叶加 10 倍量水煎 1 小时,捞去荷叶,加入净藤黄煮至烊化,并继续浓缩成稠膏状,取出,凉透,使其凝固,打碎。

每 100kg 净藤黄,用荷叶 50kg。

(3) 山羊血制:取净藤黄与鲜山羊血同煮 5~6 小时,取出,拣出山羊血,晾干。

每 100kg 净藤黄,用山羊血 50kg。

【成品性状】 生藤黄呈不规则碎块状、片状或细粉状,表面棕黄色、红黄色或橙棕色,质脆易碎,有光泽,无臭,味辛。制藤黄显黄褐色,表面粗糙,断面显蜡样光泽。豆腐制藤黄深红色或深橙棕色。山羊血制藤黄呈黄褐色。

【炮制作用】 性寒,味酸、涩;有大毒。归胃、大肠经。生藤黄有大毒,不能内服。外用于痈疽肿毒,顽癣。炮制后毒性降低,可供内服。并可洁净药物。具有消肿排脓,散瘀解毒,杀虫止痒作用。用于跌打损伤等。

【贮存】 贮干燥容器内,密闭,置通风干燥处。按毒剧药品管理。

第3节 燀 法

(一) 燀法的含义

将药物置沸水中浸煮短暂时间,取出,分离种皮的方法称为燀法。

(二) 主要目的

1. 在保存有效成分的前提下,除去非药用部分 如苦杏仁、桃仁通过燀制,去除非药用部位种皮,并可破坏所含的酶保存苷类成分。

2. 分离不同药用部位 如白扁豆通过“燀”分离不同的药用部位扁豆仁和扁豆衣。

(三) 操作方法

先将多量清水加热至沸,再把药物连同具孔盛器一起投入沸水中,稍微翻烫片刻,约 5~10 分钟左右,至种皮由皱缩到膨胀,易于挤脱时,立即取出,浸漂于冷水中,捞起,搓开种皮、种仁,晒干,簸去或筛取种皮。

(四) 注意事项

(1) 水量要适量,一般为药量的 10 倍以上。

(2) 一定要水沸后投药,加热时间以 5~10 分钟为宜。以免水烫时间过长,成分损失。

(3) 及时干燥:焯去皮后,宜当天晒干或低温烘干。否则易泛油,色变黄,影响成品质量。

重点药材的焯法:

苦杏仁

【处方用名】 苦杏仁、杏仁、焯杏仁、炒杏仁。

【来源】 本品为蔷薇科植物山杏 *Prunus armeniaca* L. var. *ansu* Maxim.、西伯利亚杏 *Prunus sibirica* L.、东北杏 *Prunus mandshuica* (Maxim.) Koehne 或杏 *Prunus armeniaca* L. 的干燥成熟种子。夏季采收成熟果实,除去果肉及核壳,取出种子,晒干。

【炮制方法】

1. 苦杏仁 取原药材,筛去皮屑杂质,拣净残留的核壳及褐色种子。用时捣碎。

2. 焯杏仁 取净杏仁置 10 倍量沸水中略煮,加热约 5 分钟,至种皮微膨起即捞起,用凉水浸泡,取出,搓开种皮与种仁,干燥,筛去种皮。用时捣碎。

3. 炒杏仁 取焯杏仁,置预热炒制容器内,用文火加热,炒至微黄色,略带焦斑,有香气,取出放凉。用时捣碎。

【成品性状】 苦杏仁为扁心形,表面黄棕色或深棕色,有微细纵皱,顶端略尖,底部钝圆肥厚,左右不对称,富油性。味苦。焯杏仁无种皮或分离成单瓣,表面乳白色,有特殊的香气,味苦。炒杏仁形如焯杏仁,表面微黄色,偶带焦斑,有香气。

【炮制作用】 性微温,味苦;有小毒。归肺、大肠经。生品有小毒。性微温而质润,长于润肺止咳、润肠通便。多用于新病咳喘,肠燥便秘。制后可降低毒性,并有利于苷类成分的保存。作用与生杏仁相同。炒杏仁性温,长于温肺散寒,多用于肺寒咳喘,久患肺喘。

【贮存】 贮干燥容器内,置阴凉干燥处。防蛀。

桃仁

【处方用名】 桃仁、焯桃仁、炒桃仁。

【来源】 本品为蔷薇科植物桃 *Prunus persica* (L.) Batsch 或山桃 *Prunus davidiana* (Carr.) Franch. 的干燥成熟种子。果实成熟后采收,除去果肉及核壳,取出种子,晒干。

【炮制方法】

1. 桃仁 取原药材,筛去灰屑杂质,拣净残留的壳及泛油的黑褐色种子。用时捣碎。

2. 焯桃仁 取净桃仁置 10 倍量的沸水中,加热约 5 分钟,至种皮膨胀舒展,能搓去种皮时捞出,在凉水中稍浸泡,取出,搓开种皮和种仁,干燥。用时捣碎。

3. 炒桃仁 取焯桃仁,置预热炒制容器内,用文火加热,炒至黄色,略带焦斑,取出放凉。用时捣碎。

【成品性状】 桃仁为扁长椭圆形或类卵圆形,表面黄棕色至红棕色,有纵皱,顶端尖,中间膨大,底部略小,钝圆而偏斜,边缘薄,富油性。气微,味微苦。焯桃仁无种皮,表面呈淡黄白色,有细皱纹。炒桃仁形如焯桃仁,微黄色,略具焦斑,有香气。

【炮制作用】 性平,味苦、甘。归心、肝、大肠经。生桃仁行血祛瘀力强。多用于血瘀经闭,产后瘀滞腹痛,跌打损伤。焯制后去除非药用部位,使有效成分易于煎出,提高药效。功效与生品一致。炒桃仁偏于润燥和血,多用于肠燥便秘,心腹胀满等。

【贮存】 贮干燥容器内,置阴凉干燥处。防蛀。

白扁豆

【处方用名】 白扁豆、扁豆、炒扁豆、扁豆衣。

【来源】 本品为豆科植物扁豆 *Dolichos labab* L. 的干燥成熟种子。秋、冬两季采收成熟果实,晒干,取出种子,再晒干。

【炮制方法】

1. 白扁豆 取原药材,除去杂质,用时捣碎。

2. 扁豆衣 取净扁豆置沸水中,稍煮至皮软能搓去种皮时,捞出,放凉水中稍泡,取出,搓开种皮与仁,干燥,筛取种皮(其仁亦药用)。

3. 炒扁豆 取净扁豆或扁豆仁,置预热炒制容器内,用文火加热,炒至表面微黄,略有焦斑时,取出,放凉。

【成品性状】 白扁豆为扁椭圆形或扁卵圆形,表面黄白色或淡黄色,平滑,略具光泽。质坚硬。种皮薄,种仁黄白色,嚼之有豆腥气。扁豆衣呈不规则的卷缩状种皮,乳白色,质脆易碎。炒扁豆表面微黄,略具焦斑,有香气。

【炮制作用】 性微温,味甘。归脾、胃经。生白扁豆长于清暑化湿。用于暑湿和消渴。烊制是为了分离不同的药用部位,增加药用品种。扁豆衣长于祛暑化湿。可用于暑热所致的身热,头目眩晕。炒扁豆性微温,偏于健脾止泻。用于脾虚泄泻,白带过多。

【贮存】 贮于干燥容器内,置阴凉通风处。防蛀。

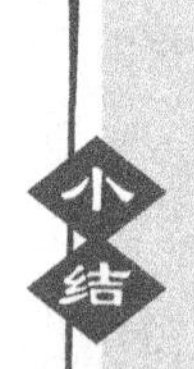

蒸、煮、燀法是中药炮制水火共制的方法之一。这里的"水"包括清水、酒、醋或药汁(如甘草汁及黑豆汁)。个别药物虽用固体辅料(如豆腐炮制珍珠、藤黄及硫黄),但操作时仍用水来蒸煮。本章讲述了蒸、煮、燀法的含义、分类、操作方法、炮制目的、注意事项等。重点讲述了人参、地黄、何首乌、黄芩、黄精、五味子、肉苁蓉、天麻、川乌、草乌、附子、远志、苦杏仁、桃仁、白扁豆等药材的来源、成品性状、炮制作用、炮制研究。通过系统学习基本能掌握上述内容,能进行蒸、煮、燀法基本操作,并判断适合的炮制程度,选择合适的炮制品应用于临床。

目标检测

一、名词解释

1. 蒸法　2. 煮法　3. 燀法

二、填空题

1. 按照陈嘉谟的三类分类法,蒸、煮、燀法属于"________"的范畴。
2. 何首乌蒸制后________含量增加,________含量下降,故制首乌滋补作用增强,而无________作用。
3. 制硫黄选用的辅料是________。
4. 煮法是理想的降低毒性的炮制方法,故有"水煮三沸,________"之说。
5. 生品经蒸制后可消除致泻的副作用,又可杀死虫卵,利于贮存的药物是________。

三、选择题

（一）**A 型题**

1. 制何首乌应选用的辅料是 （ ）
   A. 米醋 B. 蜂蜜
   C. 盐水 D. 甘草水
   E. 黑豆汁
2. 酒蒸五味子的目的是 （ ）
   A. 增强补中益气作用 B. 增强敛阴止汗作用
   C. 引药上行 D. 增强益肾固精作用
   E. 利于贮藏
3. 指出下列哪一组药材通过炮制后主要起“杀酶保苷”作用 （ ）
   A. 大黄、白芍、甘草、苦杏仁 B. 秦皮、槐米、大黄、黄芩
   C. 桔梗、白芍、黄芩、白芥子 D. 苦杏仁、白芥子、黄芩、槐米
   E. 人参、甘草、大黄、柴胡
4. 红参采用以下那种软化方法 （ ）
   A. 泡法 B. 润法
   C. 煮法 D. 蒸法
   E. 淋法
5. 苦杏仁焯制的作用是 （ ）
   A. 使苦杏仁入汤剂有更多氢氰酸溶出 B. 促进酶解反应
   C. 使苦杏仁煎后内服迅速释放氢氰酸 D. 使苦杏仁酶受热变性失活，防止苦杏仁苷水解
   E. 利于润肠通便作用的发挥

（二）**B 型题**

A. 蒸法 B. 煮法
C. 水飞法 D. 焯法
E. 煅法

6. 炮制黄芩应选用 （ ）
7. 炮制苦杏仁应选用 （ ）
8. 炮制附子应选用 （ ）

A. 清热生津、凉血止血 B. 清热凉血，养阴生津
C. 滋阴补血，益精添髓 D. 凉血止血
E. 补血止血

9. 地黄 （ ）
10. 熟地 （ ）
11. 鲜地黄 （ ）
12. 生地炭 （ ）
13. 熟地炭 （ ）

A. 增强疗效 B. 减少副作用
C. 降低毒性 D. 软化药材，便于切片
E. 洁净药物

14. 常山酒炙可以 （ ）
15. 肉苁蓉酒蒸可以 （ ）

16. 木瓜蒸制的目的是 （ ）
17. 硫黄豆腐煮的目的是 （ ）
18. 珍珠豆腐煮的目的是 （ ）

（三）X型题

19. 蒸制的作用是 （ ）
A. 便于保存
B. 利于切制
C. 改变药性，产生新的功效
D. 增强疗效
E. 矫臭矫味

20. 附子的炮制加工品有 （ ）
A. 白附片
B. 炮附片
C. 黑附片
D. 禹附片
E. 淡附片

21. 藤黄的炮制作用是 （ ）
A. 生品毒性强烈，不可内服
B. 制后增强止痛作用
C. 制后毒性降低，可供内服
D. 制后消除不良反应，增强活血作用
E. 生品具有泻下的不良反应，脾虚患者不可服用

22. 煮制后可降低毒性的药物有 （ ）
A. 吴茱萸
B. 硫黄
C. 藤黄
D. 珍珠
E. 朱砂

23. 宜用酒蒸法炮制的药物有 （ ）
A. 何首乌
B. 女贞子
C. 地黄
D. 黄精
E. 山茱萸

四、问答题

1. 列表说明地黄、何首乌、川乌、苦杏仁的炮制方法、炮制作用。
2. 黄芩为什么要加热软化？
3. 叙述何首乌的炮制工艺及炮制作用。阐明其炮制原理。

（姜建辉）

第12章　复　制　法

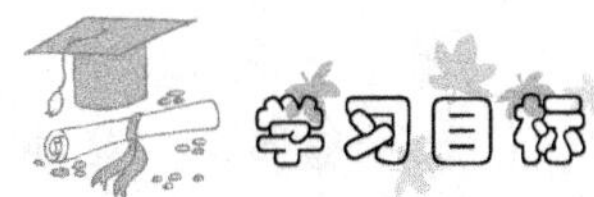

1. 掌握复制法的含义、目的、操作方法、注意事项及半夏、天南星等重点药物的炮制工艺和炮制作用
2. 理解重点中药的炮制研究概况
3. 了解复制法常见中药的炮制历史沿革

（一）复制的含义

将净选后的药物加入一种或数种辅料，按规定操作程序，反复炮制的方法，称为复制法。

历史回顾

复制法历史悠久，汉代《黄帝内经》中即有"治半夏"之说，这是中药炮制记载中最早有文字记录的品种，但没有具体的操作方法。到了唐代某些药物就有了复制的方法与工艺，如《千金翼方》中的造熟地黄、造干地黄等。

链接

复制法的特点是用多种辅料或多种工序共同处理药材。与传统方法比较，其辅料种类、用量及工艺程序，均有所改变。目前，复制法主要用于天南星、半夏、白附子等有毒中药的炮制。

（二）主要目的

1. 降低或消除药物的毒性　如甘草、明矾、皂角、石灰、生姜等制半夏。
2. 改变药性　如胆汁制天南星。
3. 增强疗效　如鲜姜、白矾制白附子。
4. 矫臭矫味　如酒制紫河车。

（三）操作方法

一般将净选后的药物置一定容器内，加入一种或数种辅料，按工艺程序，或浸、泡、漂，或蒸、煮，或数法共用，反复炮制达到规定的质量要求为度。具体方法和辅料的选择可视药物而定。

（四）注意事项

（1）药物洁净、分档后再进行炮制。

（2）浸泡的时间长短可根据药物的质地、大小及季节来决定。可选择在春、秋两季，避免出现“化缸”。

(3) 地点应选择在阴凉处,避免暴晒,以免腐烂。

(4) 如要加热处理,火力要均匀,水量要多,以免糊汤。并可加入适量明矾防腐。

重点药材的复制法:

半　夏

【处方用名】 生半夏、清半夏、姜半夏、法半夏。

【来源】 本品为天南星科植物半夏 *Pinellia ternata* (Thunb.) Breit. 的干燥块茎。夏秋两季采挖,洗净,除去外皮及须根,晒干。

【炮制方法】

1. 生半夏　取原药材,除去杂质,洗净,干燥。用时捣碎。

2. 清半夏　取净半夏,大小分开,用8%白矾溶液浸泡至内无干心,口尝微有麻舌感,取出,洗净,切厚片,干燥。

每100kg半夏,用白矾20kg。

3. 姜半夏　取净半夏,大小分开,用水浸泡至内无干心,另取生姜切片煎汤,加白矾与半夏共煮至透心,取出,晾至半干,切薄片,干燥。

每100kg半夏,用生姜25kg,白矾12.5kg。

4. 法半夏　取净半夏,大小分开,用水浸透至内无干心,取出;另取甘草适量,加水煎煮两次,合并煎液,倒入用适量石灰配制的石灰液中,搅匀,加入上述已浸透的半夏,浸泡,每日搅拌1~2次,并保持浸液pH 12以上,至切面黄色均匀,口尝微有麻舌感时,取出,洗净,阴干或烘干。

每100kg半夏,用甘草15kg,生石灰10kg。

【成品性状】 生半夏呈类球形,有的稍偏斜,表面类白色或浅黄色,顶端有凹陷的茎痕,周围密布麻点状根痕,下面钝圆,较光滑。质坚实,断面洁白,富粉性。无臭,味辛辣,麻舌而刺喉。清半夏椭圆形、类圆形或不规则片状,切面淡灰色至淡白色,质脆,易折断,气微,味微咸、涩,微有麻舌感。姜半夏为片状、不规则颗粒状或类球形,表面棕色至棕褐色,质硬脆,断面淡黄棕色,常具角质样光泽,气微香,味淡、微有麻舌感,嚼之略黏牙。法半夏为类球形或不规则颗粒,黄色或淡黄色,质较松脆,气微,味淡略甘,微有麻舌感。

【炮制作用】 半夏性温,味辛;有毒。归脾、胃、肺经。生半夏有毒,一般不作内服,多作外用,但可随方入煎剂使用,以化痰止咳、消肿散结为主。用于疮痈肿毒,湿痰咳嗽。清半夏长于化痰,以燥湿化痰为主,用于湿痰咳嗽,痰热内结,风痰吐逆,痰涎凝聚,咯吐不出。姜半夏增强了降逆止呕作用,以温中化痰、降逆止呕为主,用于痰饮呕吐,胃脘痞满。法半夏偏于祛寒痰,同时具有调和脾胃的作用,用于痰多咳嗽,痰饮眩悸。亦多用于中药成方制剂中。

炮制前沿研究

半夏的毒性成分目前尚不清楚,国外有报道尿黑酸为其刺激性成分,又有人提出3,4-二羟基苯甲醛及其苷具有刺激性作用。国内有人认为,半夏所含的草酸钙针晶为半夏的刺激性成分之一,半夏中草酸钙针晶的特殊晶形和含量与其刺激性有直接关系,其直接刺激黏膜细胞,导致细胞损坏,产生大量的炎症介质,从而引起刺激疼痛并产生炎性反应。

链接

【炮制研究】

1. 对化学成分的研究

(1) 对总生物碱含量的影响:对半夏不同炮制品中已知化学成分进行了比较,总生物碱的含量依次为:生半夏>法半夏>姜半夏>清半夏。另外,还对麻黄碱的含量进行了研究,经炮制后,半夏炮制品麻黄碱含量为,姜矾半夏>生半夏>姜浸半夏>姜煮半夏>矾浸半夏,说明矾水浸和单纯加热对麻黄碱的含量影响最大 。

(2) 对氨基酸含量的影响:采用氨基酸分析仪测定了半夏及其炮制品中氨基酸的含量,清半夏>姜半夏>生半夏>法半夏。

(3) 对微量元素的影响:由于辅料中含有丰富的微量元素,因而半夏炮制品如清半夏、姜半夏、法半夏与生品相比,锌均有不同程度的增高,并引进了镍,生半夏炮制后,镁元素的含量剧增。

半夏炮制过程中大多经较长时间的浸、漂,而半夏有毒成分不溶或难溶于水,而水溶性、醇溶性成分及生物碱均损失一半以上,故应考虑以辅料解毒,而缩短水浸泡时间,以免有效成分损失。

2. 对药理作用的研究

(1) 镇吐作用:生半夏或制半夏煎剂 3~6g/kg 灌胃,对鸽、犬用阿扑吗啡、洋地黄、硫酸铜三种催吐剂都有镇吐作用,其作用机制可能是对呕吐中枢抑制的结果。

(2) 止咳作用:半夏生品及制品混悬液均有不同程度的止咳作用。

(3) 对胃肠道的作用:生半夏对小鼠胃肠运动呈显著促进,而对大鼠胃液中 PGE_2 的分泌、胃酸、胃蛋白酶的活性呈显著抑制,而姜矾半夏和姜煮半夏显著抑制小鼠胃肠运动,对大鼠胃液中前列腺素 PGE_2 的含量和胃蛋白酶活性无明显影响。

(4) 抗肿瘤作用:姜浸半夏、姜煮半夏、矾半夏、姜矾半夏的总生物碱对肿瘤细胞生长有抑制作用,以矾半夏中的总生物碱作用最强。

(5) 刺激性及毒性:半夏各炮制品均能消除其刺激咽喉而导致失音的副作用。家兔眼结膜及小鼠腹腔刺激性实验均表明,生半夏刺激性最强,炮制后可不同程度地降低其刺激强度,刺激性程度依次为:生半夏>姜浸半夏>姜矾半夏>矾半夏>姜汁煮半夏。半夏各炮制品粉末混悬液腹腔注射小鼠急性毒性以生半夏毒性最大,姜浸半夏的毒性较生半夏降低了一倍,姜汁煮半夏、姜矾半夏、矾半夏均未见明显毒性。半夏浸膏动物实验,生半夏毒性最大,次为漂半夏,再次为姜半夏和蒸半夏,白矾半夏毒性最小。

3. 对炮制工艺的研究

(1) 清半夏新工艺:在 30℃左右,8% 浓度的白矾溶液中生半夏浸泡 24 小时,即可达到消除麻辣味的要求,优选的炮制工艺能达到了减毒增效的炮制目的,同《中国药典》(2005 年版)法比较明确了炮制时间和炮制温度,显著缩短了炮制时间。

(2) 姜半夏新工艺:即将原药大小分档,用清水浸泡 4~8 小时,润至内无干心,按原药重量加白矾粉 20% 及干姜片 3% 煎汁(或鲜姜 18% 绞汁),分批拌和均匀,置缸内,加适量清水湿润,使姜汁、白矾粉充分渗透,腌泡 2~6 天,以口嚼无麻辣味为准,再以清水洗去白矾,切片即可。此法能达到去麻存性,减少损耗的目的。另外,姜半夏经正交设计优选出的炮制工艺为,每 100kg 半夏浸泡至透后加 15kg 姜汁、8kg 白矾,煮 2~3 小时。总生物碱含量提高,而水煎液经腹腔注射发现其毒性降低。与《中国药典》(2005 年版)法比较,两种方法炮制的姜半夏混悬液、水煎液灌胃均未见明显毒性,而对大鼠胃液中 PGE_2 含量、胃蛋白酶活性均呈促进作用,对胃液量无明显影响。另对动物刺激性、镇咳、胃排空、肠蠕动、催眠等药理作用也无明显差异。但就炮制工艺而言,该工艺具有炮制时间短,辅料用量少,工艺易控制等优点。

(3) 法半夏新工艺:将半夏以清水浸泡 1 天至透,加入石灰、甘草混悬液浸制,每日搅拌 1~2 次,并维持浸液 pH 在 12 以上,浸 2~3 天,至口尝微有麻感,切面黄色均匀为度,再用清水洗净石灰,阴干或烘干即可。另外优选的法半夏炮制工艺,在30℃下,每100g半夏,用生石灰10g、甘草15g,浸泡48小时,优选的炮制工艺达到了降低半夏刺激性毒性的炮制目的,同《中国药典》(2005年版)法比较明确了炮制时间和炮制温度,显著缩短了炮制时间。

对半夏解毒机制的研究

其解毒机制主要有二个方面:①辅料的吸附解毒作用;②辅料的结合解毒作用。

半夏经过以下四种辅料炮制后,均可达到降低毒性的目的,可安全应用于临床。

(1) 白矾:白矾首先在半夏浸泡及煮制过程中有防腐作用,其次可与半夏产生拮抗作用降低半夏的毒性,再者可增强半夏祛痰化饮的功效。现代研究证明:明矾在水中溶解后可水解成氢氧化铝而呈凝胶状态,且本身带有电荷,可吸附半夏的毒性成分或与毒性成分结合,从而达到降低毒性的目的。

(2) 生姜:半夏经姜汁制后能抑制其寒性,增强和胃降逆止呕的作用,降低毒性。

(3) 甘草:甘草降低半夏毒性的机制可能是甘草甜素对毒物的吸附作用,也可能是甘草甜素的水解产物葡萄糖醛酸与毒物的羟基或羧基结合,形成不易吸收的产物而解毒。

(4) 生石灰:半夏的毒性成分在碱性溶液中会出现变性、沉淀或吸附而降低其毒性。

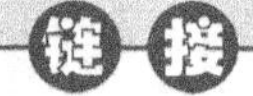

【贮存】 贮干燥容器内,密闭,置通风干燥处。防潮,防虫蛀。

天 南 星

【处方用名】 生天南星、生南星、制天南星、制南星、胆南星。

【来源】 本品为天南星科植物天南星 *Arisaema erubescens* (Wall.) Schott.、异叶天南星 *Arisaema heterophyllum* Bl. 或东北天南星 *Arisaema amurense* Maxim. 的干燥块茎。秋、冬两季茎叶枯萎时采挖,除去须根及外皮,干燥。

【炮制方法】

1. 生天南星 取原药材,除去杂质,洗净,干燥。

2. 制天南星 取净天南星,按大小分别用清水浸泡,每日换水2~3次,水面起白沫时,换水后加白矾(每100kg天南星,加白矾2kg),泡1日后,再换水漂至切开口尝微有麻舌感时取出。另取白矾、生姜片置锅内加适量水煮沸后,倒入天南星共煮至无干心时取出,除去姜片,晾至四到六成干,切薄片,干燥,筛去碎屑。

每100kg天南星,用生姜、白矾各12.5kg。

3. 胆南星 取制天南星细粉,加入净胆汁(或胆膏粉及适量清水)拌匀,蒸60分钟至透,取出放凉,制成小块,干燥。或取生南星粉,加入净胆汁(或胆膏粉及适量清水)拌匀,放温暖处,发酵5~7天后,再连续蒸或隔水炖9昼夜,每隔2小时搅拌1次,除去腥臭气,至呈黑色浸膏状,口尝无麻味为度,取出,晾干。再蒸软,趁热制成小块。

每100kg制天南星细粉,用牛(或羊、猪)胆汁400kg(胆膏粉40kg)。

【成品性状】 生天南星呈扁圆形,外表类白色或淡棕色,上面凹陷,周围布散多数麻点。质坚硬,断面白色,粉质,气微辛,味麻辣。制天南星为黄白色或淡棕色薄片,半透明,质脆易碎,味涩微麻。胆南星呈方块状,表面棕黄色或棕黑色,断面色稍浅,质坚实,有特异的腥气,味苦。

【炮制作用】 天南星性温,味苦、辛;有毒。归肺、肝、脾经。生天南星辛温燥烈,有毒,多外用。也有内服者,以祛风止痉为主,用于破伤风,癫痫。外用治痈肿疮疖,蛇虫咬伤。制南星毒性降低,增强了燥湿化痰的作用。用于顽痰咳嗽。胆南星毒性降低,其燥烈之性缓和,药性由温转凉,味由辛转苦,功能由温化寒痰转为清化热痰。以清化热痰、熄风定惊力强,多用于痰热咳喘,急惊风,癫痫等症。

【炮制研究】 天南星含有生物碱、三萜皂苷、安息香酸、多种氨基酸、β-谷甾醇和钙、磷、铝、锌等无机元素。有研究发现,天南星的毒性成分为苛辣性毒素,有学者认为天南星中草酸钙针晶可引起刺激性。

1. 对化学成分的研究

(1) 对掌叶半夏碱乙含量的影响:不同的炮制品掌叶半夏碱乙的含量有一定的差异,生品含量最高,矾浸制品、矾热压制品两者相近,较生品含量下降,比老法高1~2倍,老法制品中掌叶半夏碱乙的含量仅为生品含量的1/9。

(2) 对β-谷甾醇含量的影响:生品与新法制品的含量相等,约是《中国药典》(2005年版)法制品的2倍。

(3) 对氨基酸含量的影响:总氨基酸含量生品高于各炮制品,且炮制品中氨基酸含量降低与水溶性成分损失是一致的。

2. 对药理作用的研究

(1) 抗惊厥作用:南星生品的水浸液具有明显的抗惊厥作用,而生品的水煎液及其他炮制品的水浸、水煎液均无抗惊厥作用。

(2) 凝血作用:除胆南星外的生南星、制南星水煎液均有促凝血作用,而它们的水浸液则有抗凝血作用。

(3) 镇静、镇痛作用:生、制品均有明显的镇静、镇痛作用。

(4) 抗感染作用:生、制品均有明显抗感染作用。

【贮存】 贮干燥容器内,置通风干燥处。防霉、防蛀。

白 附 子

【处方用名】 生白附子、禹白附、制白附子。

【来源】 本品为天南星科植物独角莲 *Typhonium giganteum* Engl. 的干燥块茎。秋季采挖,除去须根及外皮,晒干。

【炮制方法】

1. 生白附子 取原药材,除去杂质。

2. 制白附子 取净白附子,大小分开,用清水浸泡,每日换水2~3次,数日后,如起泡沫,换水后加白矾(每100kg白附子,用白矾2kg),泡1日后再进行换水,至口尝微有麻舌感为度,取出。另取白矾及生姜片加适量水,煮沸后,倒入白附子共煮至内无白心,捞出,除去生姜片,晾至6~7成干,切厚片,干燥。筛去碎屑。

每100kg白附子,用生姜、白矾各12.5kg。

【成品性状】 生白附子为椭圆形或扁圆形,表面白色或黄白色,略粗糙,有环纹及须根痕,顶端有茎痕或芽痕,富粉性,质坚硬。无臭,味淡,麻辣刺舌。制白附子为类圆形或椭圆形厚片,周边淡棕色,切面黄色,角质。味淡,微有麻舌感。

【炮制作用】 白附子性温,味微辛;有毒。归胃、肝经。生白附子一般外用。具有祛风痰、定惊搐、解毒止痛的功能。用于口眼㖞斜,破伤风。外治瘰疬痰核,毒蛇咬伤。制白附子可降低毒性,消除麻辣味,增强祛风痰的作用。多用于偏头痛,痰湿头痛,咳嗽痰多。

【炮制研究】 白附子中含有胆碱、氨基酸、油酸、天师酸、尿嘧啶、桂皮酸、棕榈酸、β-谷甾醇、β-谷甾醇-3-*O*-葡萄糖苷等多种成分。

1. 对化学成分的研究　白附子生品、矾制品(新法),姜、矾制品(老法)均含有17种氨基酸,其中生品含量高于制品30%左右,矾制品与姜矾制品总氨基酸及总氨含量相近。β-谷甾醇含量生品高于制品,矾制品高于姜矾制品一倍。油酸含量,矾制品与生品相同,而高于姜矾制品的九倍。炮制对白附子水溶成分有一定的影响,而对脂溶性成分影响不明显。

2. 对药理作用的研究　白附子具有抗感染、抗癌、抗肿瘤、镇静、抗惊厥、祛斑美容等作用;制白附子中白矾为矿物药,主含硫酸铝钾,具有祛风痰之功效,与白附子有协同作用,增强去风痰作用,用于偏头痛,痰湿头痛,咳嗽痰多等症。同时起防腐,降低毒性作用。

【贮存】　贮干燥容器内,置通风干燥处。防潮、防霉、防蛀。

紫河车

【处方用名】　紫河车、制紫河车。

【来源】　本品为健康人的干燥胎盘。

【炮制方法】

1. 紫河车　将新鲜胎盘除去膜及脐带,反复冲洗至去尽血液,加适量花椒、黄酒蒸或置沸水中略煮后,干燥,砸成小块或研成细粉。

每100kg紫河车块,用黄酒10kg,花椒2.5kg。

2. 酒炒紫河车　取净紫河车块,用酒拌匀,待酒吸尽后,用文火炒至酥脆为度。用时研末。

每100kg紫河车,用酒10kg。

炮制方法拓展

银花甘草水煮酒制法:先将银花、甘草各30g用水煎煮,沸后15分钟去渣取汁,再将用黄酒拌透的净胎盘加入药汁中,煮15分钟取出,再加黄酒拌透,烘干即得,一般每具胎盘加黄酒50g。或者将净胎盘直接加入药汁中,煮沸2~3分钟,及时捞出沥净水,摊于瓷盘中,放于烘箱内,150℃、3～4小时,待胎盘干燥后取出,投入黄酒中淬至表面呈淡黄色或黄棕色,无腥气时即可,一般每具胎盘加黄酒50g。

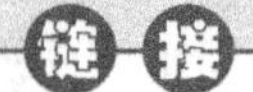

【成品性状】　紫河车为不规则的碎块,大小不一。黄色或棕黄色,一面凹凸不平,有不规则沟纹,另一面光滑。质硬而脆。有腥气。酒炒紫河车质地酥脆,腥气较弱,具酒香气;粉末黄棕色。

【炮制作用】　紫河车性温,味甘、咸。归心、脾、肾经。生紫河车有腥气,内服易产生恶心、呕吐的副作用;多入片剂或胶囊剂。酒可除去腥臭味,便于服用;并使其质地酥脆,便于粉碎,增强疗效。用于肺肾两虚,虚劳咳嗽,阳痿遗精。

【炮制研究】　紫河车中含有大量激素,其中主要有促性腺激素、促肾上腺激素释放激素,促肾上腺皮质激素释放激素等。另外,含有17种氨基酸,还含多种微量元素以及多种酶。

紫河车具有免疫调节作用,具有明显提高机体免疫功能的作用,应用其治疗病毒性肝炎及各种免疫功能低下的疾病取得了明显治疗效果,用于治疗恶性肿瘤也显示了可喜的前景,紫河车还具有激素样作用,抗缺氧耐疲劳作用,紫河车制后,除去了其内大量的脂肪和血污,矫正了其特异的血腥气,便于粉碎和服用。

【贮存】　贮干燥容器内,密闭,置阴凉干燥处。防尘、防蛀。

松香

【处方用名】　松香、制松香。

【来源】 本品为松科植物油松 *Pinus tabulaeformis* Carr.、马尾松 *Pinus massoniana* Lamb. 或云南松 *Pinus yunnanensis* Franch. 树干中取得的油树脂，经蒸馏除去挥发油后的遗留物；夏季采收。

【炮制方法】

1. 松香 取原药材，除去杂质，置锅内，用文火加热，熔化后倾入水中，放凉，取出晾干，捣碎。

2. 制松香 取葱煎汁，去渣，加入净松香及适量水，加热煮至松香完全熔化，倒入冷水中，待凝固后，取出晾干。

每100kg松香块，用葱10kg。

【成品性状】 松香呈不规则半透明块状，大小不一，表面淡黄色，常有一层黄白色霜粉，常温时质坚而脆，易碎，断面光亮，似玻璃状。具有松节油香气，味苦，加热则软化，然后熔化。燃烧时产生棕色浓烟。制松香颜色加深，味微苦。

【炮制作用】 松香性温，味苦、甘。归肝、脾经。生松香多外用，入膏药或研末贴敷患处。用于风湿痹痛，痈疽，疥癣，湿疮，金疮出血。制松香可部分除去油质及杂质，使其品质纯洁，质地酥脆，便于制剂和粉碎，并可矫正其不良气味，减少刺激性。用于痈疖疮疡，湿疹，外伤出血，烧烫伤。

【贮存】 贮干燥容器内，密闭，置阴凉干燥处。防火、防潮。

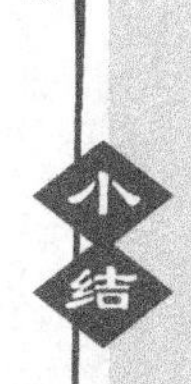

复制法的操作较为复杂，目前多用于半夏、天南星等有毒药物的加工炮制，复制法的主要目的在于降低或消除药物的毒性、改变药性、增强疗效、矫臭矫味。重点讲述了半夏、天南星等重点药物的来源、成品性状、炮制方法、工艺辅料、注意事项、炮制作用、炮制研究。通过系统学习基本能掌握上述内容，能进行复制法基本操作，并判断适合的炮制程度，选择合适的炮制品应用于临床。对于一般药物要求熟悉其炮制方法和炮制作用，并能够举一反三，联系实际。

目 标 检 测

一、填空题

1. 将净选后的药物加入________，________，反复炮制的方法，称为复制法。

2. 复制法按工艺程序，或________、________、________，或________、________，或________，反复炮制达到规定的质量要求为度。

3. 法半夏炮制中，每100kg半夏，用甘草________kg，生石灰________kg。

4. 常见天南星的炮制方法有________、________、________。

二、选择题

（一）A型题

1. 炮制清半夏所用的辅料是 （ ）

A. 白矾　　B. 白矾、生姜

C. 白矾、甘草　　D. 白矾、生石灰

E. 白矾、甘草、生石灰

2. 姜半夏的主要功用是 ( )

A. 长于化痰　B. 降逆止呕
C. 专供外用　D. 调和脾胃
E. 偏于祛寒痰

3. 生天南星临床用于 ( )

A. 燥湿化痰　B. 温化寒痰
C. 祛风止痉　D. 降逆止呕
E. 润肺止咳

4. 制南星的成品性状为 ( )

A. 白色透明的薄片　B. 浅黄色类圆形,辛辣麻舌
C. 黄色均匀颗粒,味甘淡,微麻　D. 质脆易碎,味涩微麻
E. 都不是

（二）**B 型题**

A. 燥湿化痰　B. 温中化痰
C. 祛寒痰　D. 祛风痰
E. 清化热痰

5. 清半夏的临床作用是 ( )
6. 姜半夏的临床作用是 ( )
7. 法半夏的临床作用是 ( )
8. 制南星的临床作用是 ( )
9. 胆南星的临床作用是 ( )
10. 制白附子的临床作用是 ( )

（三）**X 型题**

11. 复制法的炮制目的是 ( )

A. 降低或消除药物的毒性　B. 改变药性
C. 增强疗效　D. 易于保存
E. 矫臭矫味,便于服用

12. 下列哪些药物常用复制法进行炮制 ( )

A. 半夏　B. 天南星
C. 白附子　D. 紫河车
E. 千金子

13. 下列哪些药物炮制时所用辅料为生姜、白矾的 ( )

A. 清半夏　B. 姜半夏
C. 法半夏　D. 制南星
E. 制白附子

14. 酒炒紫河车的作用是 ( )

A. 降低或消除药物的毒性　B. 增强疗效
C. 矫臭矫味,便于服用　D. 缓和药性
E. 改变药性

三、问答题

1. 说明半夏的炮制工艺及炮制作用以及其解毒机制。
2. 简述天南星的炮制工艺及炮制作用。

（傅海珍）

第13章 发酵、发芽法

学习目标

1. 掌握发酵法、发芽法的含义、炮制目的、操作方法、注意事项,以及重点药材六神曲、半夏曲、淡豆豉及麦芽的炮制方法、炮制作用

2. 理解重点药材的炮制研究概况,一般药材的炮制方法、成品规格和炮制作用

3. 了解常见药材的炮制历史沿革

发酵与发芽均系借助于酶和微生物的作用,使药物通过发酵与发芽过程,改变其原有性能,增强或产生新的功效,扩大用药品种,以适应临床用药的需要。

第1节 发 酵 法

(一) 发酵的含义

经净制或处理后的药物,在一定的温度和湿度条件下,由于真菌和酶的催化分解作用,使药物发泡、生衣的方法称为发酵法。

(二) 主要目的

(1) 改变原有性能,产生新的治疗作用,扩大用药品种。如六神曲、淡豆豉等。

(2) 增强疗效。如半夏曲。

(三) 操作方法

根据不同品种,采用不同的方法进行加工处理后,再置温度、湿度适宜的环境中进行发酵。常用的方法有药料与面粉混合发酵,如六神曲、建神曲、半夏曲、沉香曲等。另一类方法是直接用药料进行发酵,如淡豆豉等。

药料的发酵过程主要是微生物新陈代谢的过程,因此,此过程要保证其生长繁殖的条件。主要条件如下:

(1) 菌种:多数是利用空气中的微生物自然发酵,但有时会因菌种不纯,影响发酵的质量。

(2) 培养基(营养物质):主要为水、含氮物质、含碳物质、无机盐类等。如六神曲中面粉为菌种提供了碳源,赤小豆为菌种提供了氮源。

(3) 温度:一般发酵的最佳温度为30~37℃。温度太高则菌种老化、死亡,不能发酵;温度过低,虽能保存菌种,但繁殖太慢,不利于发酵,甚至不能发酵。

(4) 湿度:一般发酵的相对湿度应控制在70%~80%。湿度太大,则药料发黏,且易生虫霉

烂;过分干燥,则药物易散不能成形。

经验以"握之成团,指间可见水迹,放下轻击则碎"为宜。

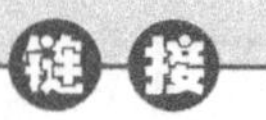

(5) 其他方面:pH 4~7.6,在有充足的氧或二氧化碳条件下进行。

(四) 注意事项

(1) 原料在发酵前应进行杀菌、杀虫处理,以免杂菌感染,影响发酵品质量。

(2) 温度和湿度对发酵的速度影响很大,温度过低或过分干燥,发酵速度慢甚至不能进行,而温度过高则能杀死真菌和酶,使发酵停止。发酵法制备药物宜在夏季进行。

(3) 发酵过程须一次完成,不中断,不停顿。

(4) 要勤检查,防止发酵过度。

重点药材的发酵法:

六 神 曲

【处方用名】 六神曲、神曲、六曲、炒六曲、焦神曲、煨神曲。

【来源】 本品为苦杏仁、赤小豆、鲜青蒿、鲜苍耳草、鲜辣蓼等药加入面粉(或麦麸)混合后经发酵而成的曲剂。

【炮制方法】

1. 神曲 取杏仁、赤小豆碾成粉末,与面粉及麦麸混匀,加入鲜青蒿、鲜辣蓼、鲜苍耳草药汁,揉搓成捏之成团,掷之既散的粗颗粒状软材,置模具中压制成扁平方块(33cm×20cm×6.6cm),用鲜苘麻叶包严,放入箱内,按品字形堆放,上面覆盖鲜青蒿。品温应控制逐步上升而后下降,第1天、第2天约30℃左右,第3天、第4天约40℃左右,第5天、第6天约45℃左右。共经过4~6天才能发酵,待药面生出黄白色霉衣时取出,除去苘麻叶,切成2.5cm见方的小块,干燥。

每40kg面粉、60kg麦麸,用杏仁、赤小豆各4kg,鲜青蒿、鲜辣蓼、鲜苍耳草各7kg(青蒿、苍耳、辣蓼亦可用干品,用量为鲜品的1/3量)。药汁为鲜草汁和其药渣煎出液。

曲品质量要求

(1) 气味:具有芳香气,无霉烂发臭的气味为佳。

(2) 外观:表面满布黄白色菌丝及少数黑孢子,曲块边缘是鲜黄色,用放大镜观察,可见黄色分生孢子柄的膨胀部,其间亦有已生黑色孢子的。如果曲的表面干燥,分生孢子甚至全部不发育,即为不良曲。

(3) 内部:良曲的块坚实,成品可整块取出而不碎,如果曲不成块,或成块不结实,都是菌丝发育不好的缘故。曲的内部用放大镜观察,亦多有菌丝及未成熟的孢子。

链接

2. 炒神曲 取麦麸皮均匀撒于热锅内,待烟起,将神曲倒入,快速翻炒至神曲表面呈棕黄色,取出,筛去麸皮,放凉;或用清炒法,炒至棕黄色。

每100kg神曲,用麦麸10kg。

3. 焦神曲 将神曲块投入热锅内,用文火加热,不断翻炒,至表面呈焦褐色,内部微黄色,有焦香气时,取出,摊开放凉。

历史溯源

最早的"六神曲"是采用白虎、青龙、朱雀、玄武、勾陈、媵蛇六种(按:白虎即白面、青龙即青蒿、朱雀即赤小豆、玄武即杏仁、勾陈即苍耳、媵蛇即辣蓼)地道药材,用青蒿、苍耳、辣蓼三种鲜草药自然汁和面、豆、杏仁作饼,麻叶或荷叶包裹,如造酱黄法,待生黄衣,晒干收藏。这六种中药材的别名,即是古代六个神的名号,故称"神曲",也叫"六神曲",其实是一种发酵产品。

链接

【成品性状】 六神曲为立方形小块,表面灰黄色,粗糙,质脆易断,微有香气。炒神曲表面黄色,偶有焦斑,质坚脆,有麸香气。焦神曲表面焦黄色,内为微黄色,有焦香气。

【炮制作用】 六神曲性温,味甘、辛。入脾、胃经。生六神曲健脾开胃,并有发散作用。可用于治疗感冒食滞。炒神曲具有甘香气,以醒脾和胃为主。用于食积不化,脘腹胀满,不思饮食,肠鸣泄泻。焦神曲消食化积力强,以治食积泄泻为主。

【炮制研究】 六神曲含有挥发油、消化酶、维生素等,神曲的药效与其发酵所产生的消化酶、维生素等有关。六神曲采用麸炒、炒焦等炮制品入药,易造成消化酶活力的破坏,实验表明,六神曲炮制品蛋白酶、淀粉酶活力均比生品显著降低。而对六神曲生品的高温炒制实际是起杀菌作用;另外六神曲的炮制品均能较好地促进胃的分泌功能,增强胃肠的推动功能。

【贮存】 贮干燥容器内,置通风干燥处。防蛀、防潮。

半夏曲

【处方用名】 半夏曲、炒半夏曲。

【来源】 本品为法半夏、赤小豆、苦杏仁和鲜青蒿、鲜辣蓼、鲜苍耳草与面粉经加工发酵炮制而成的曲剂。

【炮制方法】

1. 半夏曲 取法半夏、赤小豆、苦杏仁共碾细粉,与面粉混合均匀,加入鲜青蒿、鲜辣蓼、鲜苍耳草之煎出液,搅拌均匀,堆置发酵,压成片状,切成小块,晒干。

知识点拓展

近代制半夏曲的处方各地不甚相同。如广东的处方由半夏、薄荷、川贝母、甘草、干姜、枳壳、陈皮组成;河南的处方由清半夏、白面、生姜、白矾、六曲组成。制备方法亦有发酵与不发酵的区别。使用时应注意。

链接

每100kg法半夏,用赤小豆30kg、苦杏仁30kg、面粉400kg、鲜青蒿30kg、鲜辣蓼30kg、鲜苍耳草30kg。

2. 麸炒半夏曲 取麸皮,撒在热锅内,用中火加热,待冒浓烟时加入半夏曲,迅速拌炒至表面呈深黄色时，取出，筛去麸皮，晾凉。

每 100kg 半夏曲，用麸皮 10kg。

【成品性状】 半夏曲为小立方块，表面浅黄色。质疏松，有细蜂窝眼。麸炒半夏曲形如半夏曲，表面呈米黄色，具焦香气。

【炮制作用】 半夏曲性温，味甘、微辛。归脾、胃经。半夏制曲后，长于化痰止咳、消食积，用于咳嗽痰多，胸脘痞满，饮食不消，苔腻呕恶。半夏曲经麸炒后，产生焦香气，增强健胃消食作用。

【贮存】 贮干燥容器内，置通风干燥处。防蛀、防潮。

淡 豆 豉

【处方用名】 淡豆豉、豆豉。

【来源】 本品为豆科植物黑大豆 *Glycine max*（L.）Merr. 黑色成熟种子的发酵加工品。

【炮制方法】 取桑叶、青蒿加水煎煮，滤过，将煎汁拌入净黑大豆中，待汤液被吸尽后，置蒸制容器内蒸透，取出，稍凉，再置容器内，用煎过汁的桑叶、青蒿药渣覆盖，在温度 25～28℃，相对湿度 80% 的条件下，闷使发酵至黄衣上遍时，取出，去药渣，加适量水搅拌、捞出，置容器内，保持温度 50～60℃，闷 15～20 天，充分发酵，有香气逸出时，取出，略蒸，干燥，即得淡豆豉。

每 100kg 黑大豆，用桑叶、青蒿各 7～10kg。

【成品性状】 本品为扁椭圆形粒状，外表黑色，皱缩不平。质柔软，断面棕黑色。气香，味微甜。

【炮制作用】 淡豆豉性凉，味苦、辛。归肺、肾经。具有解表、除烦、宣发郁热的功能。用于伤风感冒，发热恶寒，头痛，或胸中烦闷，虚烦不眠。

【炮制研究】 淡豆豉中富含异黄酮类成分，另含少量有机酸。

1. 对化学成分的研究　大豆在自然发酵的过程中受真菌、温度、湿度、酸度等影响较大，且极易被杂菌污染，从而影响其有效成分的含量，纯种发酵的淡豆豉中的异黄酮含量明显高于自然发酵。另外，炮制对淡豆豉中异黄酮组分含量也有明显影响，炮制后大豆苷、染料木苷含量降低，大豆苷元、染料木素含量升高；炮制后苷类成分含量降低，苷元类成分含量升高，显示淡豆豉的炮制存在由苷向苷元转化的过程。

2. 对药理作用的研究

（1）调节血脂：淡豆豉的提取物异黄酮对于卵巢切除或不切除的雌性小鼠均有降低血清胆固醇浓度的作用。

（2）抗动脉硬化：淡豆豉抗动脉硬化机制与其调节血脂、抗氧化有关。

（3）降糖作用：淡豆豉总提物、醋酸乙酯部分、正丁醇部分均有一定的降糖作用，其中正丁醇部分更为明显。

（4）抗肿瘤作用、抗骨质疏松的作用、免疫调节作用。

淡豆豉中的主要成分大豆异黄酮的苷及苷元均还具有促进肾钙质沉着的作用；淡豆豉提取物对心肌缺血有一定的保护作用，其机制与调节心肌 iNOS 表达有关等。

【贮存】 贮于干燥容器内，密闭，置阴凉干燥处。防潮。

建 神 曲

【处方用名】 建神曲、建曲、炒建神曲、焦建神曲。

【来源】 本品为面粉、麸皮与藿香、青蒿等中药混合后，经发酵而制成的曲剂。

【炮制方法】

1. 建神曲　取藿香 6kg、青蒿 6.5kg、辣蓼草 6.5kg、苍耳草 6.5kg、苦杏仁 4kg、赤小豆 4kg、炒麦芽9kg、炒谷芽9kg、炒山楂9kg、陈皮6kg、紫苏6kg、香附6kg、苍术6kg、炒枳壳3kg、槟榔3kg、薄荷3kg、厚朴3kg、木香3kg、白芷3kg、官桂1.5kg、甘草1.5kg、面粉10.5kg、生麸皮21kg。各药共研细粉与生麸皮混匀，再将面粉制成稀糊，趁热与上述各药混合糅合制成软材，压成块状，发酵，取出，干燥。

知识点拓展

建神曲近代各省市地方药品标准所载处方药味不甚相同，有的方中含有麻黄，有的则无，但都有荆芥、防风、紫苏等发散解表药，山楂、麦芽等消食导滞药，苍术、厚朴等燥湿行气除满药。

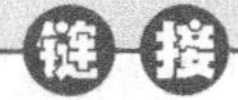

2. 炒建神曲　取净建神曲碎块，置炒制容器内，用文火炒至表面呈深黄色，有香气逸出时，取出，放凉。

3. 焦建神曲　取净建神曲碎块，置炒制容器内，用武火炒至表面呈焦黄色，有焦香气逸出时，取出，放凉。

【成品性状】　建神曲为不规则的碎块，土黄色。具清香气，味淡微苦。炒建神曲形如建神曲，表面呈深黄色，具香气。焦建神曲形如建神曲，表面呈焦黄色，具焦香气。

【炮制作用】　建神曲性温，味辛、甘。归脾、胃经。具有消食化积、发散风寒、健脾和胃的功能。用于感冒头痛，宿食积滞，胸腹胀满，脾虚泄泻。炒黄、炒焦可增强消食化积、健脾和胃作用。常与健脾消食药同用。

【贮存】　贮干燥容器内，密闭，置阴凉干燥处。防潮、防蛀。

第2节　发　芽　法

(一) 发芽的含义

将净选后的新鲜成熟的果实或种子，在一定的温度或湿度条件下，促使萌发幼芽的方法称为发芽法。

(二) 主要目的

通过发芽改变其原有性能，产生新的功效，扩大用药范围。

(三) 操作方法

(1) 选种：选择新鲜、粒大、饱满、无病虫害、色泽鲜艳的果实和种子。

(2) 浸泡：将净选后的果实或种子，用适量清水浸泡适当时间（春、秋浸泡4~6小时，冬季8小时，夏季4小时）。

(3) 发芽：将浸泡好的果实或种子置于能透气漏水的容器中，或已垫好竹席的地面上，用湿物盖严，每日喷淋清水2~3次，保持湿润，控制温度18~25℃，约经2~3天即可萌发幼芽，待幼芽长出0.2~1cm左右时，取出干燥。

（四）注意事项

（1）选用新鲜成熟的果实和种子，在发芽前先测定发芽率，要求发芽率在 85% 以上。

（2）发芽温度一般以 18～25℃为宜，浸渍后含水量控制在 42%～45% 为宜。

（3）在发芽过程中，要勤加检查、淋水，以保持所需湿度，并防止发热霉烂。

（4）适当避光并选择有充足氧气、通风良好的场地或容器进行发芽。

（5）以芽长至 0.2～1cm 为标准，发芽过长则影响药效。

重点药材的发芽法：

麦　芽

【处方用名】 麦芽、大麦芽、炒麦芽、焦麦芽。

【来源】 本品为禾本科植物大麦 *Hordeum vulgare* L. 的成熟果实经发芽干燥而得。

【炮制方法】

1. 麦芽　取新鲜成熟饱满的净大麦，用清水浸泡 6～7 成透，捞出，置能排水容器内，盖好，每日淋水 2～3 次，保持湿润。待芽长至 0.5cm 时，取出干燥即得。

2. 炒麦芽　取净大麦芽，置预热的炒制容器内，用文火加热，不断翻动，炒至表面棕黄色，鼓起并有香气时，取出晾凉，筛去灰屑。

3. 焦麦芽　取净麦芽，置炒制容器内，用中火加热，炒至有爆裂声，表面呈焦褐色，鼓起，并有焦香气时，取出晾凉，筛去灰屑。

【成品性状】 麦芽呈梭形，长 8～12mm，直径 3～4mm。表面淡黄色，背面为外稃包围，具五脉；腹面为内稃包围。除去内外稃后，腹面有一条纵沟；基部胚根处生出幼芽及须根，幼芽长披针状条形，长约 0.5cm。须根数条，纤细而弯曲。质硬，断面白色，粉性。无臭，味微甘。炒麦芽表面棕黄色或深黄色，偶见焦斑，有香气。焦麦芽表面焦褐色或焦黄色，有焦香气。

炮制品质量要求

本品出芽率不得少于 85%，芽长不得少于 0.5cm。

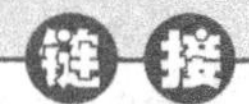

【炮制作用】 麦芽性平，味甘。归脾、胃经。生品长于健脾和胃、疏肝行气。用于消化不良，乳汁郁积，乳癖。经炒后性偏温而气香，具有行气消食、回乳之功。用于饮食停滞，食积不消。炒焦后性偏温而味甘微涩，长于消食化滞、止泻。用于食积不消，脘腹胀痛，泄泻。

生活实践

麦芽用于米面类食物引起的食积不消，常配山楂、神曲，煎汤或作丸服；妇女回乳须用 30～120g。可单用本品，煎汤服。麦芽含淀粉酶、转化糖酶、蛋白质、蛋白分解酶、维生素 B、卵磷脂、麦芽糖、葡萄糖等成分。若将本品制成浸膏，有滋养补益作用。其他补脾润肺药作煎膏（膏滋）时，本品可作滋润、赋形剂。

链接

【炮制研究】 麦芽含有淀粉酶、转化糖酶、维生素 B、麦芽糖、葡萄糖、糊精、脂肪等。

1. 对化学成分的研究

（1）对淀粉酶的含量的研究：在发芽的过程中，种子内的淀粉被水解成糊精，葡萄糖、果糖及蛋白质被分解成氨基酸，脂肪被分解成甘油和脂肪酸，大麦种子发芽的过程中酶的活性有显著差别，长出胚芽者酶的活性约为未长出胚芽的五倍左右。不同麦芽炮制品之间淀粉酶的含量也有差异，微炒不影响淀粉酶的含量，炒焦则淀粉酶的含量明显降低，煎服淀粉酶也降低。

（2）对维生素B及乳酸的含量的研究：维生素B，具有维持人体正常的糖代谢及神经传导的功能，对维持正常的胃肠神经调节功能有重要作用。而维生素B对温度的影响相对比较稳定，当用"文火"炒制麦芽时，维生素B的损失则较少。另外，麦芽中含少量乳酸，在肠中能使肠内酸性增高，可抑制腐败菌的繁殖，防止蛋白质发酵，减少肠内产气，有利于消食除胀。另外，乳酸还与炮制时的温度有关，随着温度增高，乳酸的含量似有增加的趋势。

2. 对药理作用的研究

（1）对消化系统的研究：麦芽炒焦的作用机理是利用焦香和本身的淀粉促进胃液分泌。现代研究表明，硝酸根离子和氯离子是动物α-淀粉酶（包括唾液淀粉酶和胰淀粉酶）的激活剂。而近期实验表明，炒麦芽提取物中有大量硝酸钙和少量氯化钠，提取物对胰淀粉酶和唾液淀粉酶均有激活作用。麦芽经炒制和水煎处理后，此激活剂仍保留，从而激活消化道中α-淀粉酶，而起促进淀粉类食物消化的作用。

（2）对回乳作用的研究：麦芽中所含B族维生素具有促进多巴向多巴胺转化，从而加强了多巴胺的作用，间接影响催乳素的分泌。炒麦芽组疗效高于焦麦芽组，原因分析是由于炒制时间短，火力小，所含有效成分不被破坏有关。焦麦芽回乳作用最差，考虑其与高温使有效成分过多损失有关。

3. 对炮制工艺的研究　采用综合评分法优化炒麦芽炮制工艺，最佳工艺为：炒制温度为200℃，炒制时间20分钟，每分钟翻炒12次；优选得到的工艺稳定。

稻　芽

【处方用名】　谷芽、炒稻芽、焦稻芽。

【来源】　本品为禾本科植物稻 *Oryza sativa* L. 的成熟果实经发芽干燥而得。

【炮制方法】

1. 稻芽　取成熟而饱满的稻，用清水浸泡至六七成透，捞出，置能排水的容器内，覆盖，每日淋水1~2次，保持湿润，待须根长至1cm时，取出晒干，除去杂质。

2. 炒稻芽　取净稻芽，置炒制容器内，用文火加热，炒至表面深黄色，大部分爆裂，并有香气逸出时，取出晾凉，筛去灰屑。

3. 焦稻芽　取净稻芽，置炒制容器内，用中火加热，炒至表面焦黄色，大部分爆裂时，并有焦香气溢出时，取出晾凉，筛去灰屑。

【成品性状】　稻芽呈扁长椭圆形，两端略尖，长7~9mm，直径约3mm。外稃黄色，有白色细茸毛，具五脉。一端有两枚对称的白色条形桨片，长2~3mm，于一个桨片内侧伸出弯曲的须根1~3条，长0.5~1.2cm。质硬，断面白色，粉性。无臭，味淡。炒稻芽表面深黄色、有焦斑，具香气。焦稻芽表面焦黄色，有焦香气。

炮制品质量要求

本品出芽率不得少于85%。

链接

【炮制作用】 稻芽性温,味甘。归脾、胃经。生稻芽长于养胃消食,用于胃中气阴不足,食欲减退。炒黄后性转温,以健脾消食力胜,多用于脾虚不饥食少。炒焦后性温微涩,长于消食止泻,用于积滞不消,腹满便溏。

【炮制研究】 谷芽的发芽温度和时间对谷芽糖化力、冷热水提取物、总还原糖和游离氨基氮含量都有显著影响,均随发芽时间和温度增长;较适温度为28℃和30℃。

【贮存】 置通风干燥处。防蛀。

大豆黄卷

【处方用名】 大豆黄卷、大豆卷、豆黄卷、豆卷、清水豆卷、制豆卷。

【来源】 本品为豆科植物大豆 *Glycine max*(L.)Merr. 成熟种子经发芽干燥而得。

【炮制方法】

1. 大豆黄卷 取净大豆,用清水浸泡至表面起皱,捞出。置能排水的容器内,上盖湿布,每日淋水2~3次,保持湿润。待芽长至0.5~1cm时,取出,干燥。

2. 制大豆黄卷 取净大豆黄卷置锅内,加入灯心草、淡竹叶煎好的汤液,用文火加热,煮至药汁被吸尽,取出干燥。

每100kg大豆黄卷,用淡竹叶2kg,灯心草1kg。

3. 炒大豆黄卷 取净大豆黄卷置热锅内,用文火加热,微炒至较原色稍深,取出放凉。

【成品性状】 大豆黄卷呈肾形,长约8mm,宽约6mm。表面黄色(原料黄大豆)或黑色(原料黑大豆),微皱缩,一侧有明显的脐点,一端有黄色卷曲胚根。外皮质脆易裂开,断面黄色或绿色。无臭,嚼之有豆腥味。制大豆黄卷粒坚韧,豆腥气较轻而微清香。炒大豆黄卷质坚韧,颜色加深,偶见焦斑,略有香气。

【炮制作用】 大豆黄卷性平,味甘。归脾、胃经。生大豆黄卷性偏凉,长于清利湿热、清解表邪;常用于夏月感冒、暑湿、湿温、湿痹,水肿胀满。制大豆黄卷,增强了清热利湿作用。用于暑湿和湿温。炒大豆黄卷,长于利湿舒筋,兼益脾胃,用于湿痹、筋挛疼痛,水肿胀满。

【贮存】 贮干燥容器内,密闭,置阴凉干燥处。防虫蛀。

小结

药物的发酵与发芽均系借助于微生物和酶的作用,使药物通过发酵与发芽过程,改变其原有性能,增强或产生新的临床功效,扩大中医用药品种,以适应中医临床辨证施治多方面的需要。发酵、发芽后的药物在临床上多炒黄、炒焦或麸炒后使用。本章讲述了发酵法及发芽法的含义、炮制目的、操作方法、发酵的条件(菌种、温度、湿度、水分及时间等),发芽的条件(温度及湿度等)及注意事项等。重点讲述了代表药物六神曲、半夏曲、淡豆豉、麦芽、稻芽的来源、炮制方法、成品性状、炮制作用和炮制研究。通过系统学习基本能掌握上述内容,能进行发酵法及发芽法基本操作,并判断适合的炮制程度,选择合适的炮制品应用于临床。

目标检测

一、填空题

1. 净制后的药物在一定的温度和湿度条件下，由于________和________的催化分解作用，使药物________、________的方法称为发酵法。

2. 发酵过程主要是________的过程，因此，此过程要保证其生长繁殖的条件。主要条件如下：________、________、________、________、________、________。

3. 发酵法的最佳条件应控制温度________，相对湿度________为宜。

4. 将净选后的________或________，在一定的________或________条件下，促使________的方法称为发芽法。

5. 六神曲是由________、________、________、________、________、________、________原料制成的。

6. 发芽法炮制的常用药物有________、________、________。

二、选择题

（一）A 型题

1. 制作半夏曲所用的原料是（　　）
   A. 清半夏　　B. 姜半夏
   C. 法半夏　　D. 生半夏
   E. 都可以

2. 麦芽的出芽率不得少于（　　）
   A. 100%　　B. 95%
   C. 90%　　D. 85%
   E. 80%

3. 麦发芽的适宜长度不得少于（　　）
   A. 1cm　　B. 0. 8cm
   C. 0. 5cm　　D. 0. 3cm
   E. 0. 25cm

4. 六神曲的制备方法属于（　　）
   A. 炙法　　B. 煮法
   C. 发酵法　　D. 发芽法
   E. 制霜法

（二）B 型题

A. 健脾开胃　　B. 醒脾和胃
C. 消食化积　　D. 健脾温胃、燥湿化痰
E. 解表除烦

5. 生六神曲的主要功能是（　　）
6. 炒六神曲的主要功能是（　　）
7. 焦神曲的主要功能是（　　）
8. 半夏曲的主要功能是（　　）
9. 淡豆豉的主要功能是（　　）

（三）X 型题

10. 炮制法属于发酵的有（　　）
    A. 六神曲　　B. 半夏曲
    C. 建神曲　　D. 淡豆豉

E. 大豆黄卷

11. 半神曲是由下列哪些原料制成的？ （ ）

A. 鲜青蒿

B. 赤小豆

C. 苦杏仁

D. 面粉

E. 鲜辣蓼

12. 关于发芽法的正确说法是 （ ）

A. 温度以30~37℃为宜

B. 浸渍后含水量控制在42%~45%

C. 春秋季宜浸泡4~6小时

D. 先长芽后长根

E. 发芽率一般不低于85%

三、问答题

1. 如何制备六神曲？需注意哪些问题？

2. 发酵、发芽为什么要求具备一定的温度、湿度条件？

（傅海珍）

第14章 制 霜 法

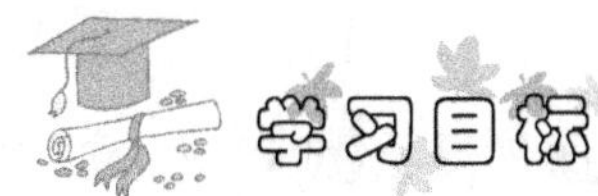

1. 掌握制霜法的含义、分类、炮制目的、操作方法及注意事项；重点药材的炮制方法及炮制作用；巴豆去油制霜、西瓜渗析制霜等操作，并通过成品性状判断炮制程度

2. 理解重点中药的现代炮制研究的内容

3. 了解制霜法常见中药的炮制历史沿革

药物经过去油制成松散粉末或析出细小结晶或升华、煎熬成粉渣的方法称为制霜法。制霜法根据操作方法不同分为去油制霜、渗析制霜、升华制霜及煎煮制霜等。

第1节 去油制霜法

(一) 去油制霜的含义

药物经过适当加热去油制成松散粉末的方法称去油制霜法。

(二) 主要目的

去油制霜的主要目的有：

(1) 降低毒性，缓和药性：如巴豆。

(2) 降低副作用：如柏子仁。

(三) 操作方法

取原药材，除去外壳取仁，碾成细末或捣烂如泥，用多层吸油纸包裹，蒸热，或置炉边或烈日暴晒后，压榨，如此反复换纸吸去油，至松散成粉，不再黏结为度。

(四) 注意事项

去油制霜的注意事项是：

(1) 药物加热时所含油质易于渗出，故去油制霜时多加热或放置热处。

(2) 有毒药物去油制霜时要注意劳动保护，实验用具应及时洗刷干净，用过的布或纸要及时烧毁，以免误用。

重点药材的去油制霜法：

巴　豆

【处方用名】 生巴豆、巴豆霜。

【来源】 本品为大戟科植物巴豆 *Croton tiglium* L. 的干燥成熟果实。秋季果实成熟时采收，堆置2~3天，摊开，干燥。

【炮制方法】

1. 生巴豆　取原药材，除去杂质，暴晒或烘干后去外壳，取仁。

2. 炒巴豆　取净巴豆仁，置炒制容器内，用中火加热，炒至表面焦褐色（焦巴豆）或内外均呈焦黑色（巴豆炭），取出晾凉。

3. 巴豆霜　取净巴豆仁，碾如泥状，用多层吸油纸包裹，蒸热，压榨去油，如此反复数次，至药物松散成粉，不再黏结成饼为度。

【成品性状】 生巴豆种子呈椭圆形，略扁。表面棕色或灰棕色，一端有小点状的种脐及种阜的瘢痕，另端有微凹的合点，其间有隆起的种脊；外种皮薄而脆，内种皮呈白色薄膜；种仁黄白色，油质。无臭，味辛辣。炒巴豆表面焦褐色，辛辣味较弱（焦巴豆）或内外焦黑色，味微涩（巴豆炭）。巴豆霜为淡黄色松散粉末，性滞腻，微显油性。味辛辣。

炮制品质量要求

巴豆霜含脂肪油量应为18.0%～20.0%。

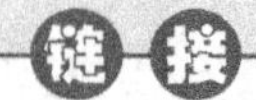

【炮制作用】 巴豆性热，味辛；有大毒。归胃、大肠经。生巴豆毒性强烈，仅供外用蚀疮。用于恶疮疥癣，疣痣。炒巴豆毒性降低，其中焦巴豆可用于疮痈肿毒，腹水臌胀；巴豆炭用于泻痢。去油制霜后，能降低毒性，缓和其泻下作用，具有峻下积滞、逐水消肿、豁痰利咽的作用。用于寒积便秘，饮食停滞，腹水，二便不通，喉风，喉痹。

【炮制研究】 巴豆含脂肪油，油中主要为巴豆油酸、巴豆酸及其与其他有机酸结合而成的酯，有强烈的致泻作用。此外含蛋白质，其中包括一种毒性球蛋白，称巴豆毒素。另含有巴豆苷、精氨酸、赖氨酸、解脂酶及一种类似蓖麻碱的生物碱。

1. 对化学成分的研究　巴豆霜中巴豆油的含量与其药效强弱以及毒性大小均有密切关系，由于巴豆霜的制备方法不统一，而且各地生产的巴豆霜含油量很不一致，为了保证巴豆用药安全有效，有必要控制巴豆霜的含油量。另外，巴豆中含有的巴豆毒素为一种蛋白质，有溶血作用，加热可使之变性，所以经炒、煮、常压蒸、高压蒸等加热处理的各种巴豆制品的残渣或霜均未显示有溶血作用。

2. 对药理作用的研究

（1）致泻作用：巴豆霜1.5g/kg给小鼠灌胃，明显增强胃肠推进运动，促进肠套叠的还纳作用，等量巴豆油对小鼠肠推进促进作用强于巴豆霜，毒性小于巴豆霜。

（2）致炎作用：各种炮制品巴豆油对小鼠耳均有明显致感染作用，其强度依次为炒巴豆油>高压蒸巴豆油>常压蒸巴豆油>生巴豆油>煮巴豆油。

（3）促肿瘤发生作用：巴豆油有弱致癌性，并能增强某些致癌物质的致癌作用。

（4）免疫抑制作用：巴豆霜可明显减少小鼠碳廓清率、胸腺重量和抑制巨噬细胞的吞噬功能。

（5）毒副作用：巴豆油毒性较大，内服巴豆油1滴立即出现中毒症状，20滴巴豆油可致死。

巴豆油主要含有毒性球蛋白，能溶解红细胞，使局部细胞坏死。内服使消化道腐蚀出血，并损坏肾脏，出现尿血。外用过量能引起急性皮炎。

3. 对炮制工艺的研究

(1) 传统制霜工艺是巴豆含油粉碎，难以按丸散等剂型的粉末要求过筛分离及粉碎，不易控制其油量，另外稀释法制霜未经加热处理，毒性较大，改为在稀释前采用炒黄或者蒸法热处理巴豆，或在稀释前110℃烘烤2小时的工艺，既保持了传统巴豆霜的特色，又便于控制油量，保证用药有效安全。

(2) 先将巴豆脱脂，再粉碎过筛，待粉末完全通过100目筛时，再将一定量的油返回至粉末中，既使粉末达到用药要求的粒度，又便于准确调控含油量，便于准确分取剂量，达到制剂要求。

【贮存】 巴豆霜瓶装或坛装，置阴凉干燥处。生巴豆按《医疗用毒性药品管理办法》管理。

千 金 子

【处方用名】 千金子、续随子、千金子霜。

【来源】 本品为大戟科植物续随子 *Euphorbia lathyris* L. 的干燥成熟种子。夏、秋两季果实成熟时采收，除去杂质，干燥。

【炮制方法】

1. 千金子 取原药材，除去杂质，筛去灰屑，洗净，暴晒后，搓去皮，取仁。

2. 千金子霜 取净千金子仁，碾成泥状，用布包严，蒸热，压榨去油，如此反复操作，至药物松散不再黏结成饼为度。少量者，碾碎用吸油纸数层包裹，加热，反复压榨换纸，以纸上不显油痕即可。

【成品性状】 生千金子呈椭圆形或卵圆形，表面灰褐色，有网状皱纹及褐色斑点。种皮薄而脆，内表面灰白色，有光泽。种仁黄白色，富油性。味辛辣。千金子霜为淡黄色粉末，微显油性，味辛辣。

【炮制作用】 千金子性温，味辛；有毒。归肝、肾、大肠经。生品逐水消肿、破血散结。但毒性较大，作用峻烈，多供外用，可治顽癣，疣赘。去油制霜后，其泻下作用缓和，并能降低毒性，临床上内服多用千金子霜，可配入丸散剂内服，用于水肿胀满，诸疮肿毒。

【炮制研究】 千金子是剧烈的泻下药，含脂肪油约40%～50%，油中含有毒性成分千金子甾醇，其脂肪油新鲜时无色、无味；但很快变为恶臭而有强烈辛辣味，对胃肠有强烈刺激，能引起峻泻。

1. 对化学成分的研究

(1) 对脂肪油的研究：千金子油即是毒性成分又是有效成分，千金子炮制前后脂肪油含量显著降低，相对密度、折光率有不同程度的变化，炮制前后脂肪油成分差别不大。

(2) 其他类成分的研究：千金子生品及不同炮制加工品中，热霜和蒸霜中秦皮乙素含量明显下降。炮制后各样品的水浸出物、醇浸出物及醚浸出物均明显低于生品，热霜、蒸霜则显著低于冷霜，千金子炮制后所含成分有不同程度的损失。

2. 对药理作用的研究

(1) 导泻作用：种子中的脂肪油含有千金子甾醇，能刺激肠管从而产生腹泻，其强度为蓖麻油的三倍。

(2) 抗肿瘤：千金子提取物对小鼠肉瘤180、艾氏腹水癌、大鼠黑色素瘤显示出较显著的抑制。

(3) 毒性：千金子水煎液毒性随浓度增加而显著增加。

【贮存】 千金子霜瓶装或坛装，置阴凉干燥处。防蛀。生千金子按《医疗用毒性药品管理办法》管理。

柏 子 仁

【处方用名】 柏子仁、柏子仁霜、炒柏子仁。

【来源】 本品为柏科植物侧柏 *Platycladus orientalis*（L.）Franco 的干燥成熟种仁。秋、冬两季采收成熟种子，晒干，除去种皮，收集种仁。

【炮制方法】

1. 柏子仁　取原药材，除去杂质及残留的种皮，筛去灰屑。

2. 炒柏子仁　取净柏子仁，置热锅中，用文火加热，炒至油黄色。有香气逸出为度，取出，放凉。

3. 柏子仁霜　取净柏子仁，碾成泥状，用布（少量可用数层吸油纸）包严，蒸热或烘热后压榨去油，如此反复操作，至药物不再黏结成饼为度，再碾细。

【成品性状】 柏子仁呈长卵形或长椭圆形。表面黄白色或淡黄棕色。质软，油润。断面黄白色，富油性。气微香，味淡。炒柏子仁表面油黄色。偶见焦斑，具有焦香气。柏子仁霜为散状粉末，淡黄色，气微香。

【炮制作用】 柏子仁性平、味甘。归心、肾、大肠经。生品长于润肠通便、养心安神。多用于肠燥便秘。但生品有异味，易致呕致泻。炒后缓和药性，减弱致呕致泻副作用。用于心烦失眠，心悸怔忡，阴虚盗汗。制霜后可消除呕吐和致泻的副作用，用于心神不安，虚烦失眠的脾虚患者。

【炮制研究】 柏子仁含柏木醇、谷甾醇和双萜类成分，又含脂肪油约 14%，并含少量挥发油、皂苷、维生素 A 和蛋白质等。脂肪油的主要成分为不饱和脂肪酸，含量为总脂肪酸的 62.39%。

有报道，生柏子仁和柏子仁霜的化学成分用纸层析法做了定性分析，结果表明炮制前后，化学成分有一定的变化。另外，生柏子仁、炒柏子仁和柏子仁霜无明显的滑肠致泻作用，柏子仁霜比柏子仁镇静安神作用强。

在临床应用方面，有生品、炒制品、制霜品，生品易致恶心、呕吐，炒后副作用降低。治疗便秘或失眠兼有便秘可用炒品，无便秘者可用柏子仁霜。

【贮存】 柏子仁霜瓶装或坛装，置阴凉干燥处。防热、防蛀、防泛油。

木 鳖 子

【处方用名】 木鳖子、木鳖子霜。

【来源】 本品为葫芦科植物木鳖 *Momordica cochinchinensis*（Lour.）Spreng. 的干燥成熟种子。冬季采收成熟果实，剖开，晒至半干，除去果肉，取出种子，干燥。

【炮制方法】

1. 木鳖子　取原药材，除净杂质，筛去灰屑。

2. 木鳖子霜　取净本鳖子去壳取仁，炒热，碾末，用吸油纸包裹数层，外加麻布包紧，压榨去油，反复多次，至不再出现油迹，色由黄色变灰白色，呈松散粉末时，研细。

【成品性状】 生木鳖子呈扁平圆板状，中间稍隆起或微凹陷。表面灰棕色至黑褐色，有网状花纹，在边缘较大的一个齿状突起上有浅黄色种脐。外种皮质硬而脆，内种皮灰绿色，绒毛样。种仁黄白色，富油性。有特殊的油腻气，味苦。木鳖子霜，为白色或灰白色的松散粉末，味苦。

【炮制作用】 性温，味苦、微甘；有毒。归肝、脾、胃经。生木鳖子有毒，仅供外用散结消肿、攻毒疗疮。用于疮疡肿毒,乳痈,瘰疬,痔漏,秃疮。制霜后除去大部分油质,降低了毒性,可入丸散剂内服,其功用与木鳖子同。多用于筋骨疼痛,脚气水肿。

【炮制研究】 种子含脂肪油44.38%,油中含α-桐酸等,还含多种皂苷,皂苷元为木鳖子酸等、含齐墩果酸、氨基酸、甾醇、海藻糖等成分。

1. 对化学成分的研究

(1) 对脂肪油的研究:木鳖子生品中脂肪油含量为40%以上,木鳖子经过制霜后脂肪油含量明显降低,木鳖子霜脂肪油含量18%左右。

(2) 对齐墩果酸以及总皂苷的研究:制霜后木鳖子中齐墩果酸含量为0.528mg/g,高于生品0.247mg/g,说明木鳖子制霜提高了其中齐墩果酸的含量。另外,木鳖子制霜后总皂苷含量较生品总皂苷含量有所升高。

2. 对药理作用的研究 木鳖子的水浸出液、乙醇-水浸出液和乙醇浸出液对狗、猫及兔等麻醉动物有降压作用;但毒性较大,无论静脉或肌内注射,动物均于数日内死亡。木鳖子皂苷于大鼠静脉注射,血压暂时下降,呼吸短暂兴奋,心搏加快。另外,木鳖子素有很强的细胞毒性。

3. 炮制工艺研究 用炒药机炮制木鳖子,取净木鳖子去壳后置大锅内加沸水浸泡3~5分钟,用武火将炒药机内温度提高至120℃左右时,将木鳖子捞出,由炒药机进料口倒入木鳖子,用文火加温炒,机内保持一定湿度,利用机内的药物相互碰搓而搓掉种仁绿表皮。用炒药机炮制木鳖子既能节约时间也能提高产量。

【贮存】 贮于干燥容器内,木鳖子霜瓶装或坛装,密闭,置阴凉干燥处。

第2节 渗析制霜法

(一) 渗析制霜的含义

药物与物料经过加工析出细小结晶的方法,称为渗析制霜法。

(二) 主要目的

渗析制霜的目的是制造新药,扩大用药品种,增强疗效。如西瓜霜。

重点药材的渗析制霜法:

西 瓜 霜

【处方用名】 西瓜霜。

【来源】 本品为葫芦科植物西瓜 *Citrullus vulgaris* Schrad. 的成熟果实与芒硝经加工而制成的白色结晶粉末。

【炮制方法】 取新鲜西瓜,沿蒂头切一厚片作顶盖,挖出部分瓜瓤,将芒硝填入瓜内,盖上顶盖,用竹签扦牢,用碗或碟托住,盖好,悬挂于阴凉通风处,待西瓜表面析出白霜时,随时刮下,直至无白霜析出,晾干。或取新鲜西瓜切碎,放入不带釉的瓦罐内,一层西瓜一层芒硝,将口封严,悬挂于阴凉通风处,数日后即自瓦罐外面析出白色结晶物,随析随收集,至无结晶析出为止。

每100kg西瓜,用芒硝15kg。

【成品性状】 本品为白色结晶性粉末,味咸,有清凉感。

【炮制作用】 西瓜霜性寒,味咸。归肺、胃经。具有清热泻火、消肿止痛的作用。西瓜能清热解暑,芒硝能清热泻火,两药合制起协同作用,增强清热泻火消肿的功能。用于咽喉肿痛、喉痹、口舌生疮。

临床应用

西瓜霜（片剂、胶囊剂、喷剂）由西瓜霜、薄荷脑、黄连、黄芩、黄柏、贝母、山豆根、射干、浙贝母、冰片等组成，有清热解毒、清音润喉、利咽去腐、消肿敛疮之功效，临床上常用于咽喉肿痛、口舌生疮、急慢性咽喉炎、扁桃体炎、口腔炎等。

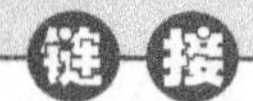

【炮制研究】 西瓜霜的主要成分为经重结晶的 $Na_2SO_4 \cdot 10H_2O$，此外还含有 9 种无机元素以及 18 种氨基酸，其中 7 种为人体必需的氨基酸。

有报道，取西瓜切碎，加朴硝溶化，以布氏滤器加滑石粉助滤，滤出液减压蒸发浓缩，放冷析晶，分离结晶后收贮，质量稳定，生产周期短，不受季节、气候、环境的限制，产量高，适宜工业化生产。

西瓜霜工艺改革：取天然硫酸钠，加热水溶解，过滤，滤液加 20% 萝卜丝煮沸 30 分钟，过滤，滤液加 40% 的碎西瓜块，煮沸，过滤，滤液加活性炭 1% 煮沸，过滤；滤液经垂熔滤器过滤至澄明，减压蒸发浓缩，放冷析晶，结晶风化，按处方规定量加入冰片，混匀，过 100~110 目筛，包装，适合工业大生产。

【贮存】 贮干燥容器内，密闭，置阴凉干燥处。防潮、防热。

第 3 节　升华制霜法

（一）升华制霜的含义

药物经过高温加工处理，升华成结晶或细粉的方法，称为升华制霜法。

（二）主要目的

升华制霜的目的是纯净药物。如砒霜。

重点药材的升华制霜法：

信　石

【处方用名】 信石、砒霜。

【来源】 本品为天然产含砷矿物砷华、毒砂或雄黄等矿物的加工制成。

【炮制方法】

1. 信石　取原药材，除去杂质，碾细。

2. 砒霜　取净信石，置煅锅内，上置一口径较小的锅，两锅接合处用盐泥封固，上压重物，盖锅底上贴一白纸条或放几粒大米，用文武火加热煅至白纸或大米成老黄色，离火，冷后收集盖锅上的结晶。

【成品性状】 信石呈不规则碎块状，断面具灰色、黄色、白色、红色交错彩晕，略透明或不透明，具玻璃样或绢丝样光泽，质脆，易砸碎。气无。砒霜为白色结晶或粉末，无臭。

【炮制作用】 信石性大热，味酸、辛；有大毒。归脾、肺、胃、大肠经。具有祛痰、截疟、杀虫、蚀腐的功能。制霜后药性更纯，毒性更大。内服可祛痰截疟平喘，外用有蚀疮祛腐杀虫之功。

用于寒痰哮喘，久疟，久痢，痔漏，瘰疬。

【贮存】 贮干燥容器内，密封，置干燥处。按《医疗用毒性药品管理办法》管理。

生活实践

1. 发现有人误食砒霜中毒，要尽快催吐，以排出毒物。催吐方法是让患者大量喝温开水或稀盐水(一杯水中加一匙食盐)。然后把食指和中指伸到嘴中舌根处，刺激咽部，即可呕吐。最好让患者反复喝水和呕吐，直到吐出的液体颜色如水样为止。

2. 可把烧焦的馒头研末，让患者吃下，以吸附毒物。也可大量饮用牛奶(3～5瓶)、蛋清(4～5个)以保护胃黏膜。

3. 砒霜中毒后，能否做适当的急救处理，这是决定患者生与死的关键。而后应快速送往医院，因为现代医学对砒霜中毒已有了特效解毒剂——二巯基丙醇，它进入人体后能与毒物结合形成无毒物质。

链接

第4节 煎煮制霜法

(一) 煎煮制霜的含义

药物经过多次长时间煎熬后成粉渣而另作药用的方法，称煎煮制霜法。

(二) 主要目的

煎煮制霜的目的是缓和药性，综合利用，扩大药源。如鹿角霜。

重点药材的煎煮制霜法：

鹿 角 霜

【处方用名】 鹿角霜。

【来源】 本品为鹿科动物梅花鹿 *Cervus nippon* Temminck 或马鹿 *Cervus elaphus* Linnaeus 的角熬制胶后的角块或粉渣。春、秋两季生产，将骨化角熬去胶质，取出角块，干燥。

【炮制方法】 取熬去胶的鹿角骨块，除去杂质，捣碎或研碎。

历史溯源

古代在制取鹿角霜的过程中，有不提出胶质者，也有加入其他辅料药者。如《圣惠方》云：取鹿角嫩实处五斤，先用水煮三五十沸，洗刷令净。即以大麻仁研取浓汁，煮角约一复时便软。后又须刷洗锅器令净，更用真牛乳五斤炼，专看如玉色即住。

链接

【成品性状】 本品呈长圆柱形或不规则的块状，大小不一。表面灰白色，显粉性，常具纵棱，偶见灰色或灰棕色斑点。体轻，质酥，断面外层较致密，白色或灰白色，内层有蜂窝状小孔，灰褐色或灰黄色，有吸湿性。气微，味淡，嚼之有黏牙感。

【炮制作用】 鹿角霜性温，味咸。归肝、肾经。具有温肾助阳、收敛止血的功能。多用于脾肾阳虚，食少吐泻，尿频遗尿，遗精白带，崩漏下血，痈疽痰核。

【贮存】 贮干燥容器内，密闭，置通风干燥处。防潮。

本章讲述了制霜法的含义、炮制目的、操作方法、注意事项等。制霜法根据操作方法不同分为去油制霜、渗析制霜、升华制霜、煎煮制霜等。其目的有压榨去油后降低毒副作用，缓和药性，便于临床应用，如巴豆、柏子仁去油制霜；制造新药，扩大用药品种，如西瓜渗析制霜、鹿角煎煮制霜；纯净药物，如信石升华制霜。本章重点讲述了以上药物的来源、成品性状、炮制方法、炮制作用、炮制研究的内容。通过系统学习同学们能基本掌握上述内容，能进行制霜的法基本操作，尤其要注意一些有毒药物的制霜炮制工艺以及注意事项，选择合适的炮制品应用于临床。

目标检测

一、填空题

1. 制霜法根据操作方法不同分为________、________、________、________等。
2. 巴豆霜含脂肪油量应控制为________。
3. 柏子仁制霜后可消除________和________副作用。
4. 鹿角霜具有________、________的功能。
5. 砒霜的毒性成分为________的化合物。

二、选择题

（一）**A 型题**

1. 信石的炮制方法为 （ ）

A. 去油制霜　B. 渗析制霜　C. 升华制霜　D. 煎煮制霜　E. 以上都不是

2. 下列药物采用渗析制霜的是 （ ）

A. 巴豆　B. 千金子　C. 大风子　D. 鹿角霜　E. 西瓜霜

3. 炮制西瓜霜的辅助性药物是 （ ）

A. 甘草　B. 芒硝　C. 白矾　D. 石膏　E. 生姜

4. 生柏子仁长于 （ ）

A. 润肠通便，养心安神　B. 心神不安，虚烦失眠　C. 逐水消肿　D. 润肺止咳　E. 寒积便秘

（二）**B 型题**

A. 降低药物毒性、缓和药物性能
B. 制造新药，增强药物的疗效
C. 纯净药物
D. 降低或消除药物的副作用
E. 缓和药物性能，扩大药源

5. 鹿角霜的主要炮制目的是 （ ）
6. 信石的主要炮制目的是 （ ）
7. 西瓜霜的主要炮制目的是 （ ）
8. 巴豆的主要炮制目的是 （ ）
9. 柏子仁的主要炮制目的是 （ ）

（三）**X 型题**

10. 采用去油制霜法炮制得到的药物是 （ ）
    A. 巴豆霜
    B. 千金子霜
    C. 柏子仁霜
    D. 大风子霜
    E. 西瓜霜
11. 下列药物制霜后，降低毒性的是 （ ）
    A. 巴豆
    B. 千金子
    C. 鹿角霜
    D. 西瓜霜
    E. 木鳖子
12. 西瓜霜的炮制作用是 （ ）
    A. 降低毒性
    B. 增强消肿止痛作用
    C. 增强清热泻火作用
    D. 增强清热化痰作用
    E. 缓和泻下作用

三、问答题

1. 柏子仁经压去油制霜后的炮制作用？
2. 巴豆制霜的步骤及炮制目的是什么？

（傅海珍）

第15章 其他制法

学习目标

1. 掌握烘、焙、煨、提净、水飞、干馏、特殊制法的含义、炮制目的、操作要点及注意事项；重点药材的炮制方法及炮制作用
2. 理解重点药材的现代研究概况
3. 了解烘、焙、煨、提净、水飞、干馏、特殊制法的历史沿革

对某些药物采用烘焙、煨、提净、水飞及干馏等加工炮制方法，统列为其他制法。其目的是：增强药物的疗效，改变或缓和原有的性能，降低或消除药物的毒性或副作用，使药物达到一定的纯净度，便于粉碎或贮存等。

第1节 烘 焙 法

(一) 烘焙法的含义

将净选或切制后的药物用文火直接或间接加热，使之充分干燥的方法，称为烘焙法。该法实际上分为烘和焙两种操作方法。烘就是将药物置于近火处或利用烘箱、干燥室等设备，使药物所含水分徐徐蒸发，从而使药物充分干燥。焙则是将净选后的药物置于金属容器或锅内，用文火经较短时间加热，并不断翻动，焙至药物颜色加深，质地酥脆为度。该方法主要适合于某些昆虫或其他药物。

(二) 主要目的

目的是使药物充分干燥，便于粉碎和贮存。

(三) 操作方法

烘焙法不同于炒法，一定要用文火，并要勤加翻动，以免药物焦化。

重点药材的烘焙法：

蜈 蚣

【处方用名】 蜈蚣、焙蜈蚣。

【来源】 本品为蜈蚣科动物少棘巨蜈蚣 *Scolopendra subspinipes mutilans* L. Koch 的干燥体。春、秋两季捕捉，用竹片插入头尾，绷直，干燥。

【炮制方法】

1. 蜈蚣 取原药材，除去竹片及头足，用时折断或剪成段。

2. 焙蜈蚣　取净蜈蚣，除去头足，用文火焙至黑褐色，质地酥脆时，取出，放凉。剪断或研成细粉。

【成品性状】 蜈蚣为扁平的小段，背部棕绿色或墨绿色，有光泽，腹部棕黄色或淡黄色，质脆，断面有裂隙。具有特殊的刺鼻腥气，味辛，微咸。焙后呈棕褐色或黑褐色，有焦腥气。

【炮制作用】 性温，味辛；有毒。归肝经。生蜈蚣有毒，多外用于疮疡肿毒，瘰疬溃烂。焙后毒性降低，矫味矫臭，并使之干燥，便于粉碎。多入丸散内服或外敷，功用同生品。

【炮制研究】

1. 对化学成分的研究　研究表明，蜈蚣的化学成分主要含组胺样物质及溶血性蛋白质；尚含脂肪酸、游离氨基酸及矿物元素钾、铝、钙、镁、锌、铁、锰等。

2. 对药理作用的研究　蜈蚣的药理作用据研究表明有：①抗癌作用；②抗菌作用；③促进免疫功能；④镇痛作用；⑤中枢抑制及抗惊厥作用等。

【贮存】 贮干燥容器内，密闭，置阴凉通风处。防霉，防蛀。

生活常识

被蜈蚣咬伤，马上用盐水洗搽，即可止痛。

治疗可采用下列方法：

(1) 立即用0.5%～1%普鲁卡因或1%吐根碱局部封闭，可止痛并防毒液进一步扩散。

(2) 局部搽3%氨水或5%碳酸氢钠溶液，一般不必湿敷，以防发生水疱。

(3) 可用季得胜蛇药，如意金黄散涂于患处。

(4) 全身症状明显时可用抗组胺药及蛇药片，出现严重中毒症状时要及时抢救。

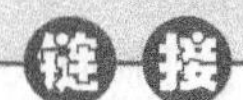

第2节 煨　　法

(一) 煨法的含义

将药物用湿面或湿纸包裹，置于加热的滑石粉中，或将药物直接置于加热的麸皮中，或将药物摊铺在吸油纸上，层层隔纸加热，以除去部分油质的炮制方法统称为煨法。

(二) 主要目的

煨法的目的是除去药物中部分挥发性及刺激性成分，缓和药性，增强疗效，降低毒副作用。

(三) 操作方法

滑石粉煨、麦麸煨的操作方法与加滑石粉炒、麸炒不同。煨法所用辅料量大，受热程度较低，一般用文火，受热时间长，翻动频率较低。另外，炮制作用及操作方法也有所不同，应加以区别。

重点药材的煨法：

肉　豆　蔻

【处方用名】 肉豆蔻、肉果、玉果、煨肉蔻、煨肉果。

【来源】 本品为肉豆蔻科植物肉豆蔻 *Myristica fragrans* Houtt. 的干燥种仁。

【炮制方法】

1. 肉豆蔻 取原药材，除去杂质及灰屑，洗净，干燥。

2. 煨豆蔻

(1) 面裹煨：取面粉加适量水做成团块，再压成薄片，将肉豆蔻逐个包裹，或将肉豆蔻表面用水湿润，如水泛丸法包裹面粉3～4层，稍凉，投入已炒热的滑石粉或砂中，文火加热，适当翻动，至面皮呈焦黄色时取出，筛去滑石粉，放凉，剥去面皮。用时捣碎。

每100kg肉豆蔻，用面粉50kg、滑石粉50kg。

(2) 麦麸煨：将麦麸和肉豆蔻同置锅内，用文火加热并适当翻动，至麦麸呈焦黄色，肉豆蔻呈深棕色时取出，筛去麦麸，放凉，用时捣碎。

每100kg肉豆蔻，用麦麸40kg。

(3) 滑石粉煨：将滑石粉置锅内，加热炒至灵活状态，投入肉豆蔻，翻埋至肉豆蔻呈深棕色并有香气飘逸时取出，筛去滑石粉，放凉，用时捣碎。

每100kg肉豆蔻，用滑石粉50kg。

【成品性状】 肉豆蔻为卵圆形或椭圆形，表面灰黄色或灰棕色，有的外被白粉。全体有纵行沟纹及不规则网状沟纹。质坚，断面显棕黄相杂的大理石样纹理。具油性，气芳香而强烈，味辛辣而微苦。煨肉豆蔻表面棕黄色或淡棕色，稍显油性。香气更浓烈，味辛辣。

【炮制作用】 性温，味辛。归脾、胃、大肠经。生肉豆蔻辛温气香，长于暖胃消食、下气止呕。但生肉豆蔻含有大量油质，具刺激性及滑肠副作用，一般多制用。煨制后可除去部分油质，免于滑肠，减小刺激性，增强固肠止泻的作用。用于心腹胀痛，虚弱冷痢，呕吐，宿食不消。

【炮制研究】 研究表明，肉豆蔻炮制后挥发油含量降低，比重、折光率增加，旋光度降低，生、制品挥发油化学组成变化不大，毒性成分肉豆蔻醚则有所降低；且不同炮制品的挥发油中肉豆蔻醚和黄樟醚含量均明显降低，尤以单蒸和热压蒸降低最多。

【贮存】 贮干燥容器内，置通风干燥处。防蛀。

木 香

【处方用名】 木香、广木香、云木香、煨木香。

【来源】 本品为菊科植物木香 *Aucklandia lappa* Decne. 的干燥根。秋、冬两季采挖，除去泥沙及须根，切段，大的再纵剖成瓣，干燥后撞去粗皮。

【炮制方法】

1. 木香 取原药材，除去杂质，大小分档，洗净，稍泡，闷透，切厚片，晾干。

2. 煨木香 取未干燥的木香片，在铁丝匾中，一层木香片一层吸油纸，间隔平铺数层，上下用平坦木板夹住，以绳捆扎结实，使木香与吸油纸紧密接触，置炉火旁或烘干室内，烘煨至木香所含挥发油渗透到纸上，取出木香，放凉。

【成品性状】 木香为圆形厚片，表面显灰褐色或棕黄色，中部有明显菊花心状的放射纹理，间有暗褐色或灰褐色环纹，褐色油点（油室）散在，周边外皮显棕黄色至灰褐色，有纵皱纹，质坚。气芳香浓烈而特异。煨木香棕黄色，气微香。

【炮制作用】 性温，味辛、苦。归脾、胃、大肠、三焦、胆经。生木香行气作用强。多用于脘腹胀痛，食积不化，不思饮食。煨后除去部分油质，增强固肠止泻作用。多用于脾虚泄泻，肠鸣腹痛。

【炮制研究】 木香烃内酯和去氢木香内酯是木香的主要活性成分之一。采用HPLC法对木香生品及其不同炮制品中木香烃内酯和去氢木香内酯的变化进行测定。实验结果表明,木香不同炮制品中的木香烃内酯与生品相比依次为:生品>麸煨品=清炒品>麸炒品>纸煨品>面煨品,去氢木香内酯依次为:麸煨>清炒>纸煨>麸炒>面煨>生品。

【贮存】 贮干燥容器内,密闭,置通风干燥处。防霉,防蛀。

第3节 提 净 法

(一) 提净法的含义

提净法是指将某些矿物药,特别是一些可溶性无机盐类药物,经过溶解,过滤,除净杂质后,再进行重结晶的方法。

(二) 主要目的

提净的主要目的是使药物纯净,提高疗效,缓和药性,降低毒性。

(三) 操作方法

根据药物的不同性质,常用的提净法有两种:

(1) 冷结晶(降温结晶、低温结晶):将药物与辅料加水共煮后,滤去杂质,将滤液置阴凉处,使之冷却重新结晶,如芒硝。

(2) 热结晶(蒸发结晶):将药物先适当粉碎,加适量水加热溶化后,滤去杂质,将滤液置于搪瓷盆中,加入定量米醋,再将容器隔水加热,使液面析出结晶物,随析随捞取,至析尽为止;或将原药与醋共煮后,滤去杂质,将滤液加热蒸发至一定体积后再使之自然干燥,如硇砂。

重点药材的提净法:

芒 硝

【处方用名】 芒硝。

【来源】 本品为硫酸盐类矿物芒硝族芒硝,经加工精制而成的结晶体。主含含水硫酸钠($Na_2SO_4 \cdot 10H_2O$)。

【炮制方法】 取适量鲜萝卜,洗净,切成片,置锅中,加适量水煮透。捞出萝卜,再投入适量天然芒硝(朴硝)共煮,至全部溶化,取出过滤,澄清以后取上清液,放冷。待结晶大部分析出,捞出晶体,置避风处适当干燥即得,其结晶母液经浓缩后可继续析出结晶,直至不再析出结晶为止。

每100kg朴硝,用萝卜20kg。

【成品性状】 芒硝为棱柱状、长方形或不规则的结晶,大小不一。无色透明,或类白色半透明。质脆易碎,断面常不整齐,显玻璃样光泽。无臭,味咸。

【炮制作用】 性寒,味咸、苦。归胃、大肠经。具有泻热通便、润燥软坚、清火消肿的作用。朴硝炮制后,可提高纯净度,缓和其咸寒之性,增强润燥软坚、消导通便作用。内服用于实热便秘,大便燥结,积滞腹痛,肠痈肿痛。外用治乳痈,痔疮肿痛。

【贮存】 贮干燥容器内,密闭,置阴凉处。防潮、防风化。

玄 明 粉

【来源】 本品为芒硝经风化干燥制得。主含 Na_2SO_4。

【处方用名】 玄明粉、风化硝。

【炮制方法】 取重结晶之芒硝，打碎，用适宜材料包裹，悬挂于阴凉通风处，令其自然风化，水分消失，成为白色粉末。

【成品性状】 本品为白色粉末。气微，味咸，有引湿性。

【炮制作用】 性寒，味咸、苦。归胃、大肠经。具有泻热通便，润燥软坚，消火消肿的功效。内服用于实热便秘，大便燥结，积滞腹痛；外治咽喉肿痛、口舌生疮、牙龈肿痛，目赤，痈肿、丹毒。

【贮存】 密闭，防潮。

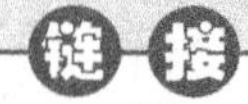

第4节 水 飞 法

（一）水飞的含义

某些不溶于水的矿物药，利用粗细粉末在水中悬浮性不同，将不溶于水的矿物、贝壳类药物经反复研磨而分离制备极细腻粉末的方法，称为水飞法。

（二）主要目的

水飞法的主要目的：

（1）去除杂质，洁净药物。如雄黄。

（2）使药物质地细腻，便于内服和外用。如朱砂。

（3）防止药物在研磨过程中粉尘飞扬，污染环境。

（4）除去药物中可溶于水的毒性物质。

（三）操作方法

将药物适当破碎，置乳钵中或其他适宜容器内，加入适量清水，研磨成糊状，再加多量水搅拌，待粗粉下沉，立即倾出混悬液，下沉的粗粒再按上法反复操作多次，至研细为止。最后将不能混悬的杂质弃去。将前后倾出的混悬液合并静置，倾去上面的清水，取沉淀物晾干，研磨成极细粉末。

（四）注意事项

（1）开始研磨时加水量宜少，以药物研磨时能成糊状为度。

（2）搅拌混悬时加水量宜大，以利于形成混悬液和除去溶解度小的有毒物质或杂质。

（3）干燥时温度不宜过高，以晾干为宜。

重点药材的水飞法：

朱 砂

【处方用名】 朱砂、辰砂、丹砂、朱砂粉。

【来源】 本品为硫化物类矿物辰砂族辰砂，主含硫化汞（HgS）。采挖后，选取纯净者，用磁铁吸净含铁的杂质，再用水淘去杂石和泥沙。

【炮制方法】 朱砂粉：取原药材，用磁铁吸尽铁屑，置乳钵内，加适量清水研磨成糊状，然后加多量清水搅拌，待粗粉下沉，倾取上层混悬液。下沉的粗粉再如上法反复操作多次，直至手捻细腻，无亮星为止，弃去杂质。合并混悬液，静置后倾去上层清液，取沉淀物，晾干或40℃以下干燥，再研细即可。

【成品性状】 本品为朱红色极细粉末，体轻，以手指撮之无粒状物，以磁铁吸之，无铁末。气微，无味。

【炮制作用】 性微寒，味甘，有毒。归心经。具有清心镇惊、安神解毒的作用。经水飞后可使药物纯净、毒性降低，便于制剂及服用。用于心悸失眠，癫痫发狂，小儿惊风，视物昏花，喉痹，疮疡肿毒等。

【炮制研究】 实验研究表明，优选的朱砂水飞工艺为：精密称取净制后的朱砂，置于乳钵内，加5倍量水研磨至糊状，加1∶50量水搅拌，停留6分钟，倾出混悬液，下沉的粗粉继续研磨。如此反复6次以上，直至手捻细腻，无亮星为止，弃去杂质，合并倾出的混悬液静置8小时以上，倾去上清液，取沉淀置40~60℃干燥，研散。

【贮存】 瓷瓶装，置阴凉干燥处。

历史溯源

朱砂古时称作“丹”，在我国湖南、贵州、四川等地都有出产。用这种颜料染成的红色非常纯正、鲜艳。《史记·货殖列传》中记载着一位名叫清的寡妇的祖先在重庆涪陵地区挖掘丹矿，世代经营，成为当地有名巨贾的故事。由此可见，在秦汉之际，这种红色颜料的应用广泛。1972年，长沙马王堆汉墓出土的大批彩绘印花丝织品中，有不少花纹就是用朱砂绘制成的，这些朱砂颗粒研磨得又细又匀，埋葬时间虽长达2000多年，但织物的色泽依然鲜艳无比。可见西汉时期炼制和使用朱砂的技术水平是相当高超的。

东汉之后，为寻求长生不老丹而兴起炼丹术，并开始运用化学方法生产朱砂。为与天然朱砂区别，古时的人们将人造的硫化汞（HgS）称为银朱或紫粉霜。其主要原料为硫黄和水银，是在特制的容器里，按一定的火候提炼而成的，这是我国最早采用化学方法炼制的颜料。人造朱砂还是我国古代重要的外销产品，曾远销至日本等国。

链接

雄 黄

【处方用名】 雄黄、明雄黄。

【来源】 本品为硫化物类矿物雄黄族雄黄，主含二硫化二砷（As_2S_2）。采挖后，除去杂质。

【炮制方法】 雄黄粉：取净雄黄加适量清水共研至细，加多量清水搅拌，倾取上层混悬液，下沉部分再如上法反复操作多次，除去杂质，合并混悬液，静置后分取沉淀，晾干，研细。

【成品性状】 雄黄粉为极细腻的粉末，橙红色或橙黄色。质重。气特异而刺鼻，味淡。

【炮制作用】 性温,味辛,有毒。归肝、大肠经。雄黄具有解毒杀虫、燥湿祛痰、截疟的功能。水飞后使药物纯净,毒性降低,便于制剂和服用。用于痈肿疔疮,蛇虫咬伤,虫积腹痛,惊痫,疟疾等。

【炮制研究】 现在对雄黄新炮制降毒方法的研究较多,除水飞法外还有醋煮法、酸奶飞法、醋牛奶浸制法、加水球磨法、酸飞法、水洗法、酸洗法、碱洗法等,实验表明,以上方法中,酸牛奶浸制法和酸奶飞法、酸飞法、酸洗法、碱洗法优于水飞法;酸飞法优于酸奶飞法;水洗法与水飞法相近,但水飞法能显著提高雄黄中 As_2S_2 的含量;酸洗法、碱洗法可大大降低 As_2O_3 含量,显著优于水洗法和水飞法,但净化作用略差于水飞法;酸飞法比酸洗法好,但差异不显著,因酸飞法还具有较强的净制作用,所以若原药材含杂质较多,酸洗法不如酸飞法好。

【贮存】 贮干燥容器内,密闭,置通风干燥处。

滑　石

【处方用名】 滑石、滑石粉。

【来源】 本品为硅酸盐类矿物滑石族滑石,主含含水硅酸镁[$Mg_3(Si_4O_{10})(OH)_2$]。采挖后,除去泥沙及杂石。

【炮制方法】

1. 滑石　取原药材,除去杂石,洗净,干燥,捣碎。

2. 滑石粉　取净滑石,砸碎,碾成细粉。或取滑石粗粉,加水少量,碾磨至细,再加适量清水搅拌,倾出上层混悬液,下沉部分再按上法反复操作数次,合并混悬液,静置沉淀,倾去上清液,将沉淀物晒干后再研细粉。大量生产时,可在球磨机中进行水飞。

【成品性状】 滑石为不规则的块状。白色、黄白色或淡蓝灰色,有蜡样光泽。质软,细腻,手摸有滑润感,无吸湿性,置水中不崩散。气微,无味。滑石粉为白色或类白色粉末、微细、无砂性的粉末,手摸有滑腻感。气微,无味。

【炮制作用】 性寒,味甘、淡。归胃、肺、膀胱经。滑石具有利水通淋、清解暑热、祛痰敛疮的功能。用于热淋,石淋,尿热涩痛,暑湿烦渴,湿热水泻。外治用于湿疹,湿疮,痱子等。水飞后使药物极细和纯净,便于内服及外用。

【贮存】 贮干燥处,粉末瓷瓶装,防尘。

第5节　干　馏　法

(一) 干馏的含义

将药物置于适宜的容器内,以火烤灼,使其产生汁液的方法称为干馏法。目的是制备有别于原药材的干馏物,以适合临床需要。

(二) 操作方法

制备方法一般有三种:①以砂浴加热,在干馏器上部收集冷凝的液状物,如黑豆馏油等;②在容器周围加热,在物料下方收集液状物,如竹沥油等;③用武火炒制备油状物,如蛋黄油等。

干馏法温度一般较高,多在120~450℃进行,但由于原料不同,各干馏物裂解温度也不一样,如蛋黄油在280℃左右,竹沥油在350~400℃左右,豆类的干馏物一般在400~450℃制成。

重点药材的干馏法:

竹 沥

【处方用名】 竹沥、竹沥油、竹油。

【来源】 本品为禾本科植物淡竹 *Phyllostachy nigra*(Lodd.)Munro var. *henonis*(Mitf.)Stapfex Rendle 的嫩茎用火烤灼而流出的汁液。

【炮制方法】 取鲜嫩淡竹茎,从两节间锯断,劈成两半,架起,中部用火烘烤,两端即有液汁流出,接于容器中。

炮制方法溯源

将鲜嫩淡竹茎截成0.3～0.5m的段,劈开洗净,装入坛内,装满后坛口向下,架起,坛的底面及周围用锯末和劈柴围严,坛口下面置一罐,点燃锯末和劈柴,竹片受热后即有汁液流出,滴注罐内,至竹中汁液流尽为止。

链接

【成品性状】 竹沥为青黄色或黄棕色浓稠汁液,具烟熏气,味苦微甜。

【炮制作用】 性寒,味甘、苦。归心、肺、胃经。竹沥具有清热化痰、定惊利窍的功能。用于肺热痰壅,咳逆胸闷,中风痰迷,惊痫癫狂等。

【炮制研究】 其主要含氨基酸、酚类、无机元素及有机酸类成分,其中,愈创木酚和氨基酸是其祛痰止咳的主要有效成分。优选回流提取法制备淡竹沥的工艺:回流提取法最佳工艺是10倍量70%乙醇提取两次,提取时间为2小时。

【贮存】 装瓶,置阴凉处。

蛋 黄 油

【处方用名】 蛋黄油、卵黄油。

【来源】 本品为雉科动物家鸡 *Gallus gallus domesticus* Brisson 的蛋,煮熟后剥取蛋黄,经熬炼制成的加工品。

【炮制方法】 鸡蛋煮熟后,单取蛋黄置锅内,以文火加热,除尽水分后用武火炒熬,至蛋黄油出尽为止,滤尽蛋黄油装瓶。

【成品性状】 蛋黄油为油状液体,具青黄色荧光。

【炮制作用】 性平,味甘。归心、肾经。具有清热解毒的功能。用于烧伤,湿疹,耳脓,疮疡已溃等。

【贮存】 装瓶,置阴凉处。

第6节 特殊制法

某些药物用一些特殊工艺加工而成,目的在于制备新的药物,产生新的临床功用,丰富中药炮制品种。如铜绿是铜器锈蚀后的产物,铅加工后可得铅丹、铅粉和密陀僧等药物。

重点药材的特殊制法:

铜 绿

【处方用名】 铜绿、铜青。

【来源】 本品为铜表面经二氧化碳或醋酸作用后生成的绿色锈衣制成。主含碱式碳酸铜[$CuCO_3 \cdot Cu(OH)_2$]。

【炮制方法】 将铜板放入高温、潮湿的环境中，喷醋液使之生成铜锈，刮取，干燥。用时除去杂质，研成细粉。

【成品性状】 铜绿为绿色或深绿色粉末，光泽强，印在指纹间呈灰绿色或绿灰色。气微，味涩。

【炮制作用】 具有退翳、去腐、敛疮、杀虫的功能。用于目翳，鼻痔，顽癣，虫蛇咬伤，头风，痰涎壅盛等。

【贮存】 贮干燥容器内，密闭，置干燥处。防潮。

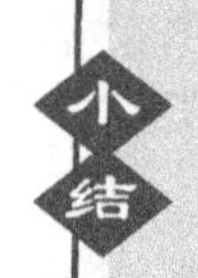

小结

本章讲述了一些药物需采用烘、焙、煨、提净、水飞及干馏等方法加工炮制，统列为其他制法。本章各节药物的品种和性质不同，有的工艺比较复杂，有的具有毒性，须严格掌握炮制操作规程、辅料用量及注意事项，以达到上述炮制目的。重点讲述了蜈蚣、肉豆蔻、木香、芒硝、朱砂、雄黄、滑石、竹沥、蛋黄油、铜绿等药材的来源、成品性状、炮制作用、炮制研究。通过系统学习基本能掌握上述内容，能进行相应的基本操作，并判断适合的炮制程度，选择合适的炮制品应用于临床。

目标检测

一、名词解释

1. 烘焙法　2. 煨法　3. 提净法　4. 水飞法

二、填空题

1. 肉豆蔻现行的炮制方法有________。其炮制作用是免于________，增强________功能。

2. 蜈蚣焙制的作用是________、________。

3. 木香的煨制是采用与________层层相隔的方法，放置________或________，煨至木香所含的________渗透到纸上，取出木香，放凉，备用。

4. 提净法适宜于________类药物，特别是一些________药物。

5. 干馏法温度较高，一般裂解温度蛋黄油在________左右，竹沥油在________左右，豆类在________左右，干馏后得到的产品都是________的药物。

三、选择题

（一）A 型题

1. 可用烘焙法炮制的药物为（　　）

A. 木香　B. 蜈蚣
C. 朱砂　D. 雄黄
E. 鸡蛋黄

2. 不用煨法炮制的药物是（　　）

A. 肉豆蔻　B. 木香
C. 草豆蔻　D. 诃子

E. 葛根

3. 适宜采用水飞法加工炮制的药物组 ( )

A. 朱砂、雄黄

B. 朱砂、香附

C. 葛根、雄黄

D. 朱砂、槟榔

E. 雄黄、草乌

4. 朱砂的炮制方法是 ( )

A. 水飞法

B. 明煅法

C. 煅淬法

D. 煅后水飞法

E. 扣锅煅法

（二）**B型题**

A. 提净法

B. 水飞法

C. 煨法

D. 干馏法

E. 烘焙法

5. 炮制芒硝宜选用 ( )

6. 制备竹沥应选用 ( )

7. 炮制雄黄宜选用 ( )

A. 何首乌

B. 肉豆蔻

C. 蜈蚣

D. 鸡蛋黄

E. 雄黄

8. 烘焙能降低毒性、利于粉碎的是 ( )

9. 水飞能纯净药物、降低毒性的是 ( )

10. 煨制能增强固肠止泻作用的是 ( )

11. 干馏能制备新药的是 ( )

四、问答题

1. 煨制法应注意什么？

2. 简述蜈蚣焙制的目的及其炮制原理。

3. 水飞的目的有哪些？应注意哪些问题？

（姜建辉）

参考文献

蔡宝昌,罗兴洪.2005.中药制剂前处理新技术与新设备.北京:中国医药科技出版社

蔡翠芳.2008.中药炮制技术.北京:中国医药科技出版社

龚千峰.2003.中药炮制学.北京:中国中医药出版社

龚千峰.2003.中药炮制学习题集.北京:中国中医药出版社

国家药典委员会.中华人民共和国药典(2005 年版,一部).北京:化学工业出版社

国家中医药管理局.1990.中药饮片质量标准通则(试行)

李光甫,任玉珍.2007.中药炮制工程学.北京:化学工业出版社

刘波.2005.中药炮制学.北京:人民卫生出版社

邵芸.2004.中药炮制学.北京:科学出版社

王琦,王龙虎.2005.现代中药炮制与质量控制技术.北京:化学工业出版社

中华人民共和国药政管理局.1988.全国中药炮制规范.北京:人民卫生出版社

徐楚江.1985.中药炮制学.上海:上海科学技术出版社

叶定江.1999.中药炮制学.北京:人民卫生出版社

张世臣.1991.中药炮制学.贵阳:贵州人民出版社

中药炮制学教学基本要求

一、课程性质和任务

中药炮制学是研究中药炮制理论、炮制工艺、饮片标准、历史沿革及其发展方向的学科。其基本任务是遵循中医药理论体系,在继承中药传统炮制技术和理论的基础上,应用现代科学技术进行整理、研究,探讨炮制原理,改进炮制工艺和设备,制订饮片质量标准,提高中药饮片质量,并加强对中成药中药物炮制的研究,以保证医疗用药的安全和有效,从而逐步实现中药炮制学科的现代化。

二、课程教学目标

中药炮制学是中药专业的一门专业课,是在学习中医学基础、中药学、方剂学、药用植物学、分析化学、中药化学等课程后再进行本课程教学。通过本课程的教学,应使学生掌握中药炮制学的基础理论、炮制方法、工艺条件,以及炮制质量鉴定的基本技能;理解炮制品的性状特征、在临床中的应用、现代研究概况,以及中药炮制机械的性能、工作原理;了解中药炮制的历史沿革等;并具有从事中药炮制生产、品质评价工作的能力,也为今后从事中药炮制的研究、开发应用奠定一定基础。

三、教学内容和要求

教学内容	教学要求			教学活动参考
	了解	理解	掌握	
第1章　绪论				理论讲授
第1节　概述				多媒体演示
一、中药炮制与中药炮制学			√	
二、中药炮制学和其他学科的关系	√			
第2节　中药炮制的起源与发展				
一、中药炮制的起源		√		
二、中药炮制的发展		√		
第3节　有关中药炮制的法规				
一、国家级药物炮制质量标准			√	
二、省、部(局)级药物炮制质量标准			√	

续表

教学内容	教学要求			教学活动参考
	了解	理解	掌握	
第 2 章　中药炮制与临床疗效				理论讲授
第 1 节　炮制是中医临床用药的特点		√		多媒体演示
第 2 节　中药炮制与临床疗效				
一、中药炮制方法与临床疗效的关系	√			
二、中药炮制与临床用药的关系	√			
第 3 节　传统的制药原则		√		
第 4 节　炮制对药性的影响				
一、炮制对四气五味的影响			√	
二、炮制对升降浮沉的影响			√	
三、炮制对归经的影响			√	
四、炮制对药物毒性的影响			√	
第 3 章　中药炮制的目的及对药物的影响				理论讲授
第 1 节　中药炮制的目的				多媒体演示
一、降低或消除药物的毒性或副作用			√	
二、增强药物疗效			√	
三、改变或缓和药物的性能			√	
四、改变或增强药物作用的趋向			√	
五、改变药物作用的部位或增强对某部位的作用			√	
六、制备新药，扩大临床用药范围			√	
七、改变药物性状，便于调剂和制剂			√	
八、洁净药物，利于贮藏保管			√	
九、矫味矫臭，利于服用			√	
第 2 节　炮制对药物化学成分的影响				
一、炮制对含生物碱类药物的影响		√		
二、炮制对含苷类药物的影响		√		
三、炮制对含挥发油类药物的影响		√		
四、炮制对含鞣质类药物的影响		√		
五、炮制对含有机酸类药物的影响	√			
六、炮制对含油脂类药物的影响	√			
七、炮制对含树脂类药物的影响	√			
八、炮制对含蛋白质、氨基酸类药物的影响	√			
九、炮制对含糖类药物的影响	√			
十、炮制对含无机化合物类药物的影响	√			
第 4 章　中药炮制的分类及辅料				理论讲授
第 1 节　炮制的分类方法				多媒体演示
一、雷公炮炙十七法	√			
二、三类分类法		√		
三、五类分类法		√		
四、药用部位分类法		√		
五、工艺与辅料相结合分类法			√	
第 2 节　中药炮制常用辅料				
一、辅料的概念		√		
二、液体辅料			√	
三、固体辅料			√	

续表

教学内容	教学要求			教学活动参考
	了解	理解	掌握	
第5章　炮制品的质量要求及贮藏保管				理论讲授
第1节　炮制品的质量要求				多媒体演示
一、净度			√	参观
二、片型及破碎度			√	
三、色泽			√	
四、气味			√	
五、水分			√	
六、灰分			√	
七、浸出物			√	
八、有效成分			√	
九、有毒成分			√	
十、卫生学检查		√		
十一、包装检查		√		
第2节　中药炮制品的贮藏保管				
一、中药炮制品贮藏中的变异现象	√			
二、中药炮制品贮藏中变异的原因		√		
三、中药炮制品的贮藏保管方法			√	
第6章　净选加工				理论讲授
第1节　概述	√			多媒体演示
第2节　清除杂质				实验(或参观)
一、挑选			√	
二、筛选			√	
三、风选			√	
四、水选			√	
第3节　分离和清除非药用部位				
一、去芦			√	
二、去根或去茎			√	
三、去枝梗			√	
四、去皮壳			√	
五、去毛			√	
六、去心			√	
七、去核			√	
八、去瓤		√		
九、去头尾、皮骨、足、翅		√		
十、去残肉		√		
第4节　其他加工				
一、碾捣			√	
二、制绒		√		
三、拌衣		√		
四、揉搓		√		
第5节　杂质检查法	√			

续表

教学内容	教学要求			教学活动参考
	了解	理解	掌握	
第7章　饮片切制				理论讲授
第1节　概述		√		多媒体演示
第2节　切制前的水处理				实验(或参观)
一、常用的水处理方法			√	
二、药材软化程度的检查方法		√		
第3节　饮片类型及切制方法				
一、饮片类型			√	
二、饮片的切制方法	√			
第4节　饮片的干燥				
一、自然干燥			√	
二、人工干燥			√	
第5节　不良因素对饮片质量的影响	√			
第8章　炒法				理论讲授
第1节　概述				多媒体演示
一、炒法的含义、分类及主要目的			√	实验
二、炒法的操作方法			√	重点讲授药物见附表(掌握炒法重点药材的炮制方法、炮制作用;理解其现代炮制研究的内容;了解其炮制历史沿革方面的内容)
第2节　清炒法				
一、炒黄			√	
二、炒焦			√	
三、炒炭			√	
第3节　加辅料炒法				
一、麸炒			√	
二、米炒			√	
三、土炒			√	
四、砂炒			√	
五、蛤粉炒		√		
六、滑石粉炒		√		
第9章　炙法				理论讲授
第1节　概述				多媒体演示
第2节　酒炙法			√	实验
第3节　醋炙法			√	重点讲授药物见附表(掌握炙法重点药材的炮制方法、炮制作用;理解其现代炮制研究的内容;了解其炮制历史沿革方面的内容)
第4节　盐炙法			√	
第5节　姜炙法			√	
第6节　蜜炙法			√	
第7节　油炙法		√		

续表

教学内容	教学要求			教学活动参考
	了解	理解	掌握	
第 10 章 煅法				理论讲授 多媒体演示 实验 重点讲授药物见附表(掌握煅法重点药材的炮制方法、炮制作用;理解其现代炮制研究的内容;了解其炮制历史沿革方面的内容)
第 1 节 概述				
一、煅法的含义			√	
二、煅法的分类			√	
三、主要目的			√	
四、操作方法			√	
五、注意事项		√		
第 2 节 明煅法			√	
第 3 节 煅淬法			√	
第 4 节 扣锅煅法			√	
第 11 章 蒸、煮、燀法				理论讲授 多媒体演示 实验 重点讲授药物见附表(掌握蒸煮燀法法重点药材的炮制方法、炮制作用;理解其现代炮制研究的内容;了解其炮制历史沿革方面的内容)
第 1 节 蒸法				
一、蒸法的含义			√	
二、主要目的			√	
三、操作方法			√	
四、注意事项		√		
第 2 节 煮法				
一、煮法的含义			√	
二、主要目的			√	
三、操作方法			√	
四、注意事项		√		
第 3 节 燀法				
一、燀法的含义			√	
二、主要目的			√	
三、操作方法			√	
四、注意事项		√		
第 12 章 复制法				理论讲授 多媒体演示 重点讲授药物见附表(掌握复制法重点药材的炮制方法、炮制作用;理解其现代炮制研究的内容;了解其炮制历史沿革方面的内容)
一、复制的含义			√	
二、主要目的			√	
三、操作方法			√	
四、注意事项		√		
第 13 章 发酵、发芽法				理论讲授 多媒体演示 实验 重点讲授药物见附表(掌握发酵、发芽法重点药材的炮制方法、炮制作用;理解其现代炮制研究的内容;了解其炮制历史沿革方面的内容)
第 1 节 发酵法				
一、发酵的含义			√	
二、主要目的			√	
三、操作方法			√	
四、注意事项		√		
第 2 节 发芽法				
一、发芽的含义			√	
二、主要目的			√	
三、操作方法			√	
四、注意事项		√		

续表

教学内容	教学要求			教学活动参考
	了解	理解	掌握	
第 14 章　制霜法				理论讲授
第 1 节　去油制霜法				多媒体演示
一、去油制霜的含义			√	实验
二、主要目的			√	重点讲授药物见附表(掌握制霜法重点药材的炮制方法、炮制作用;理解其现代炮制研究的内容;了解其炮制历史沿革方面的内容)
三、操作方法			√	
四、注意事项		√		
第 2 节　渗析制霜法				
一、渗析制霜的含义			√	
二、主要目的			√	
第 3 节　升华制霜法				
一、升华制霜的含义			√	
二、主要目的			√	
第 4 节　煎煮制霜法				
一、煎煮制霜的含义			√	
二、主要目的			√	
第 15 章　其他制法				理论讲授
第 1 节　烘焙法				多媒体演示
一、烘焙法的含义			√	实验
二、主要目的			√	重点讲授药物见附表(掌握其他制法重点药材的炮制方法、炮制作用;理解其现代炮制研究的内容;了解其炮制历史沿革方面的内容)
三、操作方法			√	
第 2 节　煨法				
一、煨法的含义			√	
二、主要目的			√	
三、操作方法			√	
第 3 节　提净法				
一、提净法的含义			√	
二、主要目的			√	
三、操作方法			√	
第 4 节　水飞法				
一、水飞的含义			√	
二、主要目的			√	
三、操作方法			√	
四、注意事项		√		
第 5 节　干馏法				
一、干馏的含义			√	
二、操作方法			√	
第 6 节　特殊制法	√			

四、说　明

(一)适用对象与参考学时

本教学基本要求可供全国高职高专院校中药学、药学等专业使用,总学时为 90 学时,其中理论教学48学时，实验教学42学时。

（二）教学要求

本课程对理论教学部分要求有了解、理解、掌握三个层次。了解是指对中药炮制学中所学的基本知识、基本理论能够简单理解、记忆；理解是指能够解释、领会概念的基本含义并会应用所学知识；掌握是指具有深刻的认识和记忆，并能灵活地应用所学知识。

（三）教学建议

1. 本课程由课堂讲授、多媒体教学与实验等方式进行。要求老师用通述的语言，循序渐进地讲述各部分的基本概念和基础理论、基本知识等内容。要做到突出重点，讲解难点，交代疑点。并通过示教、参观和实习等手段来增强教学效果。

2. 教学评价应通过课堂提问、课后作业、单元目标检测题、实验报告、实验考核、期末考试等多种形式，对学生进行学习能力、动手能力的综合考核，以期达到教学目标提出的各项任务。

五、重点讲授药物

章	节	项目	药材
第8章	清炒法	炒黄	芥子、葶苈子、花椒、王不留行、紫苏子、火麻仁、冬瓜子、槐花、苍耳子、决明子、牛蒡子、牵牛子、莱菔子、酸枣仁、薏苡仁
		炒焦	山楂、栀子、槟榔
		炒炭	大蓟、地榆、蒲黄、荆芥、干姜、藕节
	加固体辅料炒法	麸炒	苍术、枳壳、僵蚕
		米炒	党参、斑蝥
		土炒	山药、白术
		砂炒	骨碎补、马钱子、鳖甲、龟甲、鸡内金
		蛤粉炒	阿胶、鹿角胶
		滑石粉炒	刺猬皮、水蛭
第9章	酒炙		黄连、大黄、蕲蛇、蟾酥、地龙、龙胆、丹参、益母草、川芎、白芍、当归、牛膝、续断
	醋炙		柴胡、延胡索、香附、青皮、甘遂、莪术、商陆、艾叶、乳香、没药
	盐炙		知母、杜仲、黄柏、车前子、小茴香、补骨脂、泽泻、巴戟天
	姜炙		厚朴、竹茹
	蜜炙		甘草、黄芪、麻黄、百部、枇杷叶、桑叶、桑白皮、金樱子
	油炙		淫羊藿、蛤蚧
第10章	明煅		白矾、石膏、龙骨、牡蛎、石决明
	煅淬		自然铜、赭石、磁石、炉甘石
	扣锅煅		血余炭、棕榈
第11章	蒸		人参、地黄、何首乌、黄芩、黄精、五味子、肉苁蓉、天麻
	煮		川乌、草乌、附子、远志
	燀		苦杏仁、桃仁、白扁豆
第12章	复制法		半夏、天南星
第13章	发酵		六神曲、半夏曲、淡豆豉
	发芽		麦芽、稻芽

续表

章	节	项目	药材
第14章	去油制霜		巴豆、柏子仁
	渗析制霜		西瓜霜
	升华制霜		信石
	煎煮制霜		鹿角霜
第15章	烘焙		蜈蚣
	煨		肉豆蔻、木香
	提净		芒硝
	水飞		朱砂、雄黄、滑石
	干馏		竹沥、蛋黄油
	特殊制法		铜绿

六、学时分配

章序号	教学内容	学时数		
		理论	实验	合计
第1章	绪论	2		2
第2章	中药炮制与临床疗效	2		2
第3章	中药炮制的目的及对药物的影响	4		4
第4章	中药炮制的分类及辅料	2		2
第5章	炮制品的质量要求及贮藏保管	2		2
第6章	净选加工	2	2	4
第7章	饮片切制	2	4	6
第8章	炒法	8	12	20
第9章	炙法	8	8	16
第10章	煅法	2		2
第11章	蒸、煮、燀法	4	4	8
第12章	复制法	2		2
第13章	发酵、发芽法	2		2
第14章	制霜法	2	4	6
第15章	其他制法	2	2	4
	总复习	2	实验考核6	8
	合计	48	42	90

目标检测选择题参考答案

第 1 章

1. D　2. B　3. A　4. C　5. C　6. A　7. D　8. B　9. C　10. B　11. A　12. D　13. E　14. D　15. D　16. C　17. A　18. CDE

第 2 章

1. B　2. D　3. D　4. B　5. A　6. C　7. A　8. B　9. D　10. C

第 3 章

1. D　2. B　3. A　4. E　5. B　6. E　7. A　8. C　9. A　10. ABCDE　11. AB　12. ABCD

第 4 章

1. A　2. D　3. C　4. B　5. E　6. D　7. B　8. E　9. A　10. C

第 5 章

1. C　2. C　3. A　4. C　5. E　6. D　7. ABDE　8. ABCD

第 6 章

1. D　2. C　3. C　4. A　5. D　6. E　7. A　8. D　9. B　10. C　11. D　12. C　13. E　14. A　15. B　16. ABCDE　17. ABCDE　18. BCDE　19. ABDE　20. ABCDE

第 7 章

1. E　2. C　3. D　4. D　5. B　6. B　7. D　8. B　9. D　10. D　11. B　12. E　13. C　14. A　15. D　16. C　17. A　18. B　19. E　20. B　21. A　22. D　23. C　24. ACE　25. ABCDE　26. ABCDE　27. ABCDE　28. BD　29. ABC　30. BD

第 8 章

1. C　2. E　3. C　4. D　5. A　6. C　7. D　8. C　9. A　10. D　11. C　12. D　13. C　14. A　15. E　16. B　17. D　18. E　19. A　20. B　21. C　22. C　23. A　24. E　25. A　26. D　27. BE　28. ABCDE　29. ABCDE　30. ACDE　31. BD　32. ABDE　33. ABCE　34. ABD　35. BCDE　36. BCE

第 9 章

1. C　2. A　3. A　4. C　5. A　6. C　7. C　8. B　9. D　10. A　11. D　12. B　13. C　14. E　15. A　16. B　17. D　18. ABCDE　19. ACD　20. ACDE

第 10 章

1. B　2. C　3. D　4. C　5. D　6. AB　7. ABC　8. ABCDE

第 11 章

1. E　2. D　3. D　4. D　5. D　6. A　7. D　8. B　9. B　10. C　11. A　12. D　13. E　14. B　15. A　16. D　17. C　18. E　19. ABCD　20. ABCE　21. AC　22. ABC　23. BCDE

第 12 章

1. A　2. B　3. C　4. D　5. A　6. B　7. C　8. A　9. E　10. D　11. ABCE　12. ABCD　13. BDE　14. BC

第 13 章

1. C　2. D　3. C　4. C　5. A　6. B　7. C　8. D　9. E　10. ABCD　11. ABCDE　12. BCE

第 14 章

1. C　2. E　3. B　4. A　5. E　6. C　7. B　8. A　9. D　10. ABCD　11. ABE　12. BC

第 15 章

1. B　2. C　3. A　4. A　5. A　6. D　7. B　8. C　9. E　10. B　11. D